Sommaire

LA PERCEPTION DU LANGAGE

LA PEAU ET LE TACT

AUX ORIGINES DE L'ÉQUILIBRE

DES GOÛTS ET DES ODEURS

Les Cahiers du nouveau-né n° 5

L'aube des sens

Stock

Les chiffres mis entre crochets renvoient aux références bibliographiques, en fin d'article.

INTRODUCTION

Les mystères de l'aube

Les paroles et les écrits, contemporains ou passés, sur le monde sensoriel du très jeune enfant, témoignent d'un curieux balancement. A l'un des extrêmes, on dénie au nouveau-né toute capacité sensorielle. Presque tous les jours, nous entendons des parents dire de leur enfant nouveau-né qu'il ne doit pas percevoir grand-chose. Le croient-ils réellement ou bien veulent-ils s'en persuader en ces instants où cette vie toute neuve peut sembler si précaire ? Souhaitent-ils en fait, sans l'avouer, un signe du bébé rassurant sur son intégrité, montrant qu'il voit, qu'il entend... ? Des médecins, moins impliqués pourtant, adoptent parfois eux aussi, cette position extrême : récemment encore des accoucheurs, des pédiatres, ont cru pouvoir discréditer « la naissance sans violence » en affirmant qu'elle n'avait pas de sens lorsqu'on savait la pauvreté sensorielle du nouveau-né.

A l'autre extrême du balancement, une course à la précocité qu'évoque, un peu plus loin, Monique Robin : « Plus la littérature consultée est récente, plus la date d'apparition d'un comportement est précoce [...] L'intérêt extraordinaire accordé depuis peu au nouveau-né refléterait-il un certain désir de l'adulte de lui voir dépasser ses capacités sensorielles ? » Nous verrons que certains mythes vont dans ce sens, qui prêtent au bébé des connaissances et même des pouvoirs que les adultes ont perdus. Nous verrons aussi que certaines connaissances scientifiques sembleraient apporter à cette idée leur caution théorique, par exemple les surprenantes compétences qu'a le nourrisson dans la perception du langage.

Ces rationalisations extrêmes témoignent en tout cas d'un fait : la sensorialité du nouveau-né passionne l'adulte.

C'est de cet intérêt qu'est né ce livre, de ce mystère que représente l'enfant qui vient de naître pour ses parents qui cherchent à savoir, à deviner à travers ses expressions, ses mimiques, ses regards, ses murmures, ses cris, ce qu'il pourrait bien percevoir du monde, des personnes qui l'entourent.

Le premier but de ce livre est de rassembler les réponses scientifiques actuelles à ces questions.

La complexité de l'être humain va inévitablement nous contraindre à aborder isolément chaque sens. Chacun dans leur domaine, des spécialistes (mondialement reconnus, cela mérite d'être dit) nous exposent, soit par un article, soit dans un entretien, les connaissances actuelles, nous précisent ce que le nouveau-né est capable de voir, d'entendre, de distinguer par le goût ou l'odorat, sa perception de l'espace, des contacts et des mouvements. Mais, allant plus loin, ils nous renseignent aussi, quand c'est possible, sur la sensorialité *prénatale*, sur la construction anatomique, la maturation, l'éveil fonctionnel des différents organes des sens du fœtus.

La part de l'inconnu recule ; elle ne disparaît évidemment pas car d'autres questions se posent alors. Les connaissances rapportées sont ponctuelles ; elles nous apprennent que tel *comportement* suggère que le fœtus est capable de telle *perception.* Mais un comportement réflexe témoignant d'une perception isolée n'est pas grand-chose ; certaines plantes sont capables de mouvement lorsqu'on les touche. Il nous reste à savoir bien d'autres choses sur la genèse sensorielle de l'homme : comment s'articulent entre elles les diverses sensations pour s'enrichir mutuellement dans une globalité sensorielle, et aussi comment les sensations prennent une autre dimension grâce à une nouvelle cohésion qui se dessine peu à peu, comme révélée par la lumière imprécise de l'aube.

Pourquoi ce titre, *L'Aube des sens ?*

L'aube est ce moment incertain qui précède l'aurore, où la clarté s'insinue pour prendre peu à peu possession de la terre. Chaque sens a son aube, moment flou que cherchent à préciser les physiologistes. Mais ce n'est pas la chronologie précise de l'apparition des comportements témoignant de l'apparition des perceptions qui nous dira à quel moment, à travers les sensations naissantes et éparses des différents sens, le monde s'organisera, prendra vie pour l'enfant. Car cette étape passe par l'intervention imprécise de la mémoire, apportant une espèce de cohésion, d'unification, quelque chose qu'on n'ose pas encore appeler conscience. *Des mémoires* pourrait-on dire. Certaines expériences prénatales laissent des traces qui auront leur rôle ; où s'inscrivent-elles ?

L'intérêt porté à la mémoire et à la conscience transparaît tout au long de ce numéro : tel auteur, par le biais d'un conditionnement, montre qu'il y a eu mémorisation prénatale ; tel autre se demande si telle capacité du nouveau-né que l'on croyait *innée,* ne serait pas plutôt *acquise* au cours d'un apprentissage prénatal. Les psychanalystes abordent de plein fouet la mémoire, fil central de leur travail. Les récits mythiques, les traditions, les coutumes et croyances l'évoquent elles aussi ; on en trouvera de nombreux exemples. Tous demandent inlassablement : « Que sait-il, cet enfant qui naît ? »

Question étrange où fait irruption le domaine du rêve, de l'irrationnel, des fantasmes. « Qui es-tu ? D'où viens-tu ? » comme l'exprime Simone Charasson-Valantin.

Le point actuel que propose ce livre, des connaissances scientifiques sur le monde sensoriel de l'enfant autour de sa naissance pourra nous intéresser, nous instruire et peut-être même nous passionner ; il nous permettra aussi de mieux le connaître, cet enfant, de mieux répondre à ses besoins. C'est un point important, nous y reviendrons.

Mais de cette aube, d'autres mystères demeureront, intacts, « préservés ». Est-il trop prudent d'en prévenir à l'avance, d'évoquer qu'une involontaire et subtile confusion serait possible, un glissement qui laisserait attendre que puissent être comblées par des connaissances techniques les vallées obscures et parfois inquiétantes peuplées par les mystères des rêves, les zones d'ombre où la vie prend naissance dans ce même inconnu qui l'achève. C'est de ces mystères-là que s'occupent les récits, les mythes et les coutumes, pour les apprivoiser, pour les humaniser. C'est pourquoi les savoirs traditionnels ou mythologiques ont une large place dans ce livre, « en contrepoint ».

Les connaissances scientifiques tissent le *thème*, qui se déroule au fil des pages et parallèlement, comme dans « D'amour et de lait... », des *contrepoints* successifs viennent le faire chanter, l'enrichir, le nourrir de leurs forces.

Étienne HERBINET,
Marie-Claire BUSNEL,
13 juillet 1981.

AU CENTRE... LE CERVEAU

Parmi les mammifères supérieurs, l'homme se singularise par l'importance de cette partie du cerveau où se font les associations d'informations, les comparaisons, les références à la mémoire : le néocortex.

Le Pr Maurice Auroux nous précise la mise en place des structures et fonctions cérébrales selon deux points de vue, selon deux rythmes chronologiques différents mais complémentaires : celui, phylogénétique, qui se compte en millions d'années, de l'évolution des espèces ; celui, ontogénétique, qui se compte en mois de la genèse du cerveau chez un individu. Cette double approche est passionnante dans la mesure où l'on a pu dire que la seconde récapitulait la première. De la même manière qu'au cours de l'embryogenèse humaine existent des arcs branchiaux, il persiste dans le cerveau humain des éléments archaïques qui correspondent à ces structures qui étaient les plus élaborées chez tel animal. Ces éléments ont encore leur fonction chez l'homme, en relation par exemple avec l'odorat, sens relativement atrophié mais qui joue sans doute encore un rôle fondamental dans nos comportements, d'autant plus fondamental peut-être que certaines informations olfactives ne parviennent pas clairement jusqu'à la conscience.

Dès maintenant nous pouvons ajouter que ce texte sur la mise en place des structures et des fonctions sera parfaitement complété au niveau fonctionnel par un autre texte remarquable, celui de Mac Leod sur la formation d'une image chimio-sensorielle.

Développement anatomique et fonctionnel du cerveau sensoriel

Maurice Auroux *

Lorsque la famille est réunie autour de l'enfant qui vient de naître, la question est souvent posée de savoir s'il voit ou s'il entend. Les grands-mères, qui tremblent d'émotion, en sont certaines et disent qu'avec ses yeux tout neufs il voit même mieux que personne ; l'arrière-cousin célibataire, qui vient par politesse, fait croire à son enthousiasme par des hochements de tête mais songe *in petto* que cet être ne voit rien du tout.

Ces deux sentiments contraires ne correspondent pas à la réalité et l'on sait, actuellement, que si le nouveau-né et le fœtus ne voient, ne sentent ni n'entendent comme nous, ils sont néanmoins capables de perceptions. De plus, on a la preuve que les stimulations diverses venant du monde extérieur ou de l'organisme sont nécessaires au développement de leur cerveau.

Ce dernier fait pourrait être la survivance de ce qui s'est passé il y a des millions d'années, quand les premières petites formations cérébroïdes des espèces inférieures sont apparues. Le cerveau humain, en effet, n'a rien perdu et il faut, pour le comprendre autant qu'il est possible, remonter à ses sources.

Si vous effleurez une anémone de mer, une de ces bestioles accrochées aux rochers et dont les tentacules oscillent au rythme de la houle, vous constatez qu'elle ne fait pas grand-chose d'autre que se contracter légèrement

* Laboratoire d'histologie-embryologie-cytogénétique – Centre hospitalier universitaire de Bicêtre, Paris.

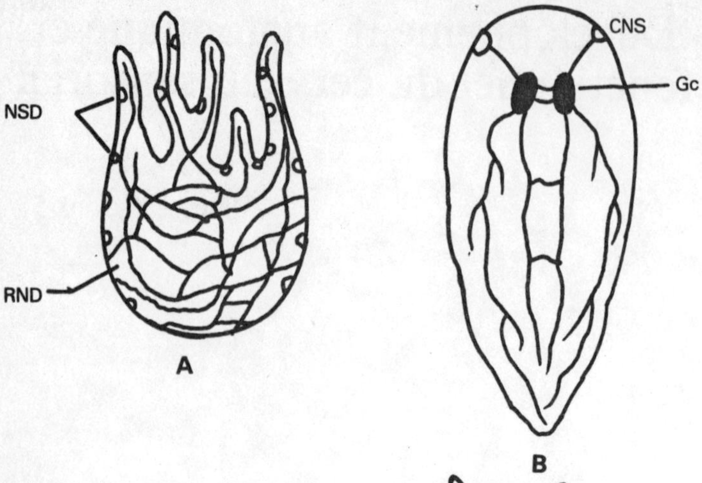

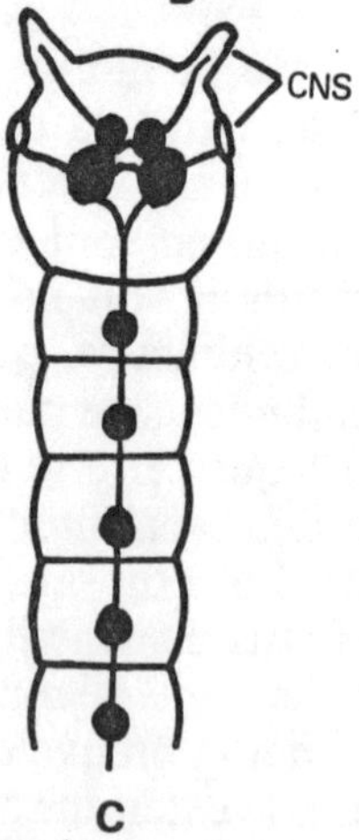

FIG. 1. — A : *Anémone de mer (coelentérés)* : NSD : Cellules neurosensorielles disséminées. RND : Réseau nerveux diffus.
B : *Vers primitifs :* CNS : Concentration de cellules neurosensorielles spécialisées. Le SN se concentre et présente un début de céphalisation (Gc : ganglions cérébroïdes). Il tend à devenir un SNC.
C : *Vers supérieurs (annélides) :* Le SN se concentre transversalement : c'est un véritable SNC.
D : *Vertébrés :* chez les moins évolués, comme les poissons, les 5 vésicules nerveuses annoncent l'énorme céphalisation des vertébrés supérieurs (*cf.* fig. 2).

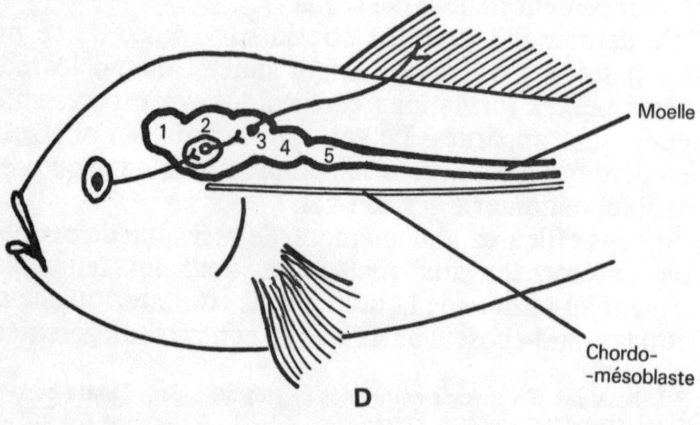

en repliant ses expansions vers son énorme bouche. L'organisation très primitive de ses systèmes sensoriels et nerveux explique la modestie de son comportement. Les cellules sensorielles, peu spécialisées ou disséminées à sa surface, reçoivent les stimulations du milieu ; comme, en outre, elles conduisent l'influx nerveux – on les appelle cellules neurosensorielles –, elles provoquent la contraction des nappes musculaires du petit corps sphérique. Le système nerveux (SN) est un réseau diffus (fig. 1) : il propage l'excitation aux différentes parties de l'organisme, qui s'ébranle en bloc. L'animal est, ainsi, plus capable de réaction réflexe que d'adaptation : il n'est finalement qu'un sac digestif qui attrape automatiquement ses proies.

Lorsqu'on s'élève dans l'échelle animale, on constate :

- que les cellules neuro-sensorielles se concentrent, particulièrement dans la partie céphalique des animaux ; qu'elles se spécialisent dans la réception de telle ou telle qualité de stimulation ; qu'elles se dissocient progressivement et d'autant plus qu'on s'adresse à des organismes plus évolués, en cellules sensorielles et en cellules nerveuses pures (mais, on le verra, il subsiste des cellules neurosensorielles chez l'homme) ;
- que cette concentration des systèmes sensoriels entraîne une concentration des éléments nerveux qui forment, chez les vers par exemple, des ganglions cérébroïdes et des ganglions tronculaires, reliés entre eux : il s'agit d'un système nerveux central (SNC). Cela préfigure l'organisation nerveuse des vertébrés qui apparaît chez les poissons (fig. 1). Cependant, alors que chez les invertébrés le développement du système nerveux semble étroitement lié à celui des systèmes sensoriels, chez les vertébrés il dépend d'une formation inductrice spéciale [1], le chordomésoblaste, dont l'apparition marque une étape capitale dans l'évolution ; le cerveau, en particulier, y gagne une certaine autonomie. Mais le souvenir des

1. Inducteur (dérivé du latin *inductio :* suggestion) : matériel embryonnaire influençant le développement de zones tissulaires voisines au cours de la formation des organes.

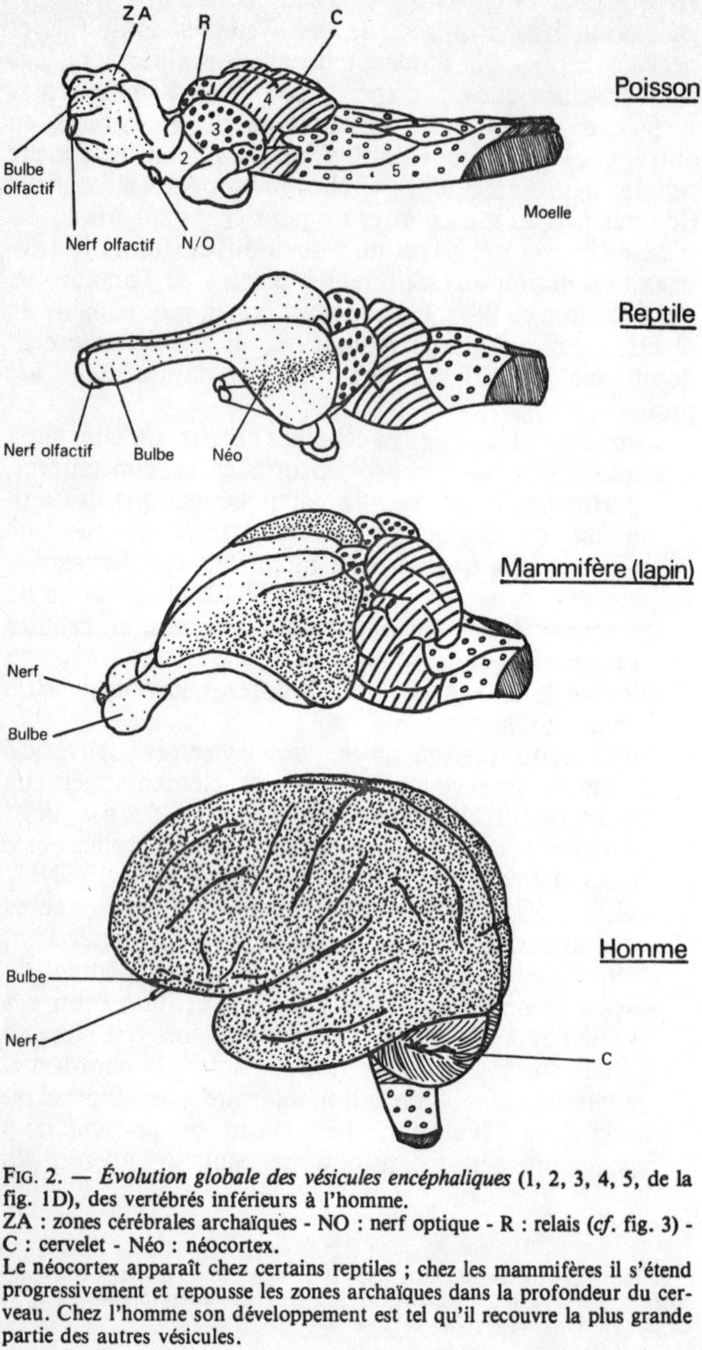

FIG. 2. — *Évolution globale des vésicules encéphaliques* (1, 2, 3, 4, 5, de la fig. 1D), des vertébrés inférieurs à l'homme.
ZA : zones cérébrales archaïques - NO : nerf optique - R : relais (*cf.* fig. 3) - C : cervelet - Néo : néocortex.
Le néocortex apparaît chez certains reptiles ; chez les mammifères il s'étend progressivement et repousse les zones archaïques dans la profondeur du cerveau. Chez l'homme son développement est tel qu'il recouvre la plus grande partie des autres vésicules.

relations anciennes est conservé : même chez les vertébrés, l'intégrité du développement des organes des sens conditionne le développement normal du cerveau ; c'est ainsi que l'ablation d'un œil chez le poussin ou la destruction des vibrisses [1] chez le souriceau entraîne un certain degré d'atrophie des zones cérébrales correspondantes.

RELATIONS ENTRE LES SYSTÈMES SENSORIELS ET LE SYSTÈME NERVEUX CENTRAL

Ce qui individualise le SNC des vertébrés et, surtout, leur cerveau, c'est la concentration et l'accroissement progressifs des structures capables d'associer les informations. Chez les mammifères, ces structures s'étendent considérablement et d'autant plus qu'on s'adresse à des organisations plus évoluées : dans le néocortex, qui constitue le plus haut niveau d'intégration cérébral, elles passent de 20 % chez le lapin à 80 % chez l'homme. Parallèlement, l'importance relative de certains systèmes sensoriels diminue. Par exemple nos perceptions olfactives sont infiniment moins délicates que celles de certains papillons, qui perçoivent les influx sexuels de la femelle jusqu'à 11 kilomètres de distance, ou que celles des chiens qui, selon les races, sont de mille à un million de fois plus sensibles que nous aux odeurs. Par ailleurs notre bulbe olfactif, comparé au volume de notre cerveau, est environ 40 fois moins développé que celui du rat ou du lapin (fig. 2). Pour ce qui est de l'audition, les oiseaux, les chauves-souris et les chiens entendent les ultra-sons tandis que nous n'entendons rien au-dessus de 20 000 Hz. Certains insectes voient 250 images à la seconde tandis que nous sommes limités à 16. Cependant nous ne sommes ni anosmiques, ni sourds, ni aveugles et nous distinguons même beaucoup mieux les couleurs que les animaux nocturnes. Enfin nous n'avons pas notre pareil pour associer et intégrer les multiples informations que nous apportent nos organes sensoriels ; de plus, nous sommes parfois capables d'en tirer des conclusions

1. Vibrisses : poils tactiles formant la « moustache ».

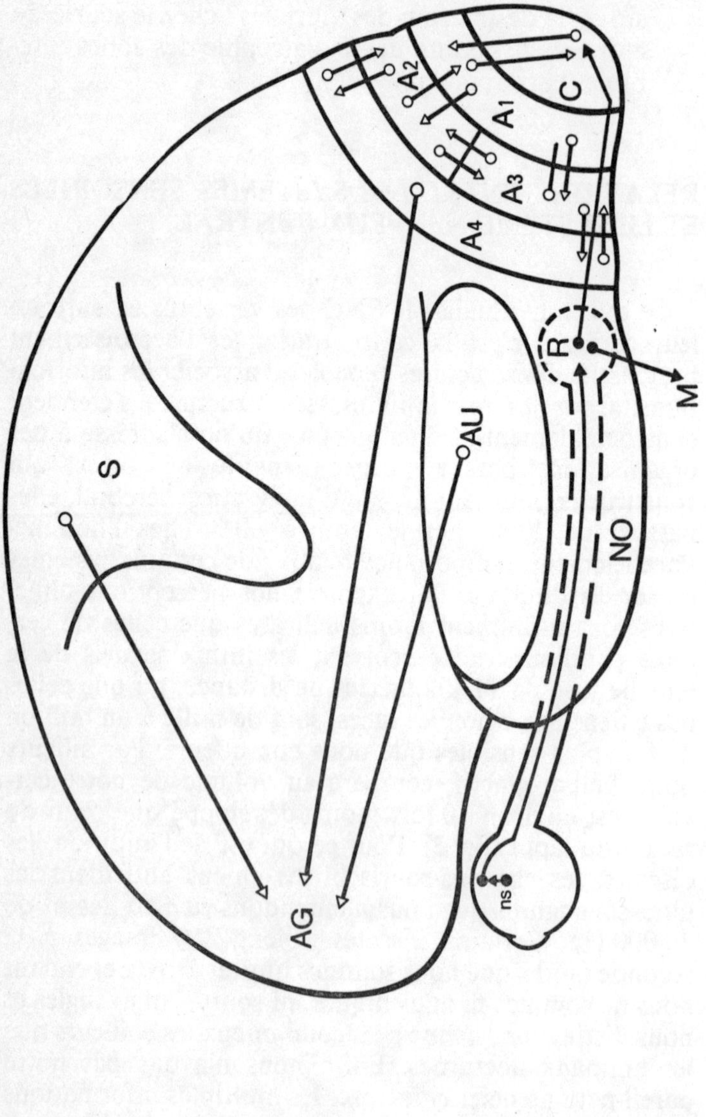

Fig. 3. — Explication dans le texte.

avantageuses en ce qui concerne notre adaptation au milieu.

Avant d'être associées entre elles grâce, en particulier, au néocortex, nos perceptions font relais dans des formations cérébrales phylogénétiquement [1] plus anciennes ; celles-ci, chez les vertébrés inférieurs ne possédant pas ou peu de systèmes associatifs, représentent le point d'aboutissement des voies sensorielles : on parle de cerveau optique, auditif, etc. La figure 3 représente le schéma des voies optiques chez l'homme. L'élément rétinien récepteur de la lumière est une cellule neuro-sensorielle (ns) analogue à celle des invertébrés. De la rétine partent des fibres nerveuses constituant le nerf optique (NO), lequel conduit les informations visuelles jusqu'à un relais R : c'est celui-ci qui, chez les vertébrés inférieurs, est le point d'aboutissement des perceptions. Chez les vertébrés supérieurs et chez l'homme d'autres voies conduisent les informations vers le néocortex optique C (dit zone de projection optique) : ces messages seront traités et associés à d'autres informations visuelles (mémoire) au niveau des structures associatives A1, A2, A3... Ce schéma serait également valable pour les perceptions auditives AU et somesthésiques S (en particulier le tact). Toutes les catégories d'informations traitées convergent ensuite sur des zones d'associations générales (AG), surtout localisées dans le lobe frontal et dont le développement est majeur chez l'homme.

Nous touchons là un point capital. Chez les vertébrés inférieurs, une afférence visuelle significative arrivant en R va automatiquement entraîner une réponse motrice M qui se traduira par un mouvement donné. Il en est de même pour les afférences auditives, olfactives, tactiles, etc., qui toutes s'inscrivent dans des circuits génétiquement déterminés, fonctionnant automatiquement lorsqu'ils sont stimulés. Bien entendu, il peut exister des associations entre ces différents circuits conduisant à des réponses motrices complexes, exprimant les comporte-

1. Phylogenèse (du grec *phulon :* espèce, et *genesis :* engendrer) : formation et enchaînement des lignées animales ou végétales au cours des temps. On peut opposer ce terme à celui d'ontogenèse (du grec *ontos :* être, et *genesis*) : développement de l'individu, à l'intérieur d'une espèce, depuis la fécondation jusqu'à l'état adulte. Le biologiste allemand Haeckel a postulé que « l'ontogenèse récapitule la phylogenèse », ce qui est plus ou moins net selon les organes et particulièrement vrai en ce qui concerne le SNC.

ments. Mais, lorsque la ou les stimulations adéquates surviennent, la réponse ne peut pas ne pas avoir lieu : un mouvement ou un comportement se manifeste nécessairement. Si, 50 fois de suite, vous essayez d'attraper votre poisson rouge, 50 fois de suite il essaiera de s'échapper. Nous possédons nous-mêmes de tels circuits, souvenirs de l'évolution, qui sous-tendent des comportements analogues : même s'il fait une admirable conférence sur la grandeur du sacrifice, le meilleur d'entre nous se lèvera de son siège sans réfléchir si un expérimentateur habile réussit à lui enfoncer une aiguille dans la fesse. Il s'agit là de mécanismes conservatoires plus ou moins compliqués.

La vie des invertébrés et des vertébrés inférieurs est en grande partie faite de ces comportements automatiques. Les vertébrés supérieurs et surtout les mammifères ont heureusement quelque chose en plus. En effet, grâce au développement d'ensembles associatifs de plus en plus complexes, disposant de boucles d'autorégulation, de systèmes inhibiteurs et modulateurs très nombreux, une stimulation, chez eux, n'est pas toujours suivie d'une réponse : l'automatisme fait place au choix. Nous verrons qu'à côté du patrimoine génétique, l'environnement joue un rôle considérable dans la construction de ces ensembles.

L'homme, tout en résumant le passé par ses automatismes, se situe ainsi au sommet de l'évolution. Devant ses fantastiques performances, on peut alors se demander s'il ne résulte que d'un perfectionnement des systèmes existants ou s'il a dans sa tête quelque chose de nouveau.

LE DÉVELOPPEMENT STRUCTURAL ET FONCTIONNEL DU SNC

Chez l'homme, l'architecture générale de tous les organes s'édifie pendant les deux premiers mois de la gestation : c'est l'organogenèse. A la fin de cette période, l'être a acquis sa forme spécifique et on ne peut plus le confondre avec un embryon de singe. En ce qui concerne le SNC, la morphogenèse globale des hémisphères cérébraux, par exemple, est réalisée. Ce qui va se produire maintenant concerne essentiellement deux phénomènes fondamentaux : la croissance et la différenciation cellulaire, qu'on appelle histogenèse.

Le principal caractère de cette évolution est de mettre en place des structures de plus en plus ténues dont l'ensemble va sous-tendre les fonctions nerveuses les plus subtiles. Ces structures apparaissent successivement et l'on passe ainsi de prolongements cellulaires visibles au microscope ordinaire à l'appareil biochimique qui, moléculaire, n'est que partiellement visible au microscope électronique.

Les choses seraient vraiment très simples si l'on pouvait les réduire à ce résumé. En réalité, lorsque la différenciation cellulaire est terminée, chaque cellule se trouve dans la situation d'un adolescent qui ne s'est pas encore frotté à la vie : elle possède des caractères individuels, mais il lui reste à gagner la maturité. Cette épreuve de la vie est aussi indispensable à la maturation du SNC que nous la savons nécessaire à l'épanouissement des jeunes ; nous l'appellerons physiogenèse. Histogenèse et physiogenèse débordent le temps de la grossesse pour s'étaler sur les années postnatales.

Les organes des sens traversent les mêmes phases mais leur maturation est beaucoup plus rapide et chez l'homme, par exemple, l'essentiel de leurs structures s'établit entre la fin du 2e et le début du 7e mois de gestation, dans l'ordre qui caractérise tous les vertébrés : système cutané, olfactif, gustatif, vestibulaire (équilibration), auditif et visuel ; cela, nous le verrons, pourrait être rendu nécessaire par le rôle que joue leur fonctionnement dans la maturation du SNC.

L'histogenèse ou la mise en place des structures

Vers la fin du 1er mois de l'organogenèse, les cellules nerveuses jeunes, qui n'avaient fait qu'accroître leur nombre, vont progressivement se différencier en deux populations : les neurones et les cellules névrogliques (« glu nerveuse »). En gros, les secondes assurent l'intendance des premiers et, dans un SNC humain adulte, on en compte environ 10 pour un neurone. La multiplication de l'ensemble de ces cellules aboutit à épaissir

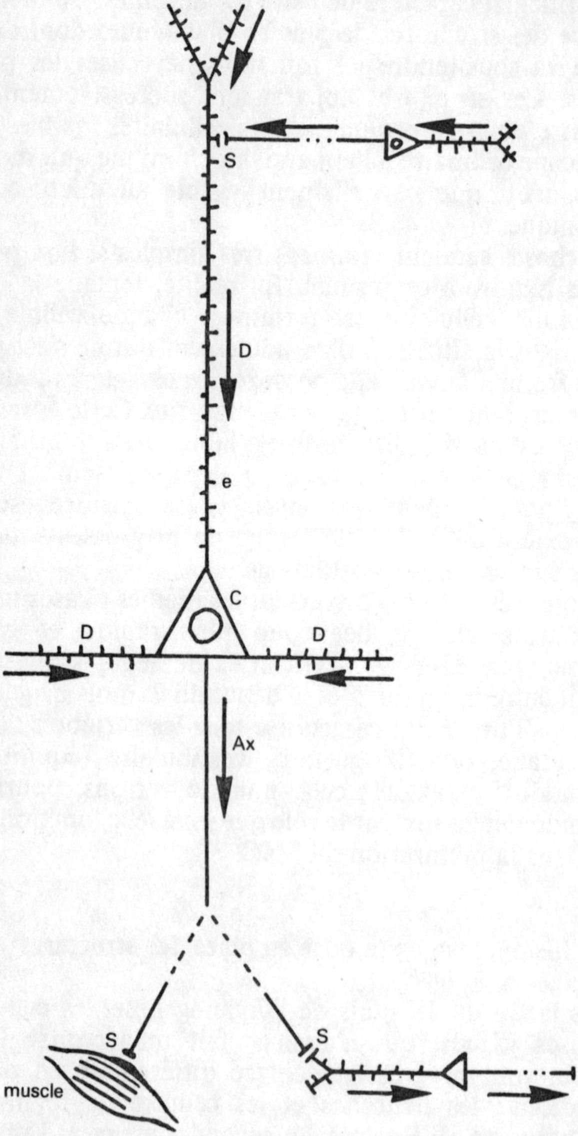

FIG. 4. — Explication dans le texte.

les parois du SNC et, dans cette épaisseur, les neurones vont migrer et se différencier les premiers en une très grande quantité de types cellulaires, que l'on peut cependant regrouper en trois grandes classes :

- les neurones effecteurs ou moteurs, en relation directe ou indirecte avec les effecteurs musculaires ou glandulaires ;
- les neurones récepteurs, en relation directe ou indirecte avec les organes sensoriels de la vie consciente et végétative ;
- les neurones associatifs, en relation directe ou indirecte avec les deux catégories précédentes. Ces neurones nouent également des relations entre eux.

C'est ainsi que, entre autres, les six couches neuronales du néocortex cérébral qui comportent chacune, selon les régions, une proportion variable de cellules des trois classes précédentes, se mettent en place du début du 3ᵉ à la fin du 6ᵉ mois de gestation (fig. 5, A).

A partir des neurones se développent, parallèlement, de nombreux prolongements : ils vont relier les cellules nerveuses entre elles ou à d'autres catégories cellulaires, par l'intermédiaire de contacts spéciaux, les synapses (du grec *sunapsis* : liaison) (fig. 4 S). L'un d'eux, l'axone (Ax) conduira l'influx nerveux du corps cellulaire (C) vers la périphérie (conduction centrifuge), c'est-à-dire vers une autre cellule nerveuse ou un effecteur particulier (muscle, glande) ; les autres ou dendrites (D) conduiront l'influx de la périphérie, c'est-à-dire d'un autre neurone ou des récepteurs (sensoriels, végétatifs) vers le corps cellulaire (conduction centripète). On sait actuellement que des influx dendritiques peuvent aussi être centrifuges.

Cette histogenèse se poursuit pendant la fin de la phase fœtale et les deux ou trois premières années (ou plus ?) de la vie posnatale, par une arborisation considérable des dendrites et la prolifération, à partir de ceux-ci, de minuscules éléments, les épines, qui multiplient les possibilités synaptiques (fig. 4, e et fig. 5). On observe d'ailleurs que le nombre des synapses, très faible chez les poissons, augmente peu à peu au cours de l'évolution pour atteindre des chiffres énormes chez les mammi-

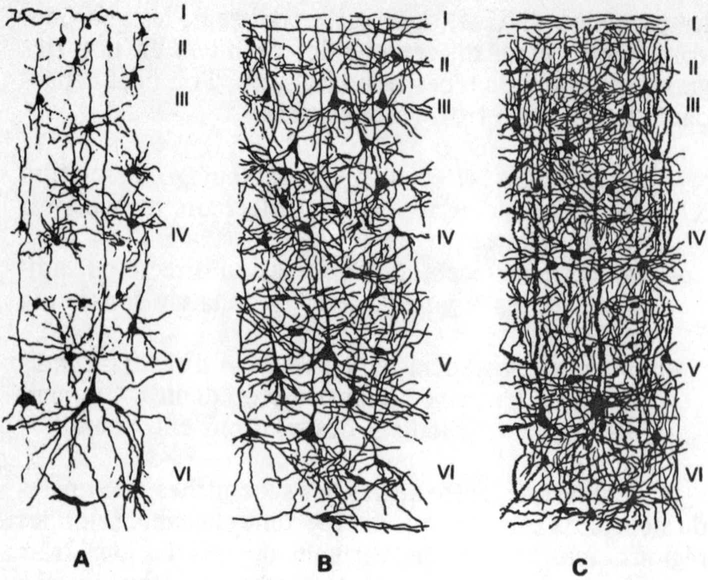

FIG. 5. — *Développement de l'arborisation dendritique dans le néocortex visuel de l'homme :*
A : période néo-natale.
B : 6 mois.
C : 24 mois.
Les chiffres romains repèrent les 6 couches du néocortex. Vers le 24ᵉ mois les épines dendritiques sont beaucoup plus évidentes qu'aux stades précédents. (D'après J.L. CONEL, 1959.)

fères : 1 000 milliards par cm³ dans certaines parties de leur néocortex !

Les cellules névrogliques vont donner un moins grand nombre de types cellulaires, mais elles se multiplient énormément et c'est leur développement postnatal qui est en partie responsable de la croissance du volume cérébral après la naissance. De ce fait, elles modifient peu à peu le rapport des neurones entre eux en les écartant les uns des autres.

Lorsque les synapses se développent, des molécules biochimiques, synthétisées par le corps cellulaire du neurone et propres au fonctionnement nerveux, commencent à apparaître : il s'agit des médiateurs (acétylcholine, sérotonine, dopamine, noradrénaline, enképhalines, etc.) qui, au niveau synaptique, transmettent les messages nerveux d'une cellule à l'autre. Leur présence dans une structure est d'autant plus précoce que celle-ci est plus ancienne dans l'évolution ; ainsi, chez les mammifères, les médiateurs apparaissent dans la moelle épinière avant d'apparaître dans le cerveau. Corrélativement, les mouvements spontanés du fœtus, liés au fonctionnement médullaire, surviennent bien avant les mouvements volontaires, liés au fonctionnement cérébral et uniquement décelables après la naissance ; dans l'espèce humaine, l'apparition du sourire en tant que réponse traduit également l'achèvement de systèmes cérébraux particuliers.

Après la naissance, la maturation cérébrale s'étale sur de longues années : chez l'homme, l'aspect de l'électroencéphalogramme évolue pendant 14 ou 15 ans avant d'atteindre, à la fin de la période pubertaire, la stabilité morphologique. Ce fait traduit une lente et délicate évolution structurale, biochimique et, pour finir, physiologique. Mais la maturation des systèmes les plus élaborés du cerveau humain durerait encore plus longtemps : les axones de certaines cellules associatives intra ou interhémisphériques ne seraient, en effet, myélinisés que vers 30 ans (la myéline est une gaine lipoprotéique qui entoure certaines fibres nerveuses). Cela repose évidemment la question de l'âge de la majorité... ou du début de la sénescence.

Bien entendu, le déroulement normal de tous ces processus exige une quantité minimale d'énergie et l'on sait aujourd'hui, au moins expérimentalement, qu'une carence alimentaire peut entraîner, surtout pendant la gestation ou la lactation, une diminution du nombre des cellules cérébrales ; corrélativement, on observe, chez les animaux atteints, des troubles du comportement et des capacités d'apprentissage. Ces résultats pourraient évidemment éclairer d'un jour nouveau la modestie alimentaire de certaines populations du globe.

On sait également que certaines substances administrées pendant la gestation sont préjudiciables au développement du cerveau des petits, les anomalies consistant essentiellement en un déficit de la capacité d'apprendre et en troubles du comportement ; c'est, par exemple, le cas de quelques médicaments.

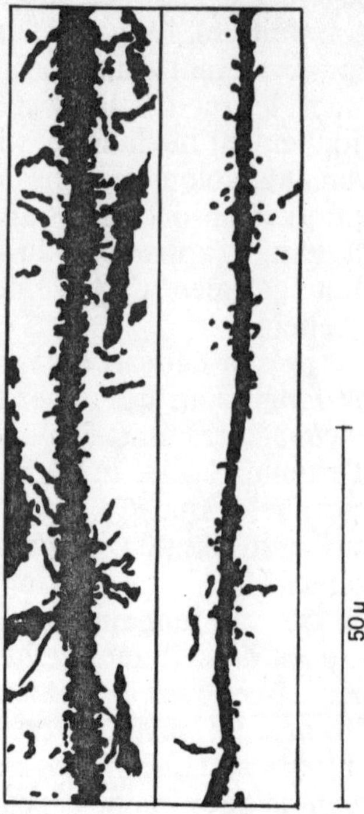

FIG. 6. — *Réduction du nombre des épines dendritiques dans le cortex visuel d'une souris privée de lumière dès la naissance.*
A gauche : Souris témoin de 48 jours.
A droite : Souris de 48 jours, énucléée à la naissance.
(D'après F. VALVERDE.)

La physiogenèse ou l'influence de la fonction sur la structure

Les premières hypothèses concernant le développement du SNC firent la part un peu trop belle à l'influence du patrimoine génétique, c'est-à-dire à la pré-détermination des moindres détails du système. Certes, son rôle est primordial et l'altération des éléments synaptiques dans certaines maladies génétiques comme la trisomie 13 ou la trisomie 21 (mongolisme) suffit à le prouver ; mais on s'aperçut assez vite qu'il n'était pas tout. Par exemple, il ne semble pas déterminer intégralement le nombre de connexions entre les neurones ; celui-ci, en effet, se chiffre par centaines de milliers de milliards chez l'homme et dépasse de beaucoup le nombre de gènes constructeurs de l'organisme qu'on évalue actuellement, selon les auteurs, de quelques dizaines de milliers à quelques millions. Parallèlement, des expérimentateurs s'intéressant à l'influence du milieu pré- et postnatal sur le développement des structures nerveuses, rapportèrent des faits captivants concernant le rôle de la *fonction* sur le développement des aires corticales : si, par suture des paupières d'un œil, on prive unilatéralement de lumière des chatons pendant les trois premiers mois qui suivent leur naissance, on les rend définitivement aveugles de l'œil clos ; en revanche, chez l'adulte, la même expérience poursuivie pendant plusieurs mois n'entraîne aucun trouble important.

Des recherches structurales et biochimiques ont permis de rendre compte de ces faits. Pour ce qui est des premières on a montré, sur des souris élevées à l'obscurité, que la privation de lumière entraîne une raréfaction des épines dendritiques de l'aire visuelle cérébrale (fig. 6). Les afférences sensorielles sont donc nécessaires au développement des synapses de cette aire : en leur absence, les synapses ne se forment pas ou dégénèrent. La fonction créerait-elle l'organe ? Les recherches biochimiques, effectuées chez le rat nouveau-né, montrent que la section du nerf optique entre l'œil et le relais R (fig. 3), empêche l'apparition d'un enzyme, la cholinestérase, indispensable à une transmission correcte du message nerveux ; chez l'adulte, au contraire, elle n'entraîne pas de changement enzymatique notable. Or, chez l'animal intact, la cholinestérase n'est décelable qu'environ sept jours après la naissance : on peut donc envisager que ce sont les stimulations visuelles qui, au bout de ce délai, entraînent l'apparition de l'enzyme, témoin de la maturation fonctionnelle des synapses R. Des faits analogues ont été décrits chez l'homme, le taux de nombreux enzymes augmentant beaucoup après la naissance.

D'une manière générale on peut dire que l'environnement postnatal influe sur la quantité et la qualité du tissu nerveux des jeunes animaux. Chez les ratons, par exemple, un environnement sensoriel riche, comportant beaucoup de jeux, de lumières et de sons, entraîne une augmentation d'épaisseur du cortex cérébral par rapport à celui de rats situés dans une ambiance sensorielle pauvre, c'est-à-dire isolés dans une cage et sans stimulations. Parallèlement, on constate une augmentation du diamètre des neurones, du nombre des épines dendritiques, du nombre de cellules névrogliques (l'intendance se développe) et du taux de certains enzymes comme la cholinestérase. Les rats ainsi élevés présentent des capacités d'apprentissage quelquefois plus élevées que celles des autres, quelquefois identiques, quelquefois inférieures, cela en fonction du genre d'exercice qu'on leur fait faire. Par exemple des rats habitués à vivre dans un milieu très sonore réussissent mieux les apprentissages qui mettent en jeu un son que ceux qui comportent un stimulus visuel. Autrement dit, on peut « capaciter » certaines aires cérébrales, peut-être aux dépens d'autres (serait-ce le cas de la musique chez les jeunes enfants ?). Toujours est-il que jusqu'à présent, on n'a pas pu, de cette manière, élever globalement les capacités d'apprentissage. Existerait-il une sorte d'équilibre, d'état optimal ?

La structuration du cerveau dans la période postnatale semble donc dépendre d'une interaction nécessaire avec l'environnement : les gènes ne détermineraient qu'un potentiel de connexions, le milieu étant indispensable à l'expression de ce potentiel. Chez l'homme, les nombreuses études consacrées aux carences psychiques du premier âge ont souligné les répercussions de l'isolement sur le développement psychomoteur du jeune. Ainsi, même si la grossesse a été normale, même si l'accouchement s'est bien passé il reste, pour que le cerveau de l'enfant devienne un bon cerveau, à ce qu'il fonctionne. Cela dépend de son insertion dans le milieu et de la qualité de celui-ci. Application immédiate : au moindre doute, les déficits sensoriels néonataux doivent être recherchés et appareillés le plus tôt possible.

L'influence du milieu peut être très subtile. L'expérience suivante a été faite chez le chaton : entre le 20e et le 90e jour après la naissance, on fait porter à l'animal des lunettes ne lui permettant de voir que trois lignes horizontales d'un côté et trois lignes verticales de l'autre ; au bout de ce temps, les neurones du cortex visuel connectés à l'œil qui a vu les barres verticales sont préférentiellement activés par des lignes verticales, et ceux correspondant à l'œil qui a vu les barres horizontales par des lignes horizontales (on repère ces faits par des enregistrements de l'activité électrique des neurones). Des résultats analogues sont obtenus en maintenant les chatons quelques heures par jour dans une enceinte circulaire comportant des lignes noires et blanches, soit verticales, soit horizontales ; dans ce cas, les auteurs ont en outre constaté que les animaux présentaient ultérieurement des troubles importants de la sphère visuelle : par exemple ils n'ont pas de comportement de recul quand un objet est vivement poussé vers eux et ils n'ont pas ou peu la notion des distances [1].

Deux grandes théories (sans compter les variantes) essaient de rendre compte de ces faits. La première fait appel à un effet constructif de l'environnement pendant une phase critique du développement cérébral : les informations reçues façonnent les neurones et les spécialisent d'une manière irréversible, par exemple dans la vision des structures horizontales ou verticales. Dans cette perspective, le développement synaptique des aires corticales stimulées dès avant la naissance, comme les aires auditives, devrait être en avance sur celui des aires stimulées dans la phase postnatale, comme c'est le cas de l'aire visuelle.

Pour la seconde théorie, les cellules corticales possèdent dès la naissance, si ce n'est avant, les caractéristiques génétiquement réglées des cellules adultes. Pendant la période critique postnatale, il s'effectue seulement une sorte de rodage au cours duquel les connexions neuronales utilisées subsistent, tandis que celles qui ne le sont pas dégénèrent ; c'est ce qu'on observerait dans le cas des stimulations verticales ou horizontales précédentes. Le cerveau disposerait ainsi de plus de connexions à la naissance qu'il n'en possède à l'état adulte, l'image du milieu étant progressivement sculptée dans la masse synaptique par perte des branches mortes. Il semble cependant que cette conception ne cadre pas très bien avec la progressivité de l'enrichissement synaptique constatée, chez l'enfant, entre la naissance et 24 mois (fig. 5).

Tout ce qui vient d'être dit concerne l'influence du milieu dans la période postnatale. On sait depuis quelques années que cette influence s'exerce aussi pendant la période prénatale. Par exemple, l'effet calmant de l'enregistrement sonore des battements cardiaques de la mère sur le nouveau-né [2] alors que Mozart reste sans effet, ten-

1. Peut-on rapprocher de ce type de faits ce que rapporte Mme Rakowska-Jaillard, p. 85 et suiv. ? (NDLR.)
2. On trouvera davantage de détails sur ce type de faits p. 167 et suiv. (NDLR.)

drait à prouver que ces battements sont perçus avant la naissance. L'état même de l'organisme maternel entre en jeu, comme toutes les femmes ont pu le constater lorsque, traversant une période accidentellement agitée de leur grossesse, elles sentent des modifications dans la fréquence et l'intensité des mouvements fœtaux. Le fœtus ne serait donc pas isolé au sein de la mère, mais en relation indirecte avec l'environnement.

Ces relations sont-elles nécessaires ? Il semble que oui. En injectant des doses convenables de toxine botulique ou de strychnine au fœtus de poulet, on peut bloquer ses mouvements sans le tuer ; on constate alors que cette paralysie entraîne d'une part une atrophie des muscles concernés, d'autre part une atrophie des centres nerveux qui leur correspondent : les mouvements du fœtus seraient donc indispensables au développement normal de son système nerveux. Encore plus impressionnant et d'une portée plus large parce que touchant le comportement : 48 heures avant l'éclosion, deux lots d'œufs contenant des embryons de poulet sont respectivement stimulés par l'enregistrement des cris maternels provenant de deux poules différentes A et B. Une fois éclos, les poussins entendent simultanément les deux cris : la majorité des animaux stimulés par le cri A avant la naissance se dirigent vers l'émission A et inversement pour les poussins du groupe B, tandis que les témoins se répartissent également entre A et B ; le son perçu a donc laissé son empreinte dans le cerveau fœtal. Si l'on admet un phénomène identique chez l'homme, cela peut rendre optimistes ceux qui ne seraient pas, dès le début, le père de leur enfant.

Ces fixations sensorielles fœtales débordent un peu le cap de la naissance : un poussin à peine éclos peut en effet, pendant un temps relativement court, adopter pour mère le premier objet mobile qu'il voit et s'y attacher de manière persistante. Plus tard, le poulet parvenu à maturité sexuelle pourra chercher à s'accoupler avec l'objet qu'il prend pour sa mère. Depuis les travaux de K. Lorenz, on sait que de nombreux animaux traversent ainsi une période critique dans leur prime jeunesse, au cours de laquelle ce qu'ils perçoivent paraît fixé dans leur cerveau à la manière d'une empreinte. N'y aurait-il pas là un bon modèle pour le complexe d'Œdipe ?

Bien entendu, ces situations sont artificielles et n'existent qu'à travers la diabolique recherche des hommes. Dans la nature, le poussin suit la poule et le cri qu'il a entendu quand il était dans l'œuf était celui de sa mère. Cependant, la démonstration est faite : dans des conditions normales, tout est organisé pour que l'enfant reconnaisse et suive sa mère, c'est-à-dire pour que les éléments primordiaux de sa survie soient assurés. L'empreinte, qu'elle soit visuelle ou auditive, apparaît donc comme un élément de la conservation de l'individu et de l'espèce.

Chez les vertébrés supérieurs et chez l'homme, les perceptions du fœtus, du nouveau-né et du petit enfant dépendent ainsi de structures génétiquement déterminées dont la maturation paraît, elle-même, dépendre des stimulations extérieures transmises par les organes des sens. Il existerait donc une sorte de dialogue entre les structures initialement en place et le milieu, ce qui constitue un bel exemple de collaboration entre l'inné et l'environnement. L'acquis ne serait, dès lors, que le fruit de ce dialogue.

Ce processus semble faire partie d'une chaîne d'événements qui s'intègrent dans la continuité du développement : la perception fœtale serait nécessaire à la mise en place de mécanismes comme l'empreinte, indispensable à la vie néonatale, puis la maturation postnatale du SNC préparerait la vie de l'adulte. Tout cela implique que l'influence du milieu soit attendue par le génome donc, en quelque sorte, prévue. Avec le temps et l'aide de Darwin, un tel mécanisme est concevable : par sélections successives, le stock génétique enregistre peu à peu les conditions nécessaires au développement d'une espèce. Celle-ci, une fois adaptée, se trouve nécessairement dans un environnement propice et l'on peut dire, alors, que les gènes de cette espèce font la part du milieu puisque le milieu les a sculptés : c'est un ensemble tenon-mortaise, c'est un équilibre, c'est la nature.

Ce processus est admissible pour les espèces qui sont juste en balance avec l'environnement et qui, finalement, n'ont avec lui que des relations sensorielles et énergétiques, autrement dit pour celles dont les besoins fondamentaux sont ainsi satisfaits ; mais il ne suffit évidemment pas à expliquer l'homme car nos performances cérébrales, bien qu'elles dépendent de la sphère sensorielle, dépassent de beaucoup les limites de celle-ci et, parallèlement, les nécessités fondamentales de notre vie : le lapin ne fait pas de symphonies et, même parmi les singes, il n'y a pas d'astronome.

Ainsi, chez l'homme, le couple gène-milieu ne paraît plus fonctionner en circuit fermé : quelque chose d'autre intervient, qui détermine sans doute notre relative liberté vis-à-vis de la nature. Comment les appareils perceptifs du fœtus et du nouveau-né s'intègrent-ils dans cet ensemble ? Présentent-ils des particularités qu'il reste à découvrir ou s'accrochent-ils à des systèmes responsables, à eux seuls, de l'originalité humaine ? Deux questions de plus pour le futur.

Éléments de bibliographie

Ouvrages généraux :

AUROUX M. et HAEGEL P. : *Embryologie : système nerveux, organes des sens, intégration neuroendocrinienne,* Paris, Masson, 1974.

AUROUX M. : *L'Ambiguïté humaine,* Paris, Buchet Chastel, 1984.

CHANGEUX J.-P. : *L'Homme neuronal,* Paris, Fayard, 1983.

MARK R. : *Memory and nerve cell connections,* Oxford, Clarendon Press, 1974.

Articles spécialisés :

AUROUX M. : « Fœtopathies et postfœtopathies nerveuses », *Journal de gynécologie obstétrique, Biologie de la reproduction,* 3, 1974.

CRAGG B.G. : « The density of synapses and neurones in the motor and visual areas of the cerebral cortex », *Journal of Anatomy,* 101, 1967.

GOTTLIEB G. : « Le comportement de l'embryon », *La Recherche,* n° 71, 1976.
HATLMAN J.-P. : « L'ontogenèse du comportement », *La Recherche,* n° 68, 1976.
IMBERT M. : « Le développement du cortex visuel », *La Recherche,* n° 67, 1976.
ROSENZWEIG M.R. : BENNET E.L. and DIAMOND M.C. : « Brain changes in response to experience », *Scientific american,* 226, 1972.
VIDAL J.-M. : « L'empreinte ou l'attachement social », *La Recherche,* n° 63, 1976.
YAKOVLEV P.I. : « The event of myelination in man », *Regional development of the brain in early life,* Oxford, Blackwell, 1967.

Contrepoint

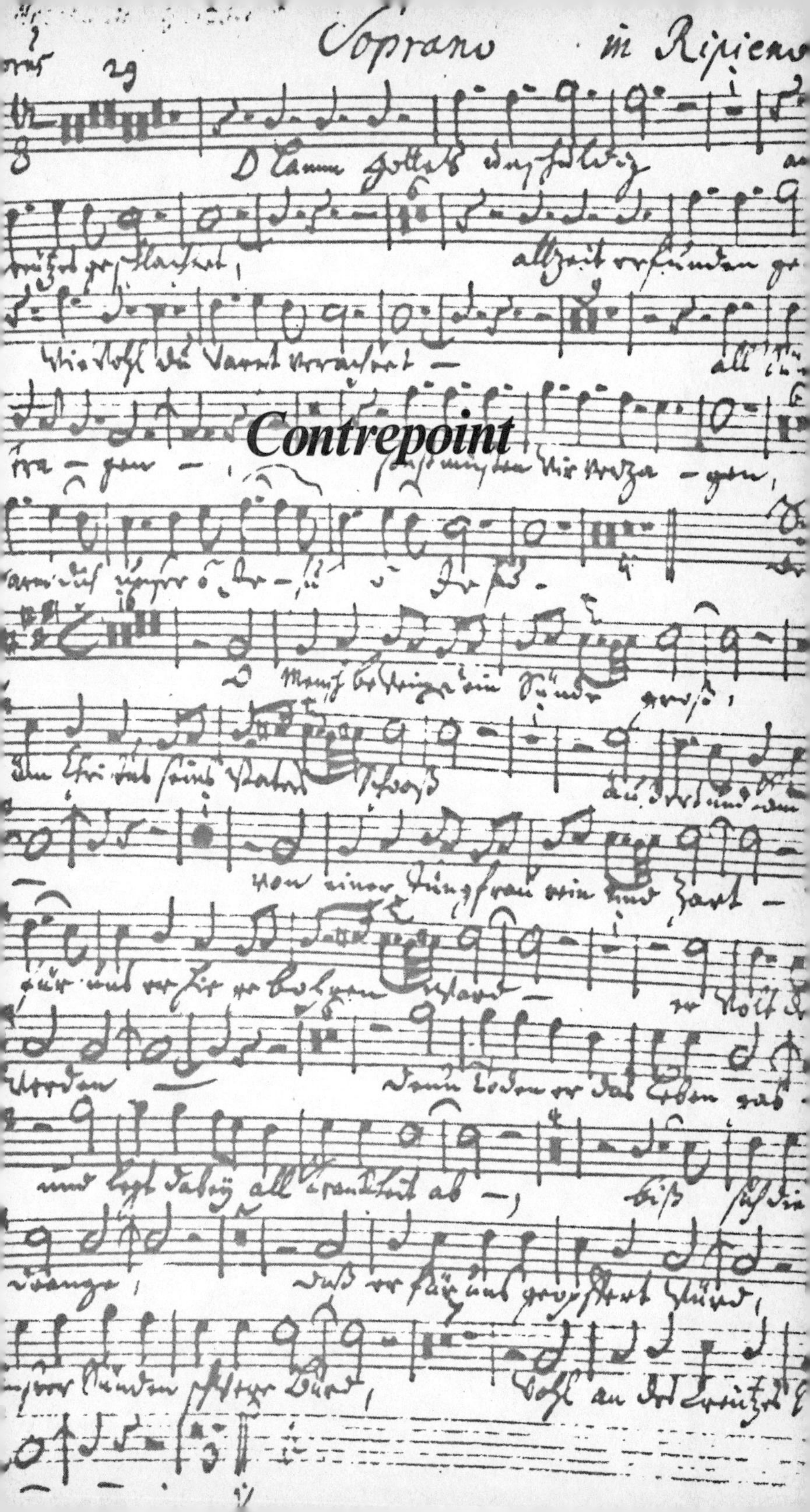

Coutumes de l'île de Pâques et d'ailleurs

Francis Mazière *

Propos recueillis par
Marie-Claire Busnel

• *En lisant votre livre sur l'île de Pâques* [1], *j'ai été frappée par ce que vous disiez sur l'étonnante vision nocturne de ses habitants. Pourriez-vous nous raconter vos souvenirs à ce sujet ?*

• La civilisation de l'île de Pâques est morte dans ses éléments essentiels, mais certains vieillards qui étaient encore là aimaient me raconter les temps passés. D'après la tradition indigène, les femmes accouchaient autrefois dans les cavernes (il y en a environ 300) d'une part parce que c'était souvent leur lieu d'habitat et aussi parce qu'on pensait que la pénombre protégerait les yeux des enfants qui sont les organes les plus fragiles de l'être humain. Ils disaient que le soleil (qui est chez nous remplacé par les 5 000 watts du Scialytique) est extrêmement dangereux pour le nouveau-né et qu'il fallait garder les bébés 15 jours à 3 semaines dans cette pénombre, le temps que leurs petits yeux fragiles s'habituent à la luminosité externe. D'ailleurs, il y a 50 ans, dans les fermes françaises, on accouchait aussi dans une certaine pénombre, avec la lampe à pétrole dans la pièce à côté.

* Explorateur.
1. *Fantastique île de Pâques,* Robert Laffont, 1974.

• *J'ai souvenir que vous indiquiez aussi que les habitants de l'île de Pâques avaient encore, de nos jours, une très grande acuité visuelle la nuit ou dans les cavernes.*

• Oui, je dois dire que leur acuité visuelle nocturne m'a beaucoup étonné. Je me souviens notamment d'un incident : alors que nous visitions une grotte, brutalement nos torches se sont éteintes. Je cherchais des moyens de secours quand je me suis aperçu que notre guide continuait sa route comme si les torches éclairaient encore. Cela m'a d'autant plus frappé que ce guide, un des vieux habitants de l'île (il avait 78 ans), n'avait jamais été dans cette grotte-là ; il la découvrait avec nous et ne pouvait donc se guider sur ses souvenirs.

Il semblerait que ces gens maintenaient, plutôt qu'ils n'acquéraient, cette grande sensibilité visuelle nocturne. C'est dès l'enfance qu'ils la développaient. Peut-être ces enfants, n'ayant pas les yeux abîmés à leur naissance ou dans les premiers mois, voyaient-ils la nuit comme tous les animaux voient dans la nuit. Il est bien évident que, lorsque je parle de nuit, c'est la nuit telle que nous la connaissons tous, il ne s'agit pas de ténèbres absolues. J'ai d'ailleurs remarqué le même phénomène en Amazonie : les Indiens que j'y ai visités vivent sous la voûte de feuillage de la forêt dans un éclairage très réduit. Eh bien, au bout de trois à quatre mois, je voyais presque aussi bien qu'eux dans cette pénombre (mais eux savaient mieux regarder que moi).

Je me souviens aussi que, durant la guerre, les déportés ou emprisonnés s'habituaient très bien à l'obscurité des cellules et qu'après quelque temps, on commençait à y voir. Les yeux sont habituellement saturés par la lumière, mais on peut très bien s'habituer à voir dans la pénombre après une période d'adaptation plus ou moins longue. Si l'on respecte un petit peu ce processus à la naissance, on peut probablement améliorer la rapidité avec laquelle cette adaptation s'effectue et donc, du même coup, l'acuité nocturne.

J'ai remarqué de plus, chez les enfants de l'île de Pâques, une espèce de stabilité. Est-ce lié à tout ce qui entourait l'accouchement ? Je ne sais pas, mais le fait que la maman restait près de l'enfant durant les quinze premiers jours dans ces cavernes est peut-être important.

Cette intimité de contact entre la mère et l'enfant n'existe plus maintenant. Ni en Europe ni en Amérique.

• *Cette coutume de la pénombre à l'île de Pâques m'évoque qu'à la suite du livre de Leboyer*[1], *un certain nombre d'équipes, travaillant pourtant dans des conditions modernes, prennent garde à la sensibilité de l'enfant et évitent notamment de l'éblouir avec le Scialytique...*

Mais pour revenir à votre sujet, avez-vous connaissance de rites particuliers en ce qui concerne la conception et la vie intra-utérine ?

• Je me souviens qu'en 1946 au Gabon – c'était très beau du reste – les indigènes, avant de faire un enfant, avaient un comportement tout à fait particulier. L'usage était de ne pas faire ce que nous appelons l'amour pendant tout un mois. Cela fait sourire, mais cela fait partie de toute une préparation. Par exemple, les femmes marchaient sur les talons pour être le moins possible en contact avec la terre, effort de volonté pour se détacher des choses matérielles. C'est surtout une préparation psychologique, une mise en condition extraordinaire. De plus, durant les neuf mois de conception, le couple ne devait pas prononcer de paroles vulgaires ni désagréables, parce qu'ils disent que la parole de l'homme qui est avec une femme enceinte tourne sept fois autour du vagin de la femme, puis pénètre plus loin.

• *Serait-ce l'équivalent de « tourner sept fois sa langue dans sa bouche avant de parler » ?*

• Oui, je le pense. Pour eux, toute parole grossière entre par le vagin et nourrit le petit enfant de mauvaises pensées. Évidemment, les imbéciles d'évolués que nous sommes diront que ce ne sont que des rituels magiques. Ce n'est pas du tout ça. Je pense que si une femme, pendant ses neuf mois de gestation, est dans le calme, qu'elle se sent vraiment bien avec un homme qui est « son » homme, l'enfant sera calme. Je suis absolument persuadé

1. *Pour une naissance sans violence,* Le Seuil, 1974.

que dans notre monde moderne certains problèmes qui se passent dès la naissance sont dus à ce que les enfants ont été bousculés durant la gestation. Il me semble que la gestation est plus importante que les premiers pas dans la vie. Je ne suis pas médecin, c'est donc une opinion toute personnelle.

De plus, ces gens, n'ayant pas fait l'amour pendant un mois, le faisant uniquement au moment voulu pour avoir l'enfant, je ne suis pas à la place d'une femme, mais savoir que cette nuit-là on va faire un enfant, doit être une sensation différente pour la femme.

J'étais très jeune, j'avais 21 ans quand j'ai observé tout cela. Je ne comprenais pas tout, mais je trouvais que c'était formidable. C'était au Nord-Gabon, chez les Pygmées. Depuis, tout s'est confirmé. J'ai vécu longtemps avec les Indiens d'Amazonie et c'était à peu près le même « processus de respect de la vie qu'on va créer ». Parce que c'est cela l'important : ce n'est pas seulement assumer cette nouvelle vie après la naissance, mais c'est déjà la respecter même avant sa venue au monde.

VISION ET REGARDS

L'œil, ses fonctions et ses charmes...

Auroux nous a indiqué l'ordre de la mise en place des structures des organes des sens : système cutané, olfactif, gustatif, vestibulaire, auditif, visuel.

Pourquoi alors commencer par la fin, par la vision ?

Parce que c'est le sens dont les parents parlent le plus à propos de leur enfant qui vient de naître, demandant s'il voit, ce qu'il peut voir.

Ce qu'il peut voir d'eux...

Si l'œil c'est la vision, le regard c'est, très tôt, un moyen de relation.

C'est de ce sortilège *que nous parle Monique Robin...*

Premiers regards, premiers échanges

Monique Robin *

Pour aborder le problème de l'activité visuelle du nouveau-né, je reprendrai la distinction entre *« regard-vision »* et *« regard-sortilège »* qui a été proposée par le professeur Ajuriaguerra en 1969, au colloque de l'Inserm intitulé « la fonction du regard » [1].

Le « regard-vision » concerne tous les aspects perceptifs liés au développement de l'activité visuelle. Il a donné lieu aux travaux les plus nombreux des chercheurs expérimentalistes, soucieux de connaître « Les capacités sensorielles du nourrisson et les lois d'organisation de la perception visuelle ».

Le « regard-sortilège » est d'un tout autre domaine, puisqu'il s'agit déjà d'une activité de relation. On considère alors que l'on est dans le domaine de l'interaction : le regard de l'autre exerce une sorte d'emprise et on constate l'existence de phénomènes tels que la captation, l'appel ou la fuite du regard.

Or, ces deux fonctions de la vision sont intimement liées dès la naissance, comme le prouve la présence d'une forte aimantation par le regard du nouveau-né de celui de sa mère. C'est pourquoi nous aborderons cette étude sous le double aspect du regard de l'enfant et de la signification que prend ce regard pour la mère.

* Chargée de recherche au CNRS - Unité Inserm 187 - 92140 Clamart.

Le nouveau-né voit-il ?

C'est la question qui m'a été posée le plus souvent au cours de mes observations en maternité. Si l'on s'intéresse aux croyances et aux informations véhiculées par les livres de puériculture et l'entourage familial, il est communément admis que le nouveau-né ne peut pas voir : « Il ne voit que des ombres », « Il ne verra pas avant 3 mois », sont les affirmations entendues le plus fréquemment, même lorsque l'expérience semble contredire la croyance : « J'ai l'impression qu'il me voit et pourtant je sais qu'il ne peut pas. » Qu'en est-il des travaux des scientifiques qui se sont intéressés à l'apparition de la fonction visuelle ?

Comme l'a dit E. Vurpillot [10] dans un livre qui résume bien tous les travaux sur cette question : « Plus la littérature consultée est récente, plus la date d'apparition d'un comportement est précoce [1]. »

Mais déjà en 1942, Ling [6] enregistrait les mouvements des yeux de bébés de 0 à 6 mois, démontrait l'existence d'une fixation rudimentaire dès le premier jour de vie, fixation qui devenait stable vers le 5e jour.

Depuis, on a prouvé que non seulement le nouveau-né pouvait présenter ces activités de fixation visuelle mais également qu'il pouvait suivre des yeux un stimulus sur un arc de 90° (White, Castle et Held, 1964 [13]) et accompagner cette poursuite oculaire d'une rotation conjointe de la tête (Wolff et White, 1965 [15]).

Cela signifie-t-il que tous les bébés qui viennent de naître présentent ces comportements à n'importe quel moment lorsqu'on vient les solliciter ? Il n'en est rien évidemment et on est frappé, lorsqu'on observe des nouveau-nés, par l'extraordinaire activité visuelle de certains, alors que d'autres passent leur temps à dormir, se réveillant à peine pour téter. Une étude datant de 1974, de Saint-Anne Dargassies [9] a montré que pour 150 nouveau-nés à terme observés, 36 % présentaient des comportements témoignant de l'existence d'une vision

1. On peut se demander si cette réalité est due aux progrès techniques des récentes années et à l'orientation plus expérimentale de la méthodologie, ou bien si elle reflète, avec l'intérêt extraordinaire accordé depuis peu au nouveau-né, un certain désir de l'adulte de lui voir dépasser ses capacités sensorielles.

vraie (orientation des yeux vers un objet présenté latéralement, poursuite oculaire de cet objet, regard accrochable par le visage de l'adulte). Pour Saint-Anne Dargassies, ces différences entre nouveau-nés ne sont pas attribuables à l'âge et seraient dues à une avance maturative des récepteurs périphériques.

Il faut souligner que l'apparition des réactions visuelles dépend étroitement de l'état de vigilance dans lequel se trouve l'enfant au moment de l'observation. P. Wolff [14] a décrit en 1959 un état d'attention privilégié qu'il a appelé « inactivité éveillée », au cours duquel l'enfant est plus particulièrement réceptif et réactif aux stimulations fournies par son environnement. Au cours de cet état, l'enfant a les yeux grands ouverts et brillants. Son activité motrice est faible, sa respiration régulière. Il y a une étroite liaison entre cet état de vigilance et l'existence de poursuites oculaires et auditives.

Les périodes d'inactivité éveillée semblent plus importantes immédiatement après le repas : l'absence d'excitation provoquée par la faim paraît donc nécessaire à l'apparition de cet état de vigilance.

Mais d'une part cet état d'attention privilégié pendant lequel l'enfant peut présenter des réactions visuelles est extrêmement instable, d'autre part, il varie beaucoup en quantité d'un enfant à l'autre. Ainsi la période pendant laquelle le nouveau-né est capable d'attention est très faible au cours d'une journée et s'accroît à mesure que l'enfant grandit. Elle ne peut excéder 5 minutes la première semaine et une demi-heure à un mois. La somme en 24 heures ne dépasse pas 30 minutes la première semaine.

Une fois cette condition relative à l'état de vigilance réalisée, qu'est-ce qui attire l'attention de l'enfant ? La nature du stimulus présenté au bébé a été l'objet d'un très grand nombre de travaux de recherche.

Pour que se déclenche la réaction de poursuite visuelle, l'objet proposé doit être en mouvement, présenté à une certaine distance, être suffisamment attractif par ses aspects de contraste et d'intensité lumineuse. Les travaux de Fantz [2] ont montré que le nouveau-né accorde plus ou moins d'attention à un objet par rapport à un autre en fonction de ses caractéristiques structurales.

Or, le premier « objet » attractif que l'enfant a à sa disposition parmi son environnement, c'est évidemment le visage de sa mère (qui est le plus fréquemment proche de lui et qui produit les stimulations sonores et de mouvement qui paraissent nécessaires).

Mes propres travaux en maternité ont cherché davantage à cerner l'apparition de ces moments au cours desquels l'enfant est prêt à entrer dans cette forme primitive de communication que constitue le regard (Robin, 1978) [7].

L'observation des activités visuelles apparaissant simultanément au cours de la situation alimentaire a montré que chez les nouveau-nés – y compris prématurés – il existe une ébauche de regard net dont l'apparition ne semble pas liée à la maturation. Les nouveau-nés à terme et prématurés ont présenté aussi des fixations sur le visage maternel et ont maintenu cette fixation un certain temps.

J'ai été frappée également par l'importance des différences individuelles entre les enfants. On pourrait presque établir une typologie des bébés en fonction de leur activité visuelle au cours de la première semaine de vie. Certains, observés tous les jours à la même heure pendant la semaine d'hospitalisation, ont présenté une activité visuelle remarquable, pouvant atteindre 100 % de la durée de l'observation. D'autres, au contraire, se sont caractérisés par leur grande somnolence et la faible apparition du regard.

On peut s'interroger sur l'origine de ces variations individuelles. Les caractéristiques de l'accouchement (durée du travail, prise de médicaments) jouent peut-être un rôle, à côté des facteurs de maturation. Quoi qu'il en soit, ces variations ne sont absolument pas significatives de ce qui se passera ultérieurement. Mais elles prennent toute leur importance en fonction de la signification que leur donne la mère.

L'observation jusqu'à 3 mois de cette même population de nouveau-nés a montré que ces différences s'atténuent. En ce qui concerne le pourcentage de « regard net » au cours du repas, nous avons constaté que pour tous les enfants il augmente régulièrement, pour se maintenir à 100 % dès 1 mois. Cela n'est pas étonnant et correspond à l'accroissement des possibilités visuelles et à une augmentation de la vigilance.

En revanche, pour le contact œil à œil, on remarque qu'il augmente jusqu'à 1 ou 2 mois, avec encore beaucoup de variations d'un enfant à l'autre, pour diminuer vers 3 mois, au profit d'un autre type d'activité visuelle qui constitue plutôt une exploration du milieu.

Regard et premières communications

Si nous revenons à la première semaine de vie, nous nous apercevons que la plus ou moins grande activité visuelle de l'enfant ne prend tout son sens qu'en fonction de la valorisation que la mère lui accorde.

Or, le regard de l'enfant apparaît extrêmement important, comme le montrent les gratifications que semble apporter un bébé éveillé, les efforts pour réveiller un nouveau-né endormi et l'inquiétude qui est exprimée devant sa trop grande somnolence. Ainsi, dès la naissance, l'activité visuelle prend des significations différentes pour les mères. Pour aborder cet aspect, je me référerai à deux sources d'information, recueillies en maternité auprès de 32 couples mère-enfant filmés au magnétoscope.

– *L'une concerne les verbalisations spontanées des mères quant à l'activité visuelle de leur bébé et aux questions qu'elles posent à ce sujet.*

C'est ainsi qu'elle est souvent ressentie sous son aspect ultérieur de communication, tel que le montrent les verbalisations qui accompagnent la recherche d'un échange : « Regarde ta maman, tu reconnais maman ? » Comme si, par le regard, l'enfant parvenait à une reconnaissance primitive du personnage maternel.

Pour certaines mères, l'activité oculaire est aussi un signe vital. L'enfant qui ouvre peu les yeux, de même que celui qui ne crie pas assez, est souvent source d'inquiétude. « J'ai l'impression qu'il n'est pas vivant... tout change quand ses yeux sont ouverts... J'ai envie de lui parler, j'ai l'impression qu'il est là... Est-ce normal qu'il dorme tout le temps ? »

Enfin, une grande activité oculaire de l'enfant peut aussi être perçue comme signe d'intelligence. Un enfant « éveillé » est celui qui, par son intérêt précoce pour le monde et son environnement, manifeste des dispositions particulièrement prometteuses sur le plan de son développement futur. Et les jeunes mères, souvent soucieuses de s'assurer de la « normalité » de leur enfant, accordent en tant que tels une grande importance aux signes visuels précoces.

– *L'autre source d'information est obtenue par l'observation du comportement spontané des mères et des nouveau-nés.*

Or, nous avons constaté que les fixations sur le visage maternel, qui constituent un véritable phénomène d'attraction réciproque, décrit par Robson [8] sous le terme de contact œil à œil, paraissent dépendantes de certains aspects de la conduite maternelle.

C'est ainsi qu'on enregistre davantage d'échanges visuels lorsque la mère s'adresse à l'enfant *personnellement.* Le simple fait d'entendre une voix humaine ne suffit pas à déclencher le regard, comme le montrent les verbalisations que la mère adresse à l'entourage. D'autre part, nous avons été frappés par l'importance du regard de la mère, dirigé vers l'enfant. Le bébé semble exercer une véritable fascination sur la mère, fascination qui constitue parfois la seule activité envers lui. Nous avons observé quelques cas rares d'évitement du regard, pour lesquels la mère ne supportait pas d'être vue par l'enfant. Enfin, le contact œil à œil diminue avec la stabilité du regard maternel, comme si l'enfant avait besoin que la mère soutienne son regard pour que la réaction ne s'éteigne pas. La qualité de l'échange intervient aussi dans la façon de caresser le bébé, de le chatouiller, ce qui permet, par cette insistance, d'obtenir un certain éveil.

Enfin, la composante posturale et manipulatoire que constitue la tenue de l'enfant est aussi apparue particulièrement intéressante. La mère, par exemple, adopte alors une pose spécifique : elle tient l'enfant de façon enveloppante et détendue, la tête de l'enfant repose dans le creux du bras, permettant le face-à-face, son corps en contact avec celui de l'enfant. Elle peut aussi prendre le bébé sous les bras et le mettre face à elle et on observe alors de véritables tentatives de dialogue.

L'importance du contact corporel, dans cette situation, fait penser aux travaux de Wallon [11] qui, dans toute son œuvre, a mis l'accent sur la sensibilité posturale du nourrisson et sur le rôle de la fonction tonico-motrice dans la relation. C'est en manipulant l'enfant, en lui imprimant des mouvements, que la mère lui fournit la base de la vie émotionnelle et relationnelle. D'autres auteurs ont souligné l'apport de ces jeux corporels au développement psycho-affectif du nourrisson. C. Lairy [3], en 1974, a montré, chez des enfants privés de vision, l'importance du contact « corps à corps » comme se substituant au contact œil à œil de l'enfant voyant. Mais c'est surtout Winnicott [12] qui, en décrivant le concept de *holding,* désigne à la fois le maintien de l'enfant, mais aussi « tout ce qu'apporte l'environnement dans sa totalité ».

Il m'a semblé, à l'observation de ces moments d'échanges visuels, que le contact œil à œil dépassait le simple cadre de la fixation réciproque et constituait le moteur de ces interactions précoces où la mère, attentive et émue, fait connaissance avec l'enfant qu'elle vient de mettre au monde. Le regard du nouveau-né déclenche des conduites de recherche d'échanges où se mêlent les stimulations verbales, mimiques, tactiles et posturo-kinesthésiques, le tout constituant les modalités de la communication qui vont prendre une importance plus grande ultérieurement.

Nous sommes donc d'accord avec les affirmations de Robson, lorsqu'il fait du contact œil à œil un des déterminants de l'attachement maternel. Pour lui, un enfant « regardeur » sera plus à même d'établir un lien fort avec le visage maternel. Nous avons retrouvé, au cours de nos observations, cette action réciproque des deux membres du couple l'un sur l'autre. Par exemple, nous avons enregistré des séquences d'échanges visuels nettement déclenchées par les stimulations maternelles. Certaines mères ont réussi, par la force de leur désir, à provoquer l'ouverture des yeux de l'enfant. Mais, inversement, quelques enfants présentant une forte activité visuelle ont provoqué des réactions chez leur mère : sous l'effet du regard de son nouveau-né, la mère se penche vers lui et commence à lui parler.

Nous avons vu que certains nouveau-nés présentaient une faible activité visuelle au cours de la première semaine de vie. Pour ces enfants, suivis jusqu'à 3 mois, nous avons été frappés de voir comment les progrès de la fonction visuelle entre 1 et 2 mois coïncidaient avec une attitude plus souple chez la mère et une augmentation des recherches d'échanges. C'est ainsi que, pour reprendre l'expression d'Ajuriaguerra, l'enfant est « créateur de mère ».

Nous avons vu également que le contact œil à œil, qui augmente pour atteindre un maximum entre 1 et 2 mois, diminue ensuite au cours du troisième mois, comme si la fonction visuelle, après avoir joué un rôle important au niveau des phénomènes d'attachement, subissait un remaniement en se tournant davantage vers une activité d'exploration de l'environnement.

Si on analyse maintenant ce qui se passe au niveau de la mère, on s'aperçoit qu'elle aussi regarde moins l'enfant, au cours de la situation alimentaire, vers 3 mois, qu'immédiatement après la naissance.

On peut faire l'hypothèse que l'évolution de la mère reflète simplement celle de l'enfant et qu'il existe un parallélisme entre les conduites des deux partenaires. Ce serait alors la plus ou moins grande activité de l'enfant qui, dans la période néonatale, entraînerait la mère dans une séquence d'interaction.

On peut aussi envisager la baisse du contact œil à œil vers 3 mois comme relative à une diminution de l'état tensionnel qui accompagne souvent l'alimentation de l'enfant dans les premières semaines de vie. Cet état tensionnel se manifeste par une attitude très contractée au niveau de la posture et par une véritable concentration du regard sur la bouche du bébé. La situation, en effet, est bien différente. Dans certaines maternités, le repas a un caractère privilégié, car c'est le seul moment où la mère peut tenir l'enfant dans les bras. Mais c'est aussi un moment redouté et les recherches que nous avons pu faire antérieurement avec Irène Lezine [4] sur la situation alimentaire ont montré les maladresses au niveau de la manipulation de l'enfant, la fréquence des phobies du toucher et les difficultés qu'ont les mères pour s'adapter au rythme de succion du bébé.

Nous pensons qu'il existe un véritable apprentissage des conduites d'alimentation et, plus généralement, de maternage et lorsque nous retrouvons la mère, le nourrissage est devenu une conduite habituelle, en tout cas moins chargée d'émotion.

Enfin, les recherches faites par notre équipe sur la communication mère-enfant avec des enfants de 3 à 12 mois [5], dans la situation du change, montrent que si l'enfant de 3 à 4 mois utilise encore préférentiellement le regard pour attirer l'attention de l'adulte, l'emploi de ce signal diminue à mesure que l'enfant grandit et laisse place à d'autres modalités de contact (en particulier contacts corporels, puis recours aux vocalises).

Quant à la mère, c'est surtout la parole qu'elle utilise à ces âges pour communiquer avec son enfant.

Il semble donc que les premiers échanges visuels observés en maternité constituent le point de départ d'un processus d'interaction, mais que celui-ci évolue dans sa nature. A mesure que l'enfant grandit, que ses possibilités motrices et verbales lui permettent d'introduire le corps et les vocalises dans la relation, le phénomène d'interaction subit des remaniements et on peut dire que la communication mère-enfant constitue une construction progressive.

Éléments de bibliographie

1. Ajuriaguerra J. de (1969) : « Regard-vision et regard-sortilège, colloque Inserm, *La Fonction du regard*, Paris - Centre international de l'enfance. 21-23 mai 1969. 363-370. Publié en 1971 (Inserm, Paris).
2. Fantz R.L. (1963) : « Pattern vision in newborn infants », *Science*, 140, 296-297.
3. Lairy C. (1974) : Privation sensorielle et facteurs d'environnement.
   Pre and post natal dévelopment of the human brain.
4. Lezine I., Robin M., Cortial C. (1975) : « Observations sur le couple mère-enfant au cours des premières expériences alimentaires », *La Psychiatrie de l'enfant*, XVIII, I, 75-147.
5. Lezine I., Dubon C, Josse D., Leonard M. (1976) : « Étude des modes de communication entre le jeune enfant et l'adulte, *Enfance*, 5, 60.
6. Ling B.C. (1942) : « A genetic study of sustained visual fixation and associated behavior in the human infant from birth to six months », *Journal of genetic psychology*, 6, 227, 277.

7. ROBIN M. (1978) : « Rôle des conduites maternelles sur la réactivité visuelle du nouveau-né à terme et prématuré », *La Psychiatrie de l'enfant,* XXI, 1, 133-169.
8. ROBSON K.S. (1967) : « The role of eye to eye contact in maternal infant attachement », *J. Child Psycho-Psychiatry,* VIII, 13, 25.
9. SAINT-ANNE DARGASSIES S. (1974) : *Le Développement neurologique du nouveau-né à terme et prématuré,* Paris, Masson.
10. VURPILLOT E. (1972) : *Les Perceptions du nourrisson,* Paris, PUF.
11. WALLON H. (1959) : « Psychologie et éducation de l'enfance », *Enfance.*
12. WINNICOTT D.M. (1970) : *Processus de maturation chez l'enfant,* Paris, PUF.
13. WHITE B.L., CASTLE P., HELD R. (1964) : « Observations on the development of visually directed reaching », *Child develop.,* 35, 349-364.
14. WOLFF P.M. (1959) : « Observations on newborn infants », *Psychosomatic medicine,* vol. 21, n° 2, 110-118.
15. WOLFF P.M., WHITE B.L. (1965) : « Visual pursuit and attention in young infants », *J. Americ. Child psychiatr.,* 4, 473-483.

Que voit le nourrisson, le nouveau-né ?

Qu'est-il capable de voir ?

Lorsqu'on pose à un spécialiste de telles questions, le plus étonnant pour le profane est d'obtenir des réponses.

Réponses évoluant avec les années, au fil des recherches et des découvertes, mais réponses tout de même.

Éliane Vurpillot nous donne les réponses actuelles *à ces questions et nous laisse deviner l'imagination expérimentale qu'il fallait avoir pour les obtenir...*

Les perceptions visuelles du nourrisson

Entretien avec Éliane Vurpillot *

Propos recueillis par
Étienne Herbinet

● *Madame Vurpillot, vous avez étudié la vision chez le très jeune enfant. Pouvez-vous nous parler de ce que vous savez, et des méthodes qui vous ont permis de le savoir ?*

● Qu'est-ce que vous appelez la vision ?

J'ai fait des études chez l'enfant sur quelque chose qu'on appelait la perception, et j'ai rapidement découvert tout le flou qui entourait cette fameuse perception. Si on prend une définition très large, percevoir c'est prendre connaissance de son environnement à travers des récepteurs sensoriels ; c'est donc un processus cognitif.

Une grande part de ce que l'on observe est le résultat de toutes sortes d'activités qui ne sont pas la perception. Par exemple, vous mettez devant un enfant de 3, 4, 5 ou 7 ans deux dessins et si vous lui demandez : « Ces deux dessins, est-ce qu'ils sont tout à fait pareils ou pas tout à fait pareils ? »

Vous lui demandez donc un jugement très simple de différenciation.

Eh bien, il arrive très fréquemment que les enfants répondent que c'est tout à fait pareil, alors qu'il y a des différences.

* Professeur de psychologie à l'université René-Descartes - Laboratoire de psychologie expérimentale - 28, rue Serpente - 75006 Paris.

Quand vous recevez une réponse qui, pour vous adulte, n'a pas l'air d'être celle qui aurait dû venir, vous appelez cela une erreur et vous vous demandez où elle a eu lieu. Elle peut avoir eu lieu « à la réception », ce qui se produit par exemple chez un bébé dont les récepteurs sont moins sensibles que ceux d'un adulte. Ils ne répondent pas, parce que, au niveau nerveux, il ne s'est rien passé ; c'est le cas par exemple si une « différence » est inférieure à l'acuité perceptive d'un enfant. Mais, pour les enfants plus âgés dont j'ai parlé, ce n'est pas une erreur au niveau des récepteurs. Ils voient les différences, les perçoivent, peuvent les signaler ; seulement ils ne les utilisent pas comme nous.

Si, nous, adultes, voyons une différence entre deux choses, et si l'on nous a demandé un jugement d'identité, nous répondons : « Ça n'est pas pareil. » Pour un enfant, cela n'est pas la même chose. Un enfant de 4 ans vous dira par exemple : « Eh bien, tu vois, là tu n'as pas fait les deux dessins tout à fait la même chose, mais... c'est pareil quand même. » Parce qu'ils ont une définition du « pareil » qui n'est pas la même que la nôtre. Alors quand vous essayez de mesurer la perception chez des enfants, c'est très difficile de savoir ce qui détermine les réponses.

Nous, psychologues expérimentaux, avons les deux bouts de la chaîne : nous connaissons ce qui vient de l'extérieur, nous prenons connaissance de la réponse, et puis... nous essayons d'inférer ce qui s'est passé entre les deux.

Acuité visuelle, accommodation, vision des couleurs

Si on vous présente une grille faite de bandes verticales noires et blanches alternées, si les raies sont très fines, vous allez voir quelque chose d'homogène : un gris. Si on vous présente successivement des dessins avec des bandes de plus en plus larges, il vient un moment où vous allez percevoir que c'est hétérogène : distinguer ces bandes. Cette étape définit ce que l'on appelle l'acuité visuelle. Eh bien, vous pouvez avoir une grille telle que vous, adulte, perceviez cela comme quelque chose de très nettement hétérogène, alors qu'un bébé ne le fera pas : les acuités visuelles ne sont pas les mêmes.

• *Comment peut-on le savoir chez un bébé qui ne parle pas ?*

• C'est assez simple ; c'est une démarche à deux étages.

La première chose que vous découvrez en observant des bébés, c'est qu'ils ne regardent pas tout de la même façon. *Loin d'être passif, un bébé répond à ce qu'on lui montre.* Et selon ce qu'on lui montre, il regardera plus ou il regardera moins. Il y a des choses qu'il regardera *toujours* plus que d'autres.

Nous disposons d'une méthode que l'on appelle « le temps de fixation relatif » : vous présentez au bébé un grand écran avec deux « cibles » qui peuvent être deux carrés ou deux cercles sur lesquels vous faites des dessins. L'observateur est derrière l'écran et regarde par un petit trou situé entre les deux cibles (fig. 1). Le bébé regarde une cible, l'autre, passe d'une cible à l'autre, etc. L'observateur voit sur l'œil du bébé le reflet de la cible qu'il regarde (fig. 2). (Cela peut être fait avec un nourrisson à demi assis dans un « baby-relax », avec un écran oblique devant lui ; mais cela peut être fait dès la naissance avec un bébé couché et un écran horizontal.) Un système d'enregistrement et de chronométrage permet de mesurer, pour un temps de présentation donné, combien de temps le bébé a regardé une cible, combien de temps il a regardé l'autre et combien de temps il n'en a regardé aucune. Si vous trouvez qu'une des deux cibles, quelle que soit sa position, est nettement plus fixée que l'autre, vous pouvez dire : *Il les différencie, pour lui ça n'est pas la même chose* (à condition d'avoir contrôlé que cette différence est bien due aux propriétés de la cible et non pas à d'autres facteurs tels que sa position, en inversant, par exemple, la place des deux cibles). Si, en revanche, le bébé regarde les deux cibles le même temps, vous ne pouvez rien dire, car cela peut vouloir dire qu'il ne les différencie pas ou bien qu'elles ont le même intérêt pour lui.

Vous vous apercevez alors d'une première chose : si vous présentez une plage homogène : un gris, et que vous donniez une plage qui a la même brillance (c'est-à-dire la même quantité de noir et de blanc) mais sur laquelle vous avez ce qu'on appelle un pattern, c'est-à-dire un

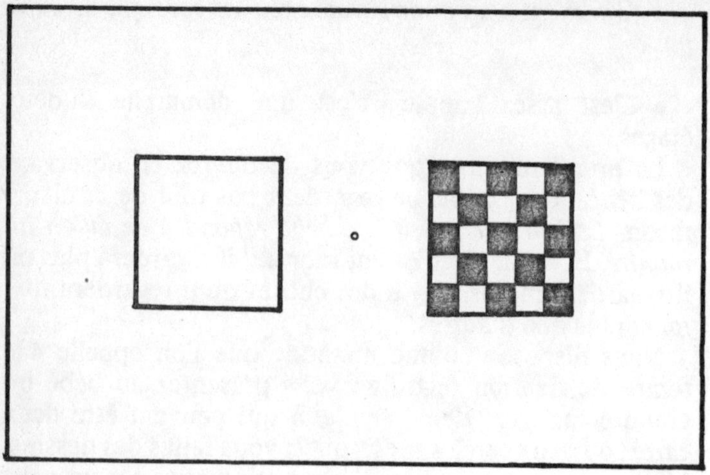

FIG. 1. — Ce que voit le bébé. Entre les deux cibles se trouve le trou d'observation.

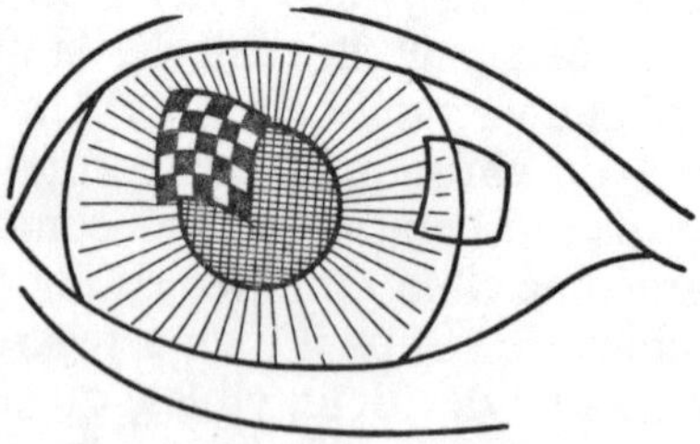

FIG. 2. — Ce que voit l'expérimentateur à travers le trou d'observation : le reflet cornéen des cibles. Le bébé est en train de fixer l'angle inférieur gauche du damier.

dessin, eh bien c'est la deuxième figure qui sera *toujours* plus regardée.

Il y a eu énormément de travaux qui montrent que dès la naissance (et vous trouvez la même chose chez le singe rhésus), toutes choses égales par ailleurs, ce qui est hétérogène est plus regardé que ce qui est homogène (Fantz, 1963).

• *Dès la naissance ?*

• Tout de suite ! Dès que vous arrivez à mettre quelque chose devant les yeux de l'enfant.

Alors, partant de cela, pour ce qui est de l'acuité visuelle, il vous suffit de présenter à l'enfant des paires de cibles avec une cible toujours homogène, et l'autre sur laquelle vous faites varier la largeur des bandes (en vous assurant toujours, comme je l'ai dit, que la luminosité moyenne des deux cibles est la même). Tant que l'enfant regarde autant les deux cibles, vous ne pouvez pas conclure. Mais à partir du moment où il regarde plus longtemps la cible rayée, vous pouvez dire que ces lignes sont discriminées, donc vous avez un moyen tout à fait objectif de mesurer le seuil de perception, donc l'acuité visuelle.

Un adulte a une acuité normale, « 10/10 », s'il distingue deux lignes qui ont un angle visuel d'une minute d'angle [1]. Le bébé, à la naissance, discrimine entre 30 et 60 minutes, soit 1/2 à 1 degré d'angle, ce n'est déjà pas mal, mais cette performance s'améliore très vite : à quelques mois son acuité est de 5 minutes. Le progrès est énorme au cours des deux premiers mois.

• *Voilà donc des informations sur l'acuité visuelle. En a-t-on sur d'autres éléments de la vision ?*

• *L'accommodation* est un point plus discuté. Le cristallin est souple, il peut changer en degré de courbure, mais cette courbure ne change pas en fonction de la distance. Le nouveau-né n'accommode pas ; peut-être parce qu'il en est incapable (sans doute par insuffisance de maturation de son système nerveux), mais on peut dire aussi qu'accommoder n'améliorerait pas sa vision [2]. Quoi qu'il en soit, l'accommodation paraît fixée à une distance de vision de 18 à 20 centimètres...

1. Voir note 1, p. 106.
2. Du fait du flou inévitable lié à sa perception exclusive des basses fréquences spatiales. Pour plus de détails voir p. 110.

• *Ce qui correspond à peu près, pour un bébé tenu dans les bras, à la distance du visage maternel...*

• Oui, à peu près...

En revanche, à 3 mois, l'accommodation a fait de tels progrès qu'elle est meilleure que la nôtre. Elle est à son sommet et ensuite elle commence à décroître (White, Castle et Held, 1964).

En bref, *à la naissance* il y a une acuité visuelle qui est loin de la nôtre, mais qui permet tout de même de distinguer beaucoup de choses ; il n'y a pas d'accommodation ; il y a une très mauvaise convergence du regard ; la conduction nerveuse est très lente, c'est-à-dire que si vous voulez obtenir une réponse, il faut que vous donniez un stimulus fort, long et que vous attendiez un bon moment entre deux stimuli successifs.

Le nouveau-né ne voit, relativement bien, que les choses très contrastées et pas trop éloignées.

Tout évolue ensuite très vite. Entre 0 et 2 mois il se passe énormément de choses, liées probablement à la vitesse de la maturation nerveuse (je parle d'enfants nés à terme). Vers 2 mois, l'accommodation est bonne, les cellules de la rétine sont plus mûres et plus sensibles ; il y a plus de connexions nerveuses et l'influx nerveux circule plus vite. Ce changement concerne aussi l'intérêt visuel : on a fait beaucoup de recherches en montrant à l'enfant des damiers (pour nous ce n'est pas très drôle, mais pour lui c'est quelque chose de passionnant) ; damiers dont on a fait varier, à surface égale, le nombre de petits carrés noirs et blancs ; le degré de complexité. Vous vous apercevez que, selon l'âge, il y a une valeur de complexité qui est la meilleure : si c'est trop peu complexe, le bébé va peu regarder, il y a peu de chose à voir, « ça n'est pas marrant » ; si à l'opposé, c'est trop complexe, il va, là aussi, peu regarder. C'est trop fatigant. A chaque âge il y a une certaine *valeur optimale* des propriétés de la cible qui attire un maximum d'attention des bébés : valeur de la complexité, de la couleur, de la taille, etc. Ce que l'on sait, globalement, c'est que le nouveau-né a une sorte de préférence pour ce qui est plat, très contrasté et relativement simple et que, peu à peu, il évolue vers une préférence pour ce qui a du volume, ce qui est plus complexe et ce qui comporte des nuances. La distinction entre plat et volume existe vers 6 à 7 semaines ; celle entre convexe et concave vers 10 semaines.

On sait également que le nouveau-né a des préférences en ce qui concerne la luminosité. Il est certain, par exemple, que le flash d'un appareil photographique fait souffrir l'enfant [1]... Mais, sans aller jusqu'à ces extrêmes, on constate que dans une lumière continue et intense, le nouveau-né ferme les yeux. C'est pour cela que vous trouvez la plupart des nouveau-nés avec les yeux fermés. Si vous les mettez dans une semi-obscurité, ils ouvrent très grands les yeux et ils ont une activité oculo-motrice intense. Le bébé a d'ailleurs une excellente perception de ce qu'on appelle la *brillance.* Un adulte distingue deux plages ayant une différence d'intensité lumineuse de 1 à 2 %. Un nourrisson de 2 mois a des performances très proches puisqu'il perçoit une différence de 5 % (Peeples et Teller, 1975).

• *Et la vision des couleurs ?*

• C'est une question épineuse... cela n'a pas été facile d'évaluer la perception des couleurs qu'ont les nourrissons. La question qui se posait était de savoir si le bébé humain percevait les couleurs ; et si oui, s'il les percevait comme l'adulte ou non, c'est-à-dire si à une longueur d'onde donnée, correspondait la même couleur pour les deux. Ce n'était pas évident *a priori.* Une comparaison vous situera le problème : Von Frisch a montré, par de très belles expériences, que l'abeille ne perçoit pas les couleurs comme nous. Son spectre visuel s'étend dans l'ultraviolet, qui pour nous est invisible ; en revanche, elle ne perçoit pas le rouge. L'abeille voit quatre couleurs : ultraviolet, bleu, vert-bleu, et jaune. Elle voit une pâquerette dans une prairie comme étant bleu-vert sur un fond jaune pâle. (Par le biais de la pollinisation, c'est peut-être cela qui explique la rareté des fleurs rouges sous nos climats. Sous les tropiques, les fleurs rouges sont pollinisées par les colibris pour qui elles ont un éclat particulier.)

1. Et pourtant combien de nouveau-nés subissent des éclairs de flash répétés et évitables ! Il suffit de choisir une pellicule de sensibilité élevée pour réussir d'excellentes photographies à la lumière ambiante. *(N.D.L.R.)*

L'exemple de l'abeille vous montre donc qu'on peut percevoir les couleurs mais les percevoir différemment. Qu'en est-il chez le nouveau-né humain ?

C'est là que l'on rencontre une difficulté méthodologique : si on projette deux plages de lumière pure de longueur d'onde différente, par exemple une plage bleue et une plage jaune et qu'on donne la même intensité lumineuse *physique* à ces deux plages, un adulte ne les perçoit pas comme ayant la même *brillance* : une est perçue comme étant « plus claire » que l'autre. Si on projette ces deux plages devant un bébé et qu'il montre qu'il fait la différence, on ne sait pas s'il perçoit une différence de couleur ou une différence de brillance. Pour l'adulte, on possède des tables de correction qui permettent de savoir quelles intensités physiques il faut donner à deux lumières pures pour qu'elles soient perçues comme ayant la même brillance. Mais on ne savait pas jusqu'à ces derniers temps si ces tables étaient valables chez le bébé. Depuis peu, on sait qu'on peut utiliser les mêmes tables sans trop de risques d'erreur.

Je vous ai parlé de brillance tout à l'heure. En ce qui concerne la brillance, pour le bébé comme pour l'adulte, à un continuum *physique* d'intensité lumineuse correspond un continuum *psychologique* de brillance perçue. Pour la couleur, c'est fondamentalement différent. C'est ce qu'on appelle une perception *catégorielle : à un continuum physique* (augmentation progressive de la valeur des longueurs d'onde) *correspond un discontinuum psychologique* (de couleurs perçues). Il y a une bande de longueur d'onde qui correspond à chacune des quatre couleurs fondamentales : bleu, vert, jaune, rouge. Une variation de longueur d'onde située dans cette bande (plateau d'une couleur) n'est pas perçue comme étant une variation de couleur alors que *la même variation* de longueur d'onde située à la frontière entre deux couleurs est immédiatement perçue : la couleur change. En termes plus imagés on peut dire que, lorsque la variation de longueur d'onde est continue (continuum physique), la variation des couleurs *perçues* procède par changements, par « sauts » successifs (discontinuum psychologique). Ces frontières entre les couleurs sont précisément connues. Eh bien, on a montré récemment que la courbe de perception des variations de longueur d'onde est la même chez l'adulte et chez le nourrisson de 4 mois (Bornstein et coll. 1975). En d'autres termes, on sait maintenant qu'*un nourrisson de 4 mois « voit » les couleurs comme l'adulte* (avant 4 mois, on ne sait pas, car les mesures utilisées exigent une longue durée d'attention qu'on ne peut pas obtenir de bébés plus jeunes).

Stimulations, privations : l'influence du milieu

• *Dans ce que vous m'avez dit jusqu'à présent, quelque chose me frappe : si l'enfant a déjà des capacités visuelles non négligeables dès la naissance, il fait dans les premiers mois de sa vie postnatale des progrès fantastiques. On peut se demander quelle est la part, dans ces progrès, d'une maturation nerveuse spontanée et programmée et quelle est l'influence des stimulations dans lesquelles il baigne.*

• C'est intéressant et très difficile. Je vous ai dit que, dès la naissance, ce qui est hétérogène est plus regardé que ce qui est homogène. Or vous obtenez exactement le même résultat chez un petit singe : le macaque rhésus. Et là, on peut se permettre des expérimentations évidemment inconcevables chez l'homme, des expériences de déprivations sensorielles qui aboutissent à des pertes de fonction. Si, à 10 jours de vie, on le met dans le noir pendant dix semaines (Fantz, 1965), il perd cette capacité de distinction « pattern - non pattern » qu'il avait à la naissance. Il continue à répondre à la couleur, à la taille, à la position ; mais il ne répond plus aux petits détails, il a perdu une certaine capacité de discrimination. Si on le maintient plus longtemps dans le noir (Riesen, 1947), pendant un an ou deux, il perd pratiquement toute capacité visuelle. Mais il faut noter une chose importante : la gravité de la perte de fonction dépend non seulement de la durée de la déprivation mais aussi de sa date, du moment où elle intervient par rapport à la naissance. La même déprivation qui, peu après la naissance aurait entraîné des pertes de capacités, si elle intervient plus tard, n'entraînera que peu de troubles. Il existe donc une *période critique* pendant laquelle, sous peine de se dégrader, il faut qu'une fonction donnée soit en activité.

• *C'est très curieux parce que, avant la naissance, il n'y a pas de stimulations visuelles. L'utérus est obscur ou très sombre. Alors que les récepteurs (et le système nerveux correspondant) des appareils auditif, vestibulaire, tactile et peut-être même gustatif, peuvent être stimulés dès qu'ils deviennent fonctionnels,* avant la naissance *(et souvent bien avant).*

A partir de quel âge gestationnel l'enfant a-t-il la potentialité de voir ?

• A ma connaissance, les études qui ont été faites ne vont pas en deçà de 7 mois. Et 7 mois après la conception, le bébé voit.

• *Cela voudrait dire que la vision qui est pourtant fonctionnelle n'est pas stimulée pendant au moins ces deux mois prénataux, sans que l'on puisse considérer cela comme une privation sensorielle. Mais que, brutalement, à partir du moment où l'enfant naît, il faut absolument qu'elle soit stimulée pour qu'il n'y ait pas de « perte de performances »...*

• Oui. On peut exprimer cela sous une autre forme en disant que l'organisme est programmé de telle sorte que c'est à un certain moment après la conception, moment qui correspond à un certain niveau de maturation, que l'exercice devient indispensable pour maintenir et développer une fonction.

Chez le prématuré dont nous avons parlé, pour un certain nombre de choses (acuité visuelle, réponse au niveau de complexité par exemple), c'est l'âge calculé à partir de la conception qui compte : un prématuré qui naît à 7 mois de gestation va se conduire, quand il aura 2 mois de vie, comme un nouveau-né à terme. Pour d'autres choses au contraire (par exemple pour tout ce qui est en rapport avec la perception de l'espace), c'est le temps écoulé depuis la naissance qui importe : percevoir la profondeur, distinguer ce qui est en volume de ce qui est plat... pour tout cela c'est la durée de vie dans un véritable environnement qui compte.

On a longtemps cru que se développer c'était « partir

de rien pour tout construire ». Cela ne correspond certainement pas à la réalité... Le bébé à sa naissance dispose d'une immense gamme de possibilités, mais un des effets de l'environnement c'est de permettre à certaines de ces possibilités d'atteindre leur maximum d'efficacité, alors que d'autres, faute de stimulations, vont se perdre. Le milieu est un facteur sélectif. Je peux vous donner un exemple dans un domaine différent, celui de la perception du langage.

Les bébés très jeunes (1 mois) sont parfaitement capables de distinguer entre les phonèmes. Cette perception, comme celle de la couleur dont je vous ai parlé, est *catégorielle.* Elle dépend du temps d'attaque, du « VOT [1] ». Ségui vous précise tout cela par ailleurs [2]. Chez l'adulte français il y a une seule frontière. Si le VOT varie mais reste au-dessous d'une certaine valeur, vous ne percevez pas de variation et vous entendez par exemple BA, BA, BA, etc. Et puis, le VOT continuant à augmenter, on arrive au niveau de la frontière et, tout à coup, une différence est perçue : vous entendez PA. Cette frontière, Eimas (1975) a montré qu'on la retrouvait chez le bébé. Mais dans d'autres langages il y a non pas une mais deux frontières, non pas deux mais trois zones de phonèmes. C'est le cas par exemple de la langue thaï. Pour l'*adulte* français ou anglais, il n'y a pas de deuxième frontière. On a cherché (notamment Eimas) si cette deuxième frontière existait pour le *bébé* français. Eh bien, elle est moins nette que la première, mais elle existe, indiscutablement, chez le *bébé français* comme chez l'*adulte thaï.*

Un autre exemple : les deux phonèmes R et L (Re - Le) que nous distinguons facilement, ne sont pas distingués par les adultes japonais. En revanche les bébés japonais, eux, les distinguent.

En d'autres termes, les bébés français, thaï ou japonais ne doivent pas différer beaucoup dans leur perception des phonèmes jusqu'à l'âge de 2 ou 3 mois. Puis, étant donné le milieu langagier dans lequel ils baignent, il y a des capacités qui s'estompent et finalement, il n'y a plus

1. VOT (temps d'attaque) : temps qui s'écoule entre la prise de configuration des organes d'articulation (lèvres, langue) et la vibration des cordes vocales.

2. Voir p. 241 et suiv.

que les frontières catégorielles des adultes de leur culture qui demeurent.

Voici donc une capacité qui peut se perdre. Pour l'émission, c'est la même chose. Vous savez que vous pouvez apprendre n'importe quelle langue à un bébé. Le même bébé mis dans une autre civilisation, dans un autre langage, l'apprend. Et il le parle sans accent. Si vous, adulte, essayez d'apprendre une langue, il y a des phonèmes que vous ne pouvez pas émettre. Donc c'est à l'émission autant qu'à la réception que vous perdez la capacité.

Très vite chez le bébé, une sélection s'opère donc : certains phonèmes prennent pour lui de l'importance, d'autres en perdent. Mais c'est au prix de cette «*perte*» qu'il va *acquérir,* vers le milieu de la première année, la capacité de différencier sa langue maternelle d'une langue étrangère. (Ce qui est différent de cette autre capacité qu'il a, de reconnaître la *voix* de sa mère.)

Pour revenir à ce que je vous disais tout à l'heure, le bébé subit l'influence postnatale (et peut-être prénatale) du milieu langagier. Mais il n'y a pas que cela : on est bien forcé, dans l'état actuel de nos connaissances, de faire appel à la notion de programmation génétique pour pouvoir expliquer qu'un bébé français discrimine des phonèmes de la langue thaï, qu'un bébé japonais discrimine des phonèmes de la langue française, alors que les adultes correspondants en sont incapables.

Si je suis sortie du domaine de la vision, c'est aussi parce que l'influence des stimulations ambiantes, l'influence du milieu ne se fait pas sur une fonction donnée mais sur l'articulation des diverses fonctions entre elles.

Je vous donne un exemple : il y a un âge auquel apparaît la « coordination préhension-vision », c'est-à-dire où le bébé devient capable d'attraper quelque chose qu'il voit. L'âge *moyen* est d'environ 4 mois et demi. Eh bien cette capacité est en rapport avec l'environnement réel du bébé et pas du tout avec quelque chose d'inscrit dans les gènes qui ferait qu'à 4 mois et demi pile, il y arriverait. Burton White (1971) a fait une recherche très intéressante à ce propos. Il travaillait dans une institution d'enfants abandonnés, près de Boston ; institution qui était quelque chose d'absolument sinistre : de grandes pièces grises où les enfants étaient au fond de lits tout blancs, d'où on ne les sortait que pour les changer et les nourrir. Ces enfants-là n'acquéraient la coordination préhension-vision que vers 6 mois.

Burton White, à partir de ce groupe témoin, a fait plusieurs essais :

Pour un premier groupe de 10 bébés âgés de 6 à 36 jours, il s'est arrangé pour que les infirmières prennent les enfants dans les bras, les changent et les bercent quand ils pleurent, bref les « manipulent » *(handling)* pendant un total de 10 minutes le matin et autant l'après-midi en plus des soins habituels, « normaux ». Le seul changement qu'il a trouvé alors, par rapport au groupe contrôle, est que ces bébés ont été beaucoup plus attentifs visuellement : *ils regardaient davantage.* Mais les autres capacités et notamment la date d'apparition de la coordination préhension-vision n'étaient pas modifiées.

Il a alors transformé le monde visuel de certains enfants en mettant des draps de couleur, en ajoutant des mobiles et des jouets dans les berceaux, en laissant les enfants à plat ventre un certain temps par jour, en ôtant à un certain âge les draps qui entouraient les berceaux pour qu'ils puissent voir l'extérieur. Je ne vous détaille pas les trois autres groupes qu'il a étudiés en fonction de la quantité de stimulations visuelles ajoutées...

Les résultats obtenus dépendaient de la quantité : si l'enrichissement visuel était massif, la coordination préhension-vision apparaissait beaucoup plus tôt que dans le groupe contrôle (à 99 jours au lieu de 140) mais en revanche, l'attention visuelle était plus faible (tout au moins jusqu'à 80 jours) : ils ne regardaient leurs mains que plus tard, ils pleuraient davantage, bref ils donnaient l'impression d'être plutôt « gênés » jusqu'à un certain âge.

Mais si l'enrichissement visuel était plus modéré, tout changeait : non seulement la coordination préhension-vision était encore plus précoce, mais de plus l'attention visuelle était la meilleure de tous les groupes.

Si je vous ai rapporté longuement cette étude qui semble un peu glacée dans sa rigueur, c'est parce qu'elle montre bien que ce n'est pas l'enrichissement le plus massif qui a donné les résultats les meilleurs pour la globalité du développement. Il y a un optimum : « *ni trop, ni trop peu* » et cette notion se retrouve pour tout.

• *Ces recherches concernant la coordination, l'interrelation de différentes fonctions sensorielles entre elles, me paraissent d'autant plus intéressantes que ce « Cahier », alors qu'il veut se consacrer au « monde sensoriel » du nouveau-né dans sa globalité, n'échappe pas – du fait de la spécialisation scientifique notamment – à un découpage artificiel, à un isolement de chaque sens... Avez-vous d'autres exemples de coordinations sensorielles ?*

• Michael Wertheimer (1961) a trouvé un synchronisme entre l'orientation du regard et un stimulus auditif quelques minutes après la naissance. Alegria et Noirot (1978) ont trouvé quelque chose de passionnant : ils ont fait entendre à des nourrissons, par des haut-parleurs situés tantôt en face, tantôt à gauche, tantôt à droite, une voix masculine prononçant le mot « bébé ». Et ils ont observé la réaction d'orientation de la tête et aussi le mouvement, la déformation, l'orientation de la bouche qui semblait établir la liaison entre une voix et la nourriture. Ils ont trouvé une différence dans les résultats selon que les enfants étaient nourris au sein ou au biberon : la réaction était symétrique chez les enfants nourris au sein, asymétrique chez les enfants nourris au biberon : ne se produisant que pour un côté d'émission, pas pour l'autre. Cela s'explique probablement parce que, lorsqu'une femme donne les deux seins, sa voix parvient à l'enfant tantôt par sa gauche, tantôt par sa droite ; alors que la position d'alimentation au biberon est plus fixe : l'enfant repose en général sur le bras gauche lorsque la mère est droitière.

Voilà donc un autre exemple de l'intervention du milieu sur la coordination de deux fonctions.

Et c'est sur cette influence de l'environnement sur le développement que j'aimerais revenir pour conclure.

Je dirais qu'un bébé vient au monde avec une très grande quantité de capacités potentielles inscrites dans son patrimoine génétique. J'ai donné l'exemple de la perception des phonèmes. A côté de cela, il y a l'environnement. Il ne va pas pouvoir développer *toutes* ses capacités, d'abord parce que des choix sont obligatoires : si certains enfants ont la potentialité d'être champion cycliste *et* musicien de génie... il y a peu de chances pour qu'ils puissent être plus tard les deux à la fois.

Le milieu, par ses stimulations et ses lacunes, va avoir pour effet de sélectionner certaines capacités, de favoriser leur développement à leur maximum au détriment d'autres, qui existent tout autant au départ, mais qu'il va falloir, obligatoirement, « sacrifier ». C'est au prix de ces pertes que d'autres potentialités pourront se développer au mieux. Tenter de ne rien perdre peut exposer à ne rien réussir parfaitement.

Alors un « bon milieu » est un milieu qui vous permet de développer le maximum de vos capacités le plus harmonieusement possible. Mais le milieu ne permet de développer qu'une potentialité qui existe au départ. C'est une croyance profonde de la psychologue expérimentale que je suis.

Éléments de bibliographie

ALEGRIA J., NOIROT E. : « Neonate orientation behavior toward human voice », *International Journal of Behavioral Development,* 1978, *1,* 291-312.

BORNSTEIN M.H., KESSEN W. and WEISKOPF S. : « Color vision and hue categorisation in young human infants », *Science,* 1975, *191,* 201-202.

EIMAS P.D. : « Speech perception in early infancy », in L.B. COHEN and P. SALAPATEK, *Infant Perception : from sensation to cognition,* New York Academic Press, 1975, vol. 2, p. 193-231.

FANTZ R.L. : « Ontogeny of perception », in *Behavior of non human primates,* vol. 2, A.M. Schrier, H.F. Harlow and F. Stollnitz Eds, New York Academic Press, 1975, p. 365-403.

FANTZ R.L. : « Pattern vision in newborn infants », *Science,* 1963, *140,* 296-297.

PEEPLES R. and TELLER D.Y. : « Color vision and brightness discrimination in two months old human infants », *Science,* 1975, *189,* 1102-1103.

RIESEN A.H. : « The development of visual perception in man and chimpanzee », *Science,* 1947, *106,* 107-108.

VON FRISCH K. : *Vie et mœurs des abeilles,* Paris, Albin Michel, 1955.

VURPILLOT E. : *Les Perceptions du nourrisson,* Paris, PUF, 1972.

WERTHEIMER M. : « Psychomotor coordination of auditory and visual space at birth », *Science,* 1961, *134,* 1962.

WHITE B.L. : *Human infants, experience and psychological development,* Englewood Cliffs, N.J., Prentice Hall, 1971.

WHITE B.L., CASTLE P. and HELD R. : « Observations on the development of visually directed reaching », *Child Development,* 1964, *35,* 349-364.

Contrepoint

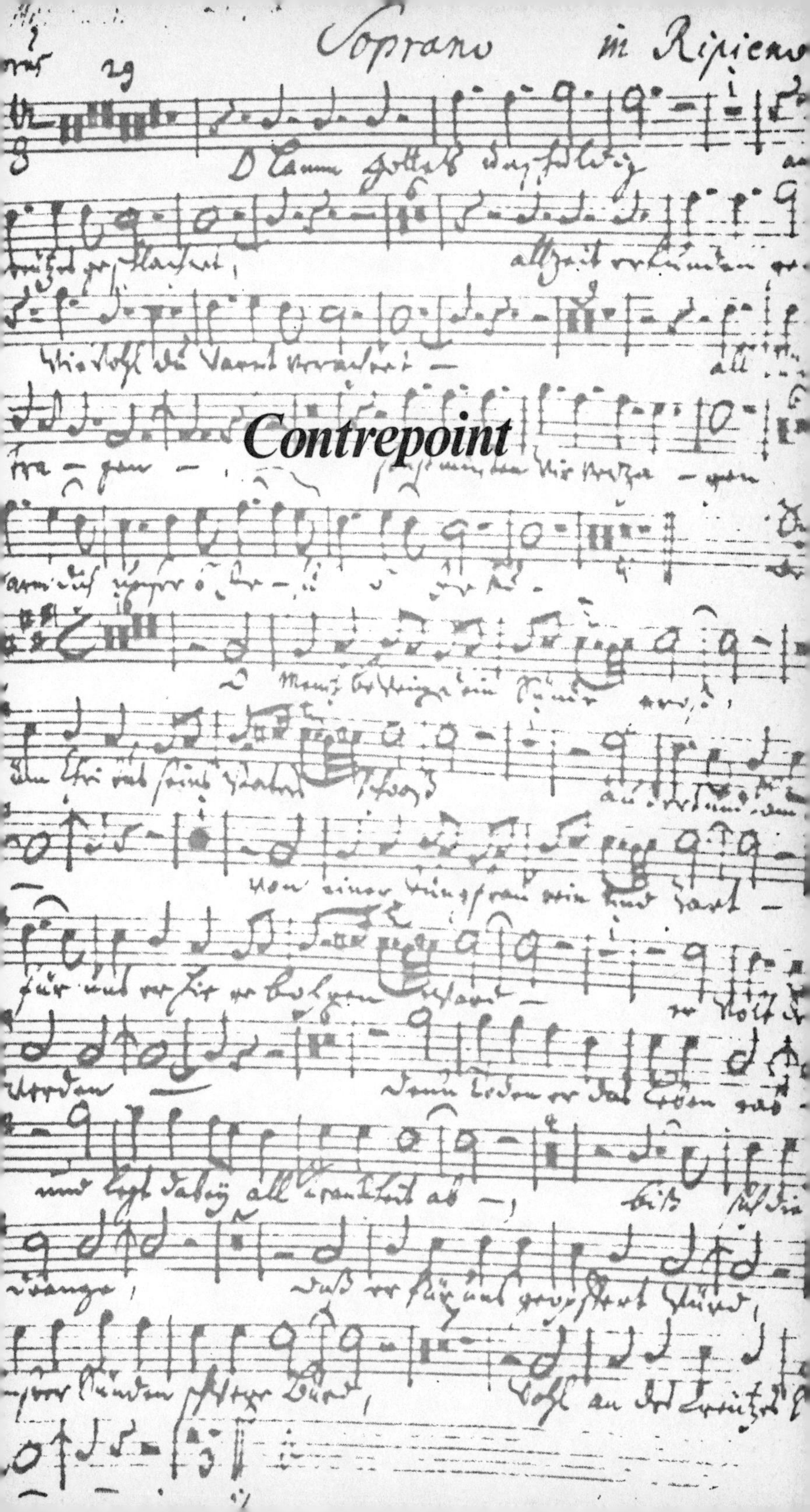

L’enfant africain : géométrie et portage au dos

Claude Rakowska-Jaillard *

Dès mon arrivée au Togo où j’allais séjourner sept ans je me suis mise à observer les enfants au dos des femmes. Les ethnologues ont décrit cette coutume due aux conditions de vie et à l’ingéniosité des femmes. Posé par terre, même sur une natte, le petit est exposé à toutes sortes de dangers, notamment à l’agression d’insectes ou de serpents. Au dos de sa mère il est en sécurité. Elle peut vaquer à ses occupations ou à ses distractions. Dès que l’enfant crie, un geste tendre et harmonieux lui fait effectuer une rotation de 180°, et le voilà face au sein. La tétée terminée, hop ! réexpédition dans le dos. Ce n’est que lorsque les circonstances s’y prêtent que l’enfant est déposé à terre à côté de sa mère ou placé sur ses genoux pour jouer ou bavarder. On peut dire que le dos de sa mère est son domicile diurne. Éveillé ou endormi, corps collé au corps, jambes écartées enserrant la taille maternelle, il participe à tous ses mouvements. Il ne joue à rien d’autre, n’a jamais rien dans les mains.

Cette union mère-enfant a fait l’objet d’un certain nombre d’études au plan de la motricité, de l’affectivité, de la psychanalyse, mais je n’ai eu connaissance d’aucune recherche liant le portage au dos et la structuration de l’espace.

* Maître-assistant en sciences de l’éducation à l’université du Bénin, Lomé, Togo - Assistante en phonétique-acoustique à l’université du Burundi.

Comme j'étais chargée des sciences de l'éducation à l'université, des collègues venaient me faire part de leurs problèmes pédagogiques. Entre autres le professeur de technologie me parlait de la difficulté qu'il avait de faire « voir » à ses élèves la troisième dimension sur un croquis. Devant cette quasi-impossibilité de représentation spatiale il avait fini par réaliser lui-même des modèles en bois là où normalement des dessins auraient dû suffire. En l'écoutant une idée m'est venue, simple présomption que le manque de temps et l'absence de structure de recherche ne m'ont pas permis de transformer en hypothèse de travail.

J'ai voulu me rendre compte de ce que le bébé voit quand il est accroché au dos de sa mère. Je me suis dit que le diamètre de sa tête mesure en moyenne 15 centimètres et la largeur d'un dos de femme adulte 45 centimètres. J'ai pris un coussin plat trois fois plus large que ma tête et j'ai regardé. Aussi longtemps que le bébé ne peut tourner la tête il ne voit rien. Rien que l'écran noir que constitue le dos de sa mère. Vers 3-4 mois, il regarde à droite et à gauche, mais en vision mono-oculaire. Pour voir des deux yeux il lui faut tirer sur le pagne et « décoller du dos (6-7 mois ou davantage). Et même ayant fait cet exercice, l'écran demeure un obstacle non négligeable.

On sait maintenant que les stimulations visuelles précoces modèlent le système visuel. Pour commencer à structurer l'espace l'enfant n'attend pas de savoir marcher. De plus, le bébé n'a pas de jouets. Pas de hochet qui tombe et qu'on ramasse, rien qui fait tendre la main pour apprécier la distance. Dans quelle mesure cela se rattrape-t-il plus tard ? Dans l'environnement, aucune représentation graphique de la réalité si ce n'est – chez les « riches » – quelques photographies de famille. Les objets d'art sont symboliques, et ils sont rares au Togo. Pas d'images. A ce propos, une maîtresse d'école maternelle m'a rapporté son étonnement devant une classe d'enfants de 4 à 5 ans, issus de familles aisées : « Je dessine au tableau un chien ou un canard (je ne dessine pas mal, précisa-t-elle) et les enfants ne les reconnaissent pas ! » Étonnée de ce qu'elle disait, j'ai fait à mon tour l'expérience en jouant avec des petits sur la plage. (Je dessine mal, mais je sais jouer avec les enfants.) J'ai tracé des maisons, des arbres. Pas de succès. Curieux.

Curieux aussi qu'à l'université, nous, les coopérants, étions continuellement gênés par le fait qu'affiches et pancartes n'étaient jamais horizontales. Beaucoup d'entre nous les faisaient redresser.

J'ai également été frappée par l'absence de symétrie, ce qui m'a d'ailleurs fait prendre conscience à quel point nous, Européens, sommes conditionnés par la symétrie, et probablement d'une façon générale par la géométrie. En langues togolaises il existe un mot qui signifie « cercle » et aucun pour désigner d'autres figures géométriques. Pourquoi ?

Tous les enfants d'Afrique noire ne sont pas portés au dos. Au Cameroun dans la région bamiléké, les femmes mettent leurs bébés à cheval sur la hanche, la tête en avant. Un jour que je me promenais en compagnie d'une amie bamiléké, j'aperçus une femme avec son bébé au dos.

« Tiens, fis-je, celle-là n'est pas d'ici.

– On ne sait pas, répondit ma compagne, car l'enfant est déjà grand ; si elle doit aller loin, c'est plus commode de le porter ainsi.

– Je comprends. Mais pourquoi dis-tu " car il est grand " ? Elle ne le ferait pas s'il était petit ?

– Non. Elle le garderait sur la hanche.

– Pourquoi ?

– Parce qu'on dit chez nous que si l'enfant, petit, est porté au dos il sera bête. »

Elle n'a pas su m'expliquer ce que signifie dans ce cas le mot « bête ». « On dit » traduit généralement proverbes et dictons qui peuvent être sagesse ou préjugé. Au Togo on dit par exemple que si l'enfant mange des œufs quand il est petit il deviendra voleur. Je ne me fie pas à ce qu'« on dit ». Mais il peut être quelquefois intéressant d'y regarder de plus près. Au Cameroun la tribu des Bamilékés est celle qui compte le plus d'intellectuels, ce qui ne va pas sans poser des problèmes au niveau politique. Bien avant la colonisation les Bamilékés étaient des artistes et des architectes. Leurs constructions et leurs motifs décoratifs traditionnels sont souvent symétriques. D'autres causes que le portage sur la hanche en sont sûrement responsables, à commencer par le climat (c'est une région montagneuse ; il y fait frais), mais ne seraient-elles pas coresponsables ?

Une de mes étudiantes, professeur de sciences naturelles au lycée de Lomé, ayant décidé de faire une maîtrise en sciences de l'éducation, je lui suggérai une étude comparative de la vision d'écoliers togolais et français, ce qu'elle fit. Voici ses conclusions...

Nous rapportons ici les conclusions de la thèse de :

Géraldine DRAPEAU-DUHO

« Étude comparative de la vision auprès de jeunes Togolais et Français âgés de 13 à 18 ans. »

Thèse soutenue à Lomé, le 2 mai 1978 et présentée à l'université de Bordeaux II pour obtenir une maîtrise ès sciences de l'éducation.

Au terme de ce travail, nous pouvons dégager les conclusions suivantes. La vision des jeunes Togolais est comparable à celle des Français en ce qui concerne *l'acuité visuelle* de loin et de près et *la position orthophorique des deux yeux* sur les plans vertical et latéral. Les tests de comparaison des performances togolaises et françaises aux différents tests du Vision-Tester, au moyen du test d'hypothèse avec le /*t*/ de Student, nous ont permis de conclure que les différences ne sont pas significatives en acuité visuelle de loin et de près, en phories verticales de loin, en phories latérales de loin, en âge (ce qui est normal, sinon notre travail ne serait pas valable).

Cependant, *la vue stéréoscopique en profondeur de loin* apparaît nettement supérieure chez les Français, de même que la *discrimination des couleurs* représentées par la planche B d'Ishihara. Le test d'hypothèse avec le /*t*/ de Student, permet de conclure que la différence est significative au seuil P =.01. Et le test du x^2 qui permet de comparer les fréquences de réussite, donne une différence significative au seuil .05 à la discrimination *de la* ou *des* couleurs de la planche B d'Ishihara. De ce fait, il se pourrait que les Togolais aient une certaine carence visuelle qui peut intervenir en leur défaveur tant dans le domaine scolaire que dans celui du monde du travail.

Du point de vue professionnel, cette carence ne se fait pas remarquer et n'a pas de conséquences au niveau des emplois courants au Togo : l'administration en général, l'enseignement, les emplois d'utilité générale, le commerce etc. En revanche elle peut défavoriser les Togolais dans des emplois spécialisés où une vue stéréoscopique en profondeur d'au moins 6 est indispensable. Du point de vue scolaire, la géométrie de l'espace peut être mal perçue pour les mêmes raisons, ce qui à notre avis défavorise les candidats à l'architecture ou toute autre profession qui demande une bonne représentation spatiale. D'autre part, un simple vendeur de tissus doit pouvoir discerner la toile bleue ou verte que lui demande son client. Les résultats obtenus au test n° 5, planche B, et notre expérience en milieu togolais, nous permettent d'avancer que beaucoup de Togolais discriminent mal les tons de bleu et de vert. Ceci n'est pas sans conséquence en chimie si l'étudiant n'arrive pas à identifier ou à désigner correctement la couleur donnée par les différents réactifs utilisés.

Notre étude porte sur une population précise. Si des sujets Togolais âgés de 13 à 18 ans ont une vue en profondeur assez réduite, qu'en serait-il des autres Togolais, des moins de 13 ans, des plus de 18 ans ? D'autre part, si beaucoup de Togolais présentent une certaine carence visuelle, qu'en serait-il des autres Africains ? Il serait intéressant d'étendre notre recherche à d'autres régions d'Afrique. Nous songeons entre autres aux Bamilékés du Cameroun. Le peuple bamiléké nous intéresse particulièrement parce que chez lui, on observe entre autres une symétrie dans la construction des cases, dans la reproduction artistique. Si leur vue stéréoscopique en profondeur s'avérait meilleure que celle de notre « population » togolaise, alors il faudrait peut-être en chercher la cause dans les coutumes. Nous ne croyons pas, en effet, que cette carence puisse être d'ordre génétique, nous pensons plutôt que certaines coutumes locales peuvent perturber le champ visuel binoculaire à un stade donné du développement de l'enfant, stade que nous pourrions situer entre 0 et 2 ans. Or c'est dans cette période que l'enfant togolais est porté au dos alors que l'enfant bamiléké est surtout porté sur la hanche. Y a-t-il un rapprochement à faire ? C'est possible et il serait peut-être intéressant de poursuivre nos recherches dans ce sens.

Il nous semble qu'il convient également d'attirer l'attention sur l'intérêt d'une étude sur le vocabulaire des langues locales par rapport à la désignation des couleurs et à celle des formes géométriques. Nous pensons qu'il y aurait là un aspect complémentaire du problème que nous avons pu toucher. La diversité des couleurs et des formes géométriques nécessite un vocabulaire que les langues locales ne permettent peut-être pas de couvrir. La carence de vocabulaire pour désigner la couleur est-elle la cause ou la conséquence du manque d'acuité visuelle dans ce domaine ? Nous touchons ici au problème de l'enseignement des sciences ou des mathématiques dans les langues locales.

On dit que les enfants sont curieux.

Marshall Haith nous surprendra peut-être en nous montrant la précocité de cette curiosité.

*Cet article nous semble intéressant par ce qu'il nous apprend, mais aussi sans doute par le cheminement des méthodes de travail qu'il raconte. L'*informatique *tient en effet une large place dans cette recherche américaine de pointe ; comme instrument d'exploration scientifique mais aussi peut-être comme* mode de raisonnement *et même comme* modèle *pour comprendre le vivant...*

Regarder, chercher... découvrir

Entretien avec Marshall Haith *

Propos recueillis et traduits par
Étienne Herbinet et Éliane Vurpillot

• *Dans une conférence récente, vous avez dit que depuis que vous avez étudié de près la vision chez le très jeune enfant, votre conception globale du nouveau-né, du nourrisson s'était complètement transformée. Pourriez-vous préciser cela ?*

• Du point de vue scientifique traditionnel, le bébé est capable de réagir, de répondre à certains stimuli qu'on lui présente tels qu'une forme donnée ou l'image d'un visage... et c'est tout. Après avoir étudié la vision du nouveau né, j'ai un point de vue différent : l'enfant arrive au monde avec des règles, des méthodes, un mode d'emploi si vous voulez, pour rechercher et découvrir visuellement le monde. C'est un être actif, il naît équipé d'un certain nombre de « programmes », au sens informatique de ce mot, pour *agir* sur ce monde, sur son environnement.

On peut étudier les réactions d'un bébé, préciser ses réponses lorsqu'on lui montre des lumières vives, des spots qui se déplacent... Mais il m'intéresse beaucoup plus de rechercher comment le bébé est organisé pour « attaquer » visuellement le monde, son monde.

Par exemple nous avons étudié des bébés *dans le noir absolu* à l'aide de lampes à infrarouge. Dans ces condi-

* Professor of developmental psychology, Chairman of department of psychology, University of Denver - 2040 S, York st, Denver, Colorado 80208, USA.

tions, on a tendance à penser, *a priori,* qu'un bébé doit probablement fermer les yeux, car il n'y a, dans le noir absolu, aucun stimulus propre à susciter une activité visuelle. Eh bien, ce n'est pas le cas : nous nous sommes aperçus qu'un bébé est extrêmement actif visuellement dans le noir : il ouvre largement les yeux, et balaie l'espace du regard jusqu'à trois fois par seconde.

Cela suggère que le bébé est équipé pour chercher *par lui-même* ses stimuli visuels. On n'a peut-être pas besoin de lui présenter un stimulus pour obtenir une réponse.

A la suite de nos recherches, je crois que le bébé naît avec un système de contrôle interne pour balayer visuellement l'espace, système qui est fonctionnel dans le noir, mais qu'à la lumière, il passe sous un autre système de contrôle : extérieur. Et là, cela dépend s'il y a ou s'il n'y a pas quelque chose à voir :

Quand il n'y a rien à voir, les yeux échappent à tout contrôle ; l'activité visuelle se désorganise. Si l'on présente au nouveau-né une grande feuille de papier blanc, sans aucun stimulus, il continue à balayer l'espace avec ses yeux, mais ce mouvement n'est plus contrôlé et l'on observe fréquemment un nystagmus [1], ce qui n'arrive pratiquement jamais dans le noir.

Quand il y a quelque chose à voir, cela change. J'ai utilisé des stimuli très simples parce que je voulais que l'enfant se serve de ses capacités propres. Si l'on utilise des stimuli trop complexes, le comportement du bébé est contrôlé par le stimulus. Ce n'était pas cela qui m'intéressait, mais de savoir comment le bébé était équipé en arrivant au monde. J'ai présenté à des bébés très jeunes (à partir de 1 jour ou 2) des dessins simples : une simple frontière entre noir et blanc ou bien une barre qui comporte deux frontières (fig. 1*a*-1*b*). Devant de tels stimuli, la perte de contrôle, le nystagmus, cesse immédiatement. Il y a maintenant quelque chose d'extérieur qui permet au bébé d'organiser son activité visuelle. Il va alors suivre la frontière par des petits mouvements du regard qui la traversent mais qui ne s'en éloignent pas (fig. 1*c*).

Si l'on présente au bébé un stimulus un peu plus

1. Nystagmus : mouvements involontaires, saccadés, oscillatoires et quelquefois rotatoires du globe oculaire.

complexe avec des frontières multiples il regarde davantage (fig. 1*d*). Quand on montre un triangle à un bébé, il regarde davantage, pour la même raison, les angles que tout le reste du triangle.

En schématisant cela, on peut dire que l'enfant, lorsqu'il naît, semble se comporter comme s'il était équipé de deux programmes : le « programme I » engage l'enfant dans une recherche large ; le « programme II » domine le « programme I » mais sans le supprimer complètement et l'importance de l'inhibition semble dépendre de la complexité du stimulus. L'inhibition semble plus forte s'il y a davantage de frontières. S'il n'y a pas une quantité « suffisante » d'information dans un stimulus, l'inhibition est faible et le « programme I », libéré, amène de nouveau l'enfant à explorer une zone plus étendue jusqu'à ce que, éventuellement, il trouve un endroit qui contienne davantage d'informations. Si vous vous reportez aux schémas, le bébé quitterait plus facilement le des-

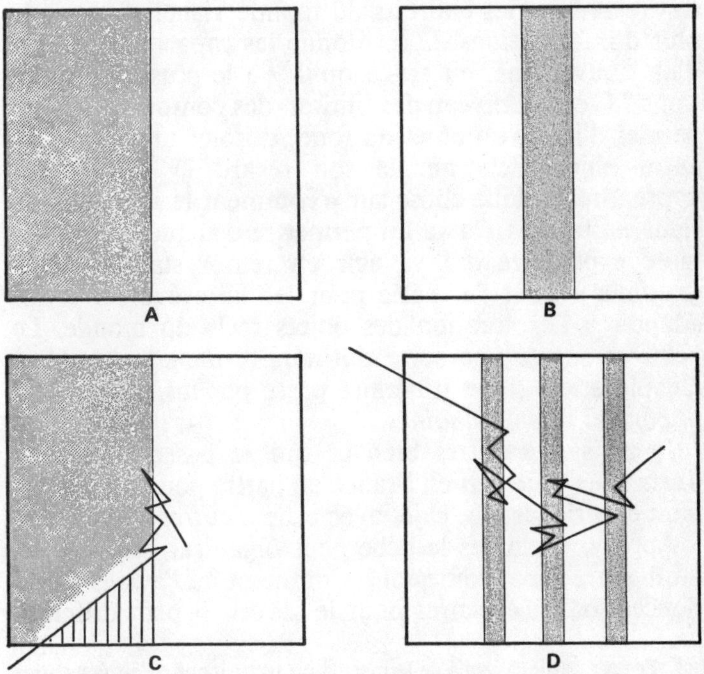

FIG. 1. — Sur les images C et D, le trajet du regard de l'enfant a été déterminé par une méthode proche de celle qui est précisée plus loin.

sin 1*c* que le dessin 1*d* du regard pour s'intéresser à autre chose.

Ces programmes ne disparaissent pas ultérieurement, et l'adulte qui n'a rien de mieux à faire les utilise.

D'une manière spéculative, on peut dire que l'inhibition d'un programme par un autre est fonction de l'activité nerveuse qui est obtenue. Je m'explique : pour comprendre que le nouveau-né ait une telle activité visuelle sur les frontières, on peut émettre l'hypothèse que cette activité maintient un haut niveau d'activité de son système nerveux. En effet, lorsqu'il a découvert une frontière, il la met en coïncidence avec sa fovea [1] qui correspond à une très grande densité de neurones au niveau du cortex cérébral. Le déplacement du regard sur la frontière entraîne une grande activité des neurones au niveau du cortex. Cette intense activité favoriserait la maturation fonctionnelle de son système nerveux.

Mais aussi, dans un raisonnement finaliste, on pourrait dire que cet intérêt de l'enfant pour les frontières amène son regard sur les endroits du monde visuel où il y a le plus d'informations. Étant donné les capacités visuelles d'un nouveau-né, où est-ce qu'il y a le plus d'informations ? C'est au niveau des limites, des contours. Cela lui permet d'isoler un objet du fond, d'isoler un objet d'un autre objet. Cela amène son regard là où il peut apprendre quelque chose sur « comment le monde extérieur est fait ». Cela va lui permettre d'acquérir une certaine expérience qui va agir en retour sur les « programmes » dont j'ai parlé pour les faire évoluer et les adapter à l'exploration des objets réels du monde. Le bébé va suivre une sorte d'itinéraire dans sa stratégie d'exploration et cet itinéraire passe par *un changement important vers 6 semaines.*

Je ne sais pas très bien ce qui se passe autour de 6 semaines et je suis en France en partie pour confronter mon expérience à ce sujet avec celle d'autres chercheurs.

Après 6 semaines le bébé peut organiser certains stimuli entre eux. Pourquoi ? Comment ? D'autres expériences sont nécessaires pour le savoir. Il peut différen-

1. Fovea : partie centrale de la macula ou tache jaune. C'est cette zone de la rétine, située dans l'axe visuel, qui procure l'acuité visuelle diurne maximale. La richesse de ses connexions nerveuses est liée à sa grande densité en cônes ; les bâtonnets en sont absents.

cier les objets les uns des autres, c'est un des aspects de l'organisation de son monde visuel.

Un autre aspect c'est « l'incorporation du temps », la perception du temps. A partir de 6 semaines, du fait de la maturation cérébrale et du fait de l'expérience du monde que ses premiers programmes lui ont permis d'acquérir, l'enfant commence à pouvoir organiser les informations sur le monde qui l'entoure : organiser l'espace ; organiser le temps en se rappelant le passé et en anticipant l'avenir. C'est ce qui le fait se tendre en avant lorsque sa mère s'approche de son berceau les bras tendus pour le prendre. C'est ce qui lui fait ouvrir la bouche quand elle approche son biberon [1]. Le bébé établit aussi des relations entre ses différentes perceptions : les visuelles avec les auditives, les perceptions internes avec les externes, etc.

A propos de la perception de la notion du temps, de l'anticipation, nous avons fait une expérience qui a donné des résultats intéressants : on met devant un bébé de 3 mois deux lampes, l'une à gauche, l'autre à droite. La lumière droite est allumée une demi-seconde. Pendant la demi-seconde suivante, aucune n'est allumée. Ensuite c'est le tour de la gauche, puis l'obscurité, et ainsi de suite. On suit très exactement le regard de l'enfant. On s'aperçoit que dans un premier temps l'enfant ne regarde une lampe qu'après seulement qu'elle se soit allumée. Mais, au bout de 30 secondes environ de cette présentation régulièrement alternée, l'enfant commence à anticiper et à regarder les lampes *avant* qu'elles ne s'allument.

La manière dont l'enfant regarde *un visage* semble également se transformer complètement vers 6 semaines. Vous savez qu'à de rares exceptions près [2], les réactions des nourrissons aux visages humains ont été étudiées à l'aide de dessins de visages, de photographies ou de masques. Ces méthodes ont donné des résultats mais on ne sait pas si on est en droit de les extrapoler et de dire qu'ils sont valables pour un visage réel. Nous avons mis au point une technique (fig. 2) qui permet de suivre exac-

1. Voir à ce propos le travail d'Alegria et Noirot rapporté par É. Vurpillot, p. 80.
2. Par exemple, par une méthode différente : D. Maurer and P. Salapatek, *Child Dev. 47* 523 (1976).

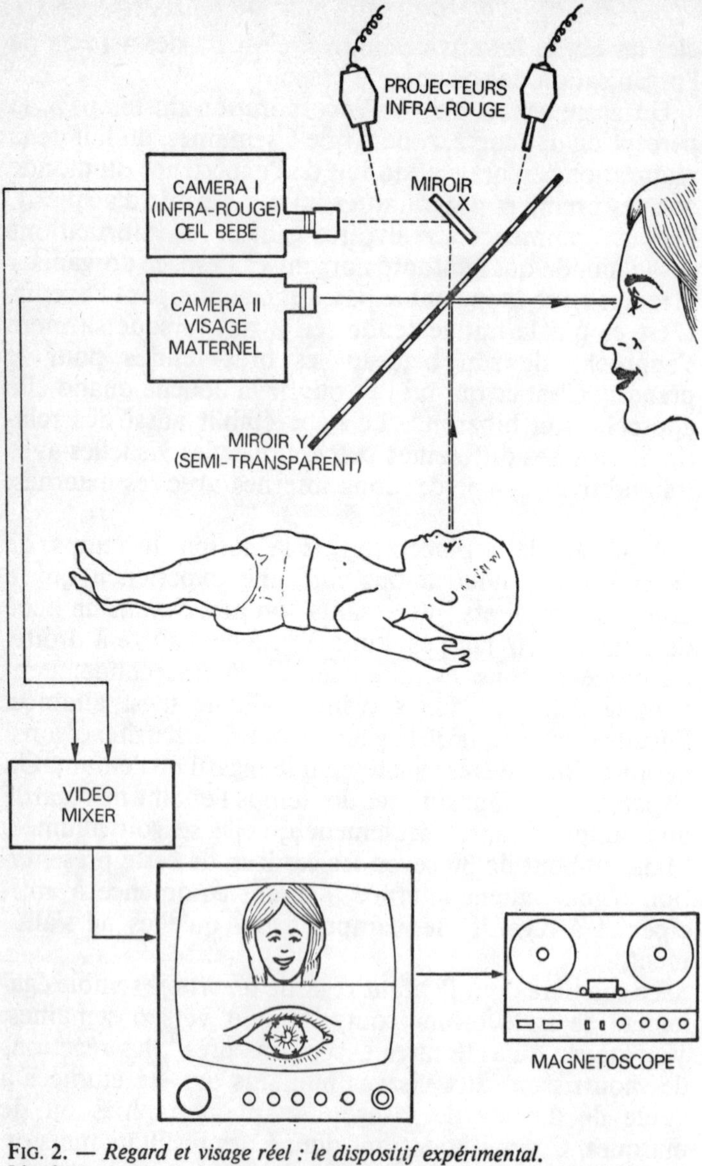

FIG. 2. — *Regard et visage réel : le dispositif expérimental.*
L'enfant repose sur le dos et regarde le visage de sa mère réfléchi par le miroir semi-transparent Y. Ce visage est filmé, à travers le même miroir, par la caméra vidéo II. Six petits projecteurs à infrarouge projettent des points de repère sur l'œil du bébé. L'œil avec ces repères est filmé par la caméra I, après réflexion par le miroir X.
La position de la pupille par rapport à ces repères — et donc la direction exacte du regard de l'enfant — peut ainsi être déterminée à chaque instant. Un ordinateur permet ensuite la juxtaposition des deux types de données et permet de « dessiner » le déplacement du regard de l'enfant sur la reconstruction graphique du visage maternel (FIG. 3 par exemple).

tement ce que regarde un enfant (de 3, 5, 7, 9 ou 11 semaines dans notre travail), lorsqu'il est mis en présence du *visage réel,* mobile, d'une personne qui peut se taire ou parler [1]. (Les résultats pour les stimuli différents dont je vous ai déjà fait part ont été obtenus grâce à des dispositifs voisins.)

Que constate-t-on ?

Avant 6 semaines le bébé suit surtout du regard les frontières, les contours : la frontière entre les cheveux et le visage, entre le col et le visage.

Après 6 semaines il regarde surtout les yeux et les autres éléments du visage : le nez, la bouche [2]...

Après cet âge il regarde le visage pendant 90 % du temps d'observation, contre environ 20 % avant. Surtout, nous avons noté une chose qui est très intéressante : quand la mère parle, le bébé regarde intensément ses yeux et non pas sa bouche qui bouge et d'où vient le son (fig. 3). Ceux qui ont observé les bébés le savaient déjà [3] mais nos films les montrent d'une manière précise et formelle.

Je ne sais pas exactement pourquoi d'ailleurs les yeux ont un tel attrait pour l'enfant de plus de 6-7 semaines. Mais quoi qu'il en soit, être regardée dans les yeux semble bien jouer un rôle important pour la mère (ou celui ou celle qui s'occupe du bébé) dans la formation du *lien social* avec lui... Et aussi, le fait qu'il la regarde dans les yeux, qu'il focalise son attention sur elle lorsqu'elle lui parle, encourage sans doute la mère à continuer à parler au bébé.

Vous me demandiez au début en quoi ma conception du bébé, du nouveau-né, avait changé... Des expérimentations portant sur les réactions des bébés à tel ou tel stimulus qu'on lui présente ne peuvent répondre qu'aux questions posées... à rien de plus ! Mais si l'on cherche autre chose, on trouve autre chose : on s'aperçoit que le

1. Les résultats détaillés de ces travaux peuvent être trouvés dans : M.M. Haith, T. Bergman and M.J. Moore : « Eye contact and face scanning in early infancy », *Science, 198,* 853-855 (1977).

2. A comparer avec les photos que montre Bower d'un enfant de *6 jours* imitant sa mère tirant la langue immédiatement après qu'elle l'a tirée elle-même. (T.G.R. Bower : *Le Développement psychologique de la première enfance,* Bruxelles, Pierre Mardaga, 1978, p. 41.) (NDLR.)

3. Voir l'article de Monique Robin, p. 59. Les discordances de dates tiennent-elles à la méthodologie ? (NDLR.)

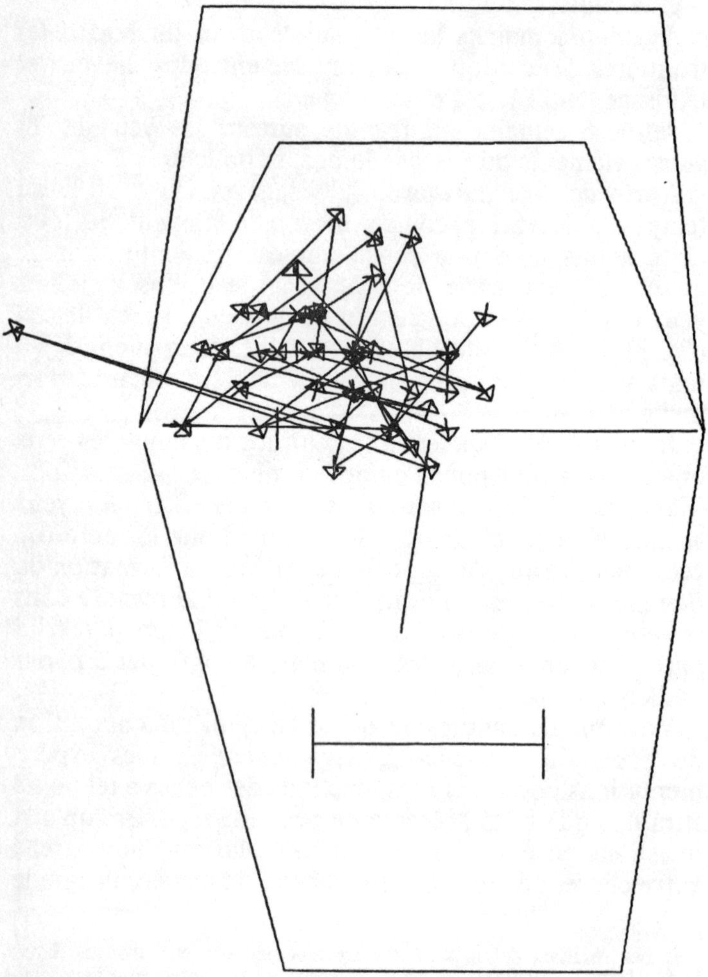

FIG. 3. — Un exemple de reconstruction graphique par ordinateur : le trajet de l'impact du regard d'un enfant âgé de plus de sept semaines alors que sa mère lui parle.

bébé n'attend pas que vous lui présentiez un mobile, une lampe, un visage ou un dessin. Il n'a pas besoin de vous pour tout. *Il a sa propre capacité pour trouver ses informations dans le monde.*

On parle parfois des bébés comme on parlerait de canards qui ont leurs réponses toutes faites, déclenchées par un certain nombre de situations. Quand un caneton voit sa mère cane, il la suit. Et on parle des canards comme ayant été préparés à répondre à l'aspect de la mère, comme d'autres oiseaux sont programmés pour se tapir au sol dès qu'ils voient l'ombre d'un oiseau de proie. Pas l'ombre de n'importe quel oiseau ; l'ombre d'un oiseau de proie.

Il y a des gens qui pensent que les bébés sont « construits » de la même manière. Les humains sont beaucoup plus adaptables, beaucoup plus plastiques. *Je crois que le bébé vient au monde non pas avec des modèles préalables mais avec une stratégie de recherches d'information.*

Les circonstances de la naissance et de la vie sont très différentes selon les endroits et l'époque. La situation évolue : notre monde actuel est totalement différent du monde d'il y a 2 000 ans.

Alors il vaut mieux construire ses modèles sur la base de sa propre expérience plutôt que sur des bases préétablies donc immuables.

Et revoici le visage...

Marshall Haith cherchait à savoir précisément ce que regardait *le nourrisson, notamment dans un visage.*
Claude Bonnet et Éliane Vurpillot nous précisent maintenant ce qu'il est capable de voir, *de ce visage.*

Que le lecteur ne se laisse pas rebuter par quelques définitions techniques ; elles recouvrent des notions passionnantes d'un point de vue scientifique. Celle de fréquence spatiale notamment ouvre certaines perspectives pour une compréhension plus globale de la genèse de la sensorialité.

La perception des visages par le nourrisson

Entretien avec
Claude Bonnet * et Éliane Vurpillot **

Propos recueillis par
Étienne Herbinet et Charles Cohen-Salmon

● *Dans votre article, Éliane Vurpillot, vous nous précisez ce qu'on sait des capacités visuelles du nourrisson* [1]. *Si nous avons mis à part la perception qu'il peut avoir du visage humain, c'est parce que c'est – précisément – une question que se posent les parents devant leur enfant nouveau-né. Lorsqu'ils le regardent* – et qu'il les regarde – *ils disent souvent : « C'est étrange, " on dit " qu'il ne voit rien... et pourtant, on dirait bien qu'il voit. »*

Qu'en disent les chercheurs qui ont étudié ce sujet ?

CLAUDE BONNET :

La question n'est pas de savoir si le nouveau-né voit, de cela nous en avons d'amples preuves. C'est bien ce qu'il voit, les limites de sa vision, qu'il faut préciser. Pour aborder cette question avec une certaine rigueur, il faut nous donner les moyens de décrire des images en faisant abstraction de ce qu'elles représentent. Il est nécessaire de distinguer ces deux aspects. Intéressons-nous d'abord aux aspects formels des images. Je voudrais introduire deux notions pour en parler : celle de fréquence spatiale et celle de sensibilité visuelle.

* Maître de recherche au CNRS – Laboratoire de psychologie expérimentale, 28, rue Serpente, 75006 Paris.

** Professeur de psychologie – Laboratoire de psychologie expérimentale, 28, rue Serpente, 75006 Paris.

1. Voir p. 67 et suiv.

La fréquence spatiale

Dans des grilles analogues à celles de la figure 1, une barre noire plus une barre blanche constituent un *cycle*. On appelle *fréquence spatiale* la mesure du nombre de cycles de la grille par degrés d'angle visuel (cpd) [1]. Plus les bandes de la grille sont larges, plus la fréquence est basse ; plus elles sont fines, plus la fréquence est élevée. Cette notion de fréquence spatiale a été définie par analogie avec ce qui se passe dans le domaine auditif. Un son complexe comme celui d'un instrument de musique peut être décrit comme une combinaison, une addition de sons purs (fondamentale et harmoniques). La fréquence d'un son se définit en hertz ou nombre de cycles par seconde. Un son pur, qui ne comporte qu'une et une seule fréquence n'existe pratiquement qu'au laboratoire. Une fréquence élevée est entendue comme un son aigu, une fréquence basse comme un son grave. Les acousticiens savent analyser les sons, c'est-à-dire les décomposer en sons purs puis reconstituer le « spectre sonore » de ces sons complexes.

Dans le domaine visuel, la notion de fréquence spatiale est devenue un instrument de description tout aussi indispensable et, de la même manière que pour un son, elle va permettre de définir une image par l'ensemble des fréquences spatiales qu'elle contient. Je vais essayer de vous en indiquer le principe en prenant comme exemple les grilles de la figure 1. Ces grilles comportent seulement deux niveaux de luminosité (noir et blanc) et les transitions d'une zone à l'autre sont brutales. On dira que la variation de luminosité de la grille est « carrée ». Or une fréquence spatiale simple – comme un son pur d'ailleurs – est définie par une variation continue, *sinusoïdale*, de la luminosité qui passe progressivement du clair au sombre et du sombre au clair. Une grille à variation carrée de luminosité sera décrite par une somme de fréquences spatiales simples superposées les unes aux autres. Prenez une grille carrée dont un cycle mesurerait 2 centimètres et observez-la à environ 2 mètres. La fré-

1. La taille d'une image se mesure sur la rétine en degré d'angle visuel. Un degré est la valeur de l'angle de l'image d'un objet de 1 cm de côté situé à 60 cm de distance, ou d'un objet de 2 cm de côté à 120 cm de distance, etc. Cet angle peut aussi s'exprimer en minutes : il y a 60 mn dans un degré.

quence spatiale simple, fondamentale, de son spectre sera de 1,8 cpd. Mais cette grille contient aussi d'autres fréquences spatiales ou harmoniques de 5,4 cpd ; 9 cpd ; 12,6 cpd ; 16,2 cpd, etc. On peut d'ailleurs produire cette grille carrée en superposant ces fréquences spatiales simples, sinusoïdales.

Si donc on décrit une image, n'importe quelle image, par une certaine combinaison de fréquences spatiales (son spectre), on peut chercher à savoir si elles jouent toutes un rôle équivalent dans la perception. Prenez une représentation d'un visage, une photographie. De la même manière que pour une grille, cette image peut être décrite comme une combinaison, un spectre, d'un

FIG. 1. — Grilles de fréquence spatiale à distribution carrée de luminance (voir texte).

ensemble de fréquences spatiales allant des basses aux élevées. Il existe des techniques qui permettent d'éliminer d'une image soit les fréquences spatiales les plus élevées, soit les fréquences spatiales les plus basses, soit les fréquences moyennes. Eh bien, si on élimine d'une image toutes les fréquences spatiales basses et moyennes, on ne reconnaîtra plus quelle est image d'un visage. L'essentiel de l'information sur l'image est contenue – contrairement à ce que l'on pourrait croire – dans les fréquences spatiales basses et moyennes du spectre d'une image. Vous pourrez le vérifier car il est plus simple d'éliminer les fréquences spatiales élevées d'une image que d'en élever les fréquences basses. Projetez une diapositive d'un visage ; lorsque l'image est parfaitement nette, « piquée », elle a un spectre large de fréquences spatiales. Si vous tournez la bague de mise au point, l'image devient floue ; vous avez éliminé les fréquences spatiales élevées. Les petits détails comme les rides ont disparu, mais vous reconnaissez encore le visage. Si le flou s'accentue encore, vous ne reconnaissez plus la personne, mais vous identifiez encore *un* visage. Mais si vous dépassez certaines limites, vous ne voyez plus qu'une tache claire sur un fond sombre.

Ainsi et c'est – comme nous le reverrons – un point important, l'essentiel de l'information qui nous est nécessaire, à nous adultes, pour reconnaître un visage dans une image est contenu dans les fréquences basses et moyennes de son spectre de fréquences spatiales.

La sensibilité visuelle

L'acuité visuelle, que nous a définie Éliane Vurpillot, se mesure dans des conditions de contraste maximal. Par contraste, j'entends en gros la différence relative de luminosité entre les régions les plus et les moins lumineuses de la grille. L'acuité visuelle est donc la fréquence spatiale simple la plus élevée à laquelle l'organisme soit sensible. C'est une définition très insuffisante des capacités du système visuel. Si vous disposez d'une série de grilles de fréquence spatiale simple (sinusoïdale) de contraste physique constant, vous allez observer qu'une grille de fréquence basse (0,5 cpd par exemple) a un contraste apparent plus faible qu'une grille de fréquence moyenne (3 cpd). Au-delà, le contraste apparent rediminue quand la fréquence spatiale augmente. Pour définir la sensibilité du système visuel on mesure pour chaque fréquence spatiale simple le contraste juste nécessaire pour distinguer les barres de la grille, pour percevoir une hétérogénéité. *La sensibilité est l'inverse de ce contraste limite.*

Pour évaluer, chez le nourrisson, la sensibilité visuelle, on peut utiliser la méthode du temps de fixation relatif qui a été détaillée [1]. On peut aussi utiliser, comme chez l'adulte, des méthodes encore plus objectives de mesure des potentiels évoqués visuels, c'est-à-dire une sorte d'électroencéphalogramme. Des auteurs comme Dobson et Teller (1978), ou comme Atkinson et Braddick (1979) ont montré que les résultats dépendaient peu des techniques quand elles sont bien utilisées. C'est toute la sensibilité visuelle qui évolue pour l'essentiel au cours de six premiers mois. Pas seulement l'acuité. Ces résultats sont schématisés dans la figure 2.

Vous voyez sur cette figure que l'adulte perçoit une gamme étendue de fréquences spatiales de 0,2 à 30 cpd environ soit 8 octaves. En comparaison vous observerez que *le nourrisson de 2 semaines n'est sensible qu'aux fréquences basses* (au maximum 1 cpd). Vous voyez dans cette figure d'une part l'augmentation de l'acuité avec l'âge ; exprimée en fréquence spatiale, l'acuité est de 1 cpd à 2 semaines, 2 cpd à 8 semaines, 5 cpd à 12 semaines. D'autre part il y a l'augmentation de sensibilité. C'est-à-dire le fait que le contraste qui est nécessaire pour percevoir une hétérogénéité pour une fréquence donnée diminue quand l'âge augmente. Considérez une grille de 0,5 cpd qui peut être détectée à tout âge. Cependant si 1 % de contraste est suffisant pour l'adulte, à 12 semaines il faut un contraste de 10 %, à 8 semaines environ 30 % et à 2 semaines 50 % !

1. Voir p. 69.

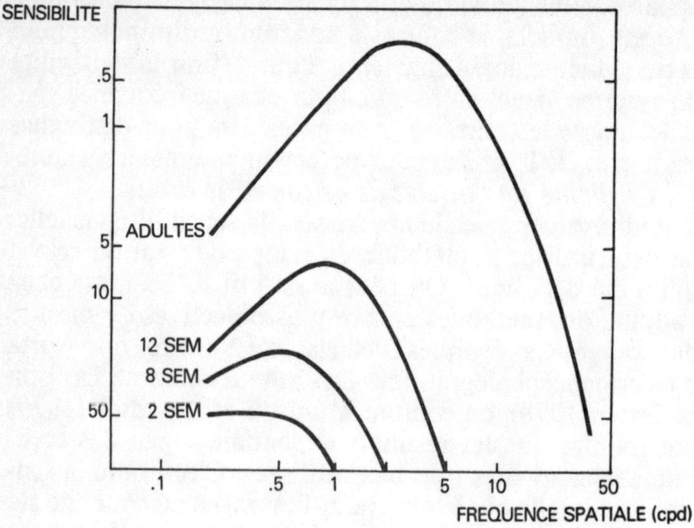

FIG. 2. — Fonctions de sensibilité aux fréquences spatiales sinusoïdales selon l'âge. Les valeurs portées en ordonnée sont des contrastes.

• *Quelles sont les conséquences de ces faits pour ce qui concerne la question qui nous intéresse aujourd'hui : la perception des visages ?*

CLAUDE BONNET :

Je vous ai dit que l'essentiel des informations nécessaires pour reconnaître un visage était contenu dans la gamme des fréquences spatiales basses. Le fait que le nourrisson de deux semaines soit sensible à cette bande de fréquence lui permettrait donc de disposer de ces informations. Je ne vous ai pas dit qu'un bébé pouvait reconnaître un visage à 2 semaines, je vous ai dit que ses capacités sensorielles ne constituaient pas une limitation à cette perception. C'est le premier point. Le deuxième est que le bébé voit les limites floues par le fait même qu'il n'est sensible *qu'à* ces fréquences basses. La netteté d'une image est liée à la présence dans son spectre d'une gamme étendue de fréquences et particulièrement des fréquences spatiales hautes. *La perception exclusive des fréquences basses condamne le nouveau-né à avoir une perception visuelle floue.*

Éliane Vurpillot vous a précisé que le nouveau-né n'accommodait pas. Campbell et Green ont montré chez l'adulte l'existence d'une dépendance entre une bonne accommodation et la présence de fréquences spatiales élevées. Si, comme chez le bébé, le système visuel n'est sensible qu'aux fréquences spatiales basses, il ne peut pas commander une accommodation à une distance correcte. Cela n'affecte pas sa sensibilité qui dans les fréquences basses est indépendante de la correction de l'accommodation. Ainsi pour le nouveau-né une variation de l'accommodation est tout simplement sans effet sur sa sensibilité. En d'autres termes on peut dire que le nourrisson n'accommode pas, mais que, s'il accommodait, l'image ne serait pas plus nette pour autant, du fait des caractéristiques de sa sensibilité visuelle.

• *Cette notion de fréquence spatiale, outre qu'elle semble vous être un outil commode, nous passionne parce qu'elle permet de constater une évolution périnatale analogue dans le domaine visuel et dans le domaine auditif: perception d'abord exclusive des basses fréquences – c'est-à-dire des graves – puis élargissement progressif du spectre perçu, sonore ou visuel.*

Une nouvelle question se pose : vous nous avez dit que la sensibilité visuelle du nourrisson aux basses fréquences lui donne une image floue, mais qu'elle lui permet de recueillir les informations qui seraient suffisantes pour reconnaître un visage. Mais en est-il capable ? Le nouveau-né est-il capable de reconnaître un visage ?

ÉLIANE VURPILLOT :

Si vous prenez au hasard de nombreux dessins, et que vous mettiez parmi eux un dessin de visage humain, dès la naissance il est plus regardé que les autres (Fantz, 1963). Alors des gens se sont immédiatement dit : « C'est formidable ! le petit d'homme, dès sa naissance, reconnaît les êtres de son espèce. » Et Spitz est un peu responsable de cette interprétation. Il vous dit : « On vient au monde avec une espèce de schéma inné, une représentation de ce qu'est le visage des gens de notre espèce. » Cette idée est très séduisante mais ce n'est pas certain du tout : à partir du moment où vous commencez à contrôler la quantité de noir et de blanc, le nombre de traits, le type de traits (les traits du visage sont faits de courbes), les problèmes commencent.

Pour mieux étudier l'influence de ces facteurs, on égalise tout sauf une variable. On donne par exemple à un nouveau-né le choix entre la même longueur de traits droits et courbes : il regarde davantage les courbes (Fantz, Fagan et Miranda, 1975).

On sait d'autre part qu'il existe un niveau optimal de complexité qui varie avec l'âge. Le visage est fait de lignes courbes (la ligne courbe est préférée), il comporte un certain nombre d'éléments qui correspond au niveau de complexité qui est préféré. On peut démontrer que jusqu'à 10 semaines la « préférence » du bébé va vers le degré de complexité et non pas vers celui de ressemblance avec un visage. Pour cela, dans un ovale qui représente le contour du visage, on dessine un certain nombre de traits, un, deux, plusieurs, pour aboutir à la totalité des traits du visage humain. On obtient ainsi un certain nombre de figures de plus en plus complexes. D'autre part, on peut placer ces traits à leur place normale, ou ailleurs, obtenant des figures qui ont le même nombre de traits mais qui ont un degré variable de ressemblance avec un visage humain.

Il y a donc deux échelles possibles de classification de ces images : selon la complexité et selon la ressemblance. Maintenant vous présentez ces images à un enfant pour savoir quelles sont celles qu'il regarde le plus, celles qu'il préfère. Eh bien, vous vous apercevez que : chez les petits, de moins de 10 semaines, le classement selon le degré d'attention est très proche du classement selon la complexité et n'a rien à voir avec le classement selon la ressemblance. A 16 semaines, c'est le contraire.

Nous arrivons donc à cette conclusion que les petits répondent à la complexité, que le dessin représente ou non un visage ; tandis que les grands, au-delà de 10 et surtour de 16 semaines, répondent apparemment au degré de ressemblance au visage.

• *Voulez-vous dire qu'un bébé de 4 mois reconnaît dans un dessin la représentation d'un visage humain ?*

ÉLIANE VURPILLOT :

On l'a cru pendant un certain temps. Mais il semble bien qu'à cet âge-là l'intérêt soit déterminé par la forme, en soi, et non pas par sa signification. C'est seulement vers 6 à 7 mois que l'on peut dire avec certitude que le bébé dispose d'une espèce de « classe » des visages humains qu'il reconnaît comme tels sur les vivants, les photographies et les dessins.

• *Voulez-vous dire qu'un bébé ne reconnaît un humain qu'à partir de 7 mois ? Et sa mère ?*

ÉLIANE VURPILLOT :

On peut reconnaître quelqu'un à partir de bien d'autres choses que son visage. C'est un pédiatre anglais (Mac Farlane) qui a montré que la mère était identifiée par son odeur vers 10 jours [1]. Elle l'est par sa voix à la fin du premier mois (Mehler [2]). En ce qui concerne une identification par la vision, les auteurs ne sont pas d'accord et les résultats des recherches sont souvent ambigus.

D'abord il est difficile d'éliminer tous les éléments autres que visuels, mais on peut interposer une glace entre le bébé et un adulte et observer comment réagit le bébé quand l'adulte est la mère ou une autre femme familière ou non, ou un homme. Il semble que si l'adulte a une face expressive, bouge, parle, le bébé de 1 mois passera plus de temps à regarder sa mère qu'un autre adulte. En revanche si l'adulte reste immobile, le visage figé, sans parler, ce même bébé regarde moins sa mère qu'un autre.

1. Sur ce point précis voir les travaux les plus récents de SCHAAL et coll., p. 359 et suiv.
2. Pour plus de détails, voir p. 253.

• *N'est-ce pas surprenant ?*

ÉLIANE VURPILLOT :

Si, et il a bien fallu essayer de l'interpréter. Le plus plausible serait que la mère soit pour le bébé de cet âge quelque chose de composite associant un certain aspect, du mouvement, des sons, des expressions, bref tout un ensemble qu'il reconnaît. Si l'on supprime des éléments de cet ensemble l'enfant est étonné, mal à l'aise et se détourne.

C'est très spéculatif, l'avancement des recherches ne permet pas d'aller plus loin pour l'instant.

• *Il me semble que les points de vue que vous avez exprimés l'un et l'autre sur cette question de la perception des visages sont très éloignés...*

ÉLIANE VURPILLOT :

En fait nous avons dit des choses complémentaires.

CLAUDE BONNET :

Tout à fait. Ainsi à plusieurs reprises Éliane Vurpillot a parlé de complexité. C'est une manière de décrire les stimulations visuelles. Prenez un exemple, si un taquin ne comporte que des cases noires et blanches, je peux les disposer régulièrement comme sur un damier, ou bien les mélanger pour obtenir des dispositions irrégulières. Partant d'une disposition régulière, je pourrais décrire une échelle de complexité par le nombre de déplacement des cases du taquin. Maintenant je peux aussi considérer le spectre de fréquences spatiales des figures obtenues. Je m'apercevrai alors que plus la complexité augmente, plus le spectre contiendra des fréquences spatiales basses. Or, Éliane Vurpillot nous a dit que le nouveau-né « préférait » les figures plus complexes et je vous ai dit que sa sensibilité était limitée aux fréquences spatiales basses. Il peut s'agir de deux manières de décrire une même réalité, chacune mettant l'accent sur un aspect de cette réalité. N'oubliez pas que le dessin d'un visage, ou même une photographie, est *à la fois* une représentation d'un objet réel et aussi un ensemble de traits disposés sur du papier, un ensemble de surfaces plus ou moins grises ou lumineuses au même titre qu'une image non figurative. Or quand on étudie la perception il est important de distinguer ces deux aspects.

ÉLIANE VURPILLOT :

En effet avant six mois, un dessin, une photographie ne représentent pas un visage pour le bébé. Ce sont des traits, des surfaces. Ce n'est que plus tard qu'ils prennent la signification d'un visage.

CLAUDE BONNET :

La sensibilité dont j'ai parlé concerne les caractéristiques formelles des images de manière plus ou moins indépendante de leur signification. Elle évolue régulièrement avec l'âge. Pour ce qui concerne la reconnaissance de ce que représente l'image, l'évolution manifeste des changements qu'Éliane Vurpillot a évoqués ; je pense que nous sommes maintenant en état de faire des expériences plus démonstratives. Par exemple pour déterminer à quel âge apparaît une « préférence » pour les images représentant un visage, il faut contrôler l'équivalence des spectres de fréquences spatiales des images présentées aux bébés, sinon les conclusions restent sujettes à caution. On pourrait d'ailleurs procéder de même pour savoir à quel âge un bébé reconnaît l'image de sa mère parmi d'autres images de visage. Pour la perception du visage lui-même, de son image cinématographique ou vidéo qui implique du mouvement, les techniques sont encore beaucoup trop lentes pour pouvoir procéder comme avec une image fixe. Nous avons encore beaucoup à apprendre.

Éléments de bibliographie

ATKINSON J., BRADDICK O., FRENCH J. : « Contrast sensitivity of human neonate measured by visual evoked potential », *Investigative Ophtalmology & Visual Science,* 1979, *18,* 210-213.

CAMPBELL F.W., GREEN D.G. : « Optical and retinal factors affecting visual resolution », *Journal of Physiology,* 1965, *181,* 576-593.

DOBSON V., TELLER D.Y. : « Visual actuity in human infants : a review and comparison of behavioral and electrophysiological studies », *Vision Research,* 1978, *18,* 1469-1484.

FANTZ R. : « Pattern vision in newborn infants », *Science,* 1963, *140,* 296-297.

FANTZ R., FAGAN J., MIRANDA S. : « Early visual selectivity » in L.B. COHEN and P. SALAPATEK, *Infant Perception : from sensation to cognition,* New York Academic Press, 1975.

Déjà, dans ce seul chapitre concernant la vision, nous avons largement vu l'influence des stimulations sur une fonction. Thème central dans ce livre.

L'article de Josh Wallman est particulier en ce qu'il rapporte surtout une expérimentation animale. Il nous semble passionnant parce qu'il met en évidence l'influence que peut avoir ce qui est vu non plus seulement sur une fonction, mais sur l'organe lui-même, l'œil ; sur sa forme. Montrant comme une dysfonction peut apparaître et surtout comment elle peut être réversible.

Mettant ainsi nettement en évidence l'extraordinaire plasticité du vivant...

Myopie et expérience visuelle précoce

Josh Wallman *

La myopie est considérée, en général, comme un désagrément mineur, bien qu'inconfortable, alors qu'en fait cela peut être une cause de cécité.

Depuis de nombreuses années, on s'interroge sur les causes (dans l'environnement, ou dans ses activités) qui provoqueraient chez un enfant la myopie ou, au contraire, l'hypermétropie ou toute autre anomalie de la vision due à une mauvaise réfraction de l'œil.

Les corrélations qui ont été effectuées entre la myopie et certains aspects de l'environnement vont de la diététique (il a été montré que les myopes mangent moins de graisses et de pommes de terre et plus de gâteaux : Young, 1955) à la psychologie (les myopes manqueraient souvent de spontanéité émotionnelle, auraient souffert dans leur enfance de peurs chroniques : Kelly, 1962).

Duke-Elder et Abrams (1970) ont fait une synthèse des différentes théories (souvent contradictoires) concernant le nombre croissant d'essais de corrélations entre la myopie et divers facteurs de la vie de l'enfant. Ces contradictions ont d'ailleurs amené bon nombre d'ophtalmologistes à considérer la myopie comme un phénomène strictement génétique (ou embryonnaire) non influencé par le monde environnant l'enfant.

* Professeur de biologie, Department of Biology, City College of City University of New York - 138th, Street and Convent Ave, New York, NY 10031, USA.

En effet, un globe oculaire anormalement allongé étant l'une des causes les plus fréquentes de myopie, il a été difficile d'imaginer que l'environnement extérieur puisse être responsable d'une telle déformation.

Cependant, certaines théories environnementalistes ont tenté d'associer une attention visuelle à courte distance avec la myopie. En effet, il a été observé que la myopie s'accentue chez l'enfant vers l'âge de 6 ans, âge qui correspond au début de sa scolarité (Brown, 1942 ; Young and al., 1954). Ainsi, les jeunes Esquimaux, qui fréquentent l'école, montrent une forte tendance à la myopie, tandis que leurs parents qui étaient illettrés sont hypermétropes (Young et al., 1969).

De nombreux travaux sur les animaux confirment l'hypothèse qu'une vision trop rapprochée puisse créer la myopie. De jeunes singes élevés pendant environ une année, dans un environnement « rétréci », deviennent légèrement myopes (Young, 1961), les chats élevés en cages sont plus myopes que les chats sauvages (Belkin, Yinon, Rose et Reisert, 1977). Le fait de couvrir les yeux à des singes (Wiesel et Raviola, 1977), à des musaraignes (Sherman, Norton et Casagrande, 1977) et des chatons (Wilson et Sherman, 1977) dès leur naissance, entraîne la myopie.

Chez l'homme, le mécanisme est probablement similaire. En effet, lorsqu'un enfant a une paupière tombante, l'œil recouvert est plus myope que l'autre (O'Leary et Millodot, 1979). Il n'y a pas encore d'explication complètement satisfaisante de ce phénomène.

Nous avons découvert, Joseph Turkel, Joseph Trachtman et moi-même, que nous pouvions rendre des poussins myopes en les obligeant à avoir un champ visuel uniquement frontal, à l'aide de lunettes en matière plastique collées autour des yeux (fig. 1). Cette myopie est très sévère [1] et s'accompagne d'un allongement du globe oculaire (Wallman, Turkel et Trachtman, 1978). Cette

1. Le degré de sévérité d'une myopie s'exprime par la puissance des lentilles qui la corrigent. Elle se mesure en dioptries : une dioptrie D est égale à l'inverse de la distance focale en mètres. Ainsi plus le nombre de dioptries est grand, plus la myopie est sévère. Nos animaux ont une moyenne de 20 D de myopie, ce qui veut dire que seule la vision d'objets situés à moins de 5 cm est claire.

Mais certains ont plus de 40 dioptries, ce qui veut dire que rien au-delà de 1 cm ne leur paraît clair.

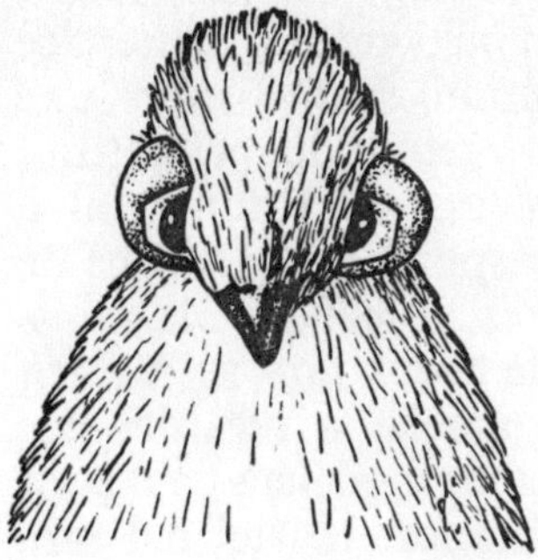

FIG. 1. — Au moyen de caches en plastique, le champ visuel des deux yeux du poussin est limité à l'espace frontal (normalement utilisé pour la vision de près).

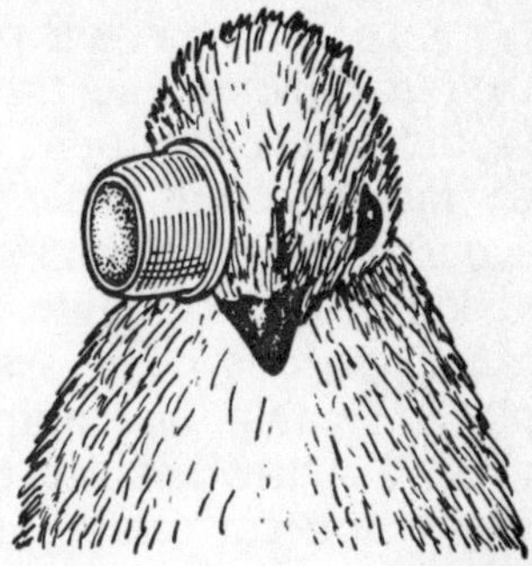

FIG. 2. — La vision d'un seul œil est limitée à l'espace latéral (normalement utilisé pour la vision de loin).

myopie expérimentale peut être comparée à celle qui est due à la vision rapprochée puisque les poussins, dont les yeux sont placés latéralement, se servent du champ de vision frontal pour voir de près et du champ de vision latéral pour voir de loin.

Cette myopie expérimentale du poussin est beaucoup plus prononcée que celle des humains ou des singes. Cela peut-être dû au fait que les processus employés dans nos expériences utilisent une vision réellement très rapprochée ; la plupart des objets qu'on leur donne à voir étant à une distance d'environ 2,5 cm seulement.

Nous avons en effet trouvé récemment que nous pouvions rendre des poussins hypermétropes d'un œil en imposant à un seul œil une vision latérale (fig. 2). On pourrait expliquer ce résultat par le fait que l'œil qui devient hypermétrope n'a aucune vision rapprochée, tandis que l'autre conserve les deux possibilités.

L'hypothèse tendant à démontrer que la vision rapprochée est cause de myopie est séduisante parce qu'elle suggère que cette anomalie n'est pas liée à un développement pathologique de l'œil mais qu'elle est la *conséquence du mécanisme régulateur normal* qui induit l'œil à se développer dans le sens d'une réfraction adaptée. Par exemple, si un nourrisson est tout d'abord hypermétrope, comme la plupart le sont, il devra « accommoder », même pour voir des objets éloignés. Cet exercice devrait amener une transformation de l'œil vers une moindre hypermétropie, ce qui, en retour, lui permettrait de moins accommoder. Ce processus conduit l'œil à acquérir une réfraction qui correspond à la distance de vision la plus courante. Toutefois, si pendant la croissance, période où le système de régulation se met en place, l'enfant ou l'animal est amené à regarder des objets à courte distance, ce processus modèlera l'œil pour une vision correcte à courte distance. Un tel œil sera myope.

On peut cependant se demander comment lier l'accommodation à l'allongement de l'œil, allongement qui explique, au moins partiellement, la myopie que l'on trouve à la fois chez les enfants et chez nos poussins.

Le cristallin est suspendu dans l'œil par un ensemble de fins ligaments : les ligaments suspenseurs. Il est maintenu à plat, par des fibres élastiques qui se rattachent aux muscles ciliaires circulaires. Cet anneau est arrimé à deux membranes du globe oculaire : la choroïde et la sclérotique. Pour pouvoir accommoder sur un objet rapproché (c'est-à-dire le voir clairement), le cristallin doit s'épaissir, s'arrondir. Cet effort est obtenu par une contraction des muscles ciliaires, ce qui diminue la tension sur le cristallin en rapprochant les points d'insertions musculaires et, par là même, en augmentant la tension sur les choroïde et sclérotique. *Il semble donc bien que la déformation de l'œil soit directement liée aux tensions exercées sur la choroïde et la sclérotique.*

Si donc, nous acceptons l'idée que c'est le système régulateur qui, chez l'organisme en formation, permet la correction du pouvoir de réfraction, il en découle que plus l'animal (ou l'enfant) est jeune plus ce mécanisme est efficace.

En effet, chez les poussins, nous avons constaté qu'à l'éclosion, la dispersion du pouvoir de réfraction est assez grande (la moitié des poussins se situe dans une bande de dispersion de 6 D [1]), mais que cela décroît régulièrement avec l'âge (à 6 semaines, la moitié des poussins tombe dans la zone de 2 D). De plus, on pourrait égale-

1. Voir note page 120.

ment penser que durant la croissance, période pendant laquelle ce mécanisme régulateur fonctionne, le pouvoir de réfraction de l'œil devrait être particulièrement variable. De fait, nous avons découvert que *si nous enlevions les caches qui limitent leur champ de vision, à 2 semaines, la plupart des poussins se corrigent très rapidement de leur myopie, alors que la guérison est lente lorsque les animaux sont plus âgés.*

Le fait que l'animal guérisse n'est pas surprenant si l'on accepte l'idée qu'il y ait une période d'ajustement dynamique de l'état réfractaire de l'œil.

Cependant le mécanisme de cette guérison reste assez mystérieux. Comme nous l'avons dit plus haut, nous avons découvert que la myopie est associée à une élongation axiale de l'œil. Il semblerait vraiment bizarre que la récupération soit associée à un rétrécissement du globe oculaire.

Il apparaît plutôt qu'un phénomène nouveau entre en jeu. McKanna et Casagrande (1978), par exemple, pensent qu'une meilleure accommodation, non seulement augmente la tension sur la choroïde et la sclérotique, mais encore diminue celle des fibres de la zonule (qui tiennent l'œil suspendu) et donc également sur le cristallin.

Nous pensons, pour notre part, que la récupération de la myopie chez nos poussins serait explicable par ce même mécanisme ; les animaux n'accommodant plus d'une manière exagérée, la lentille serait alors sous une tension accrue, cela tendrait à compenser la myopie. Des mesures de l'œil et du cristallin avant et après guérison devraient nous permettre sous peu de tester cette hypothèse.

Éléments de bibliographie

BELKIN M., YINON U., ROSE L. and REISERT I. (1977) : « Effect of visual environement on refractive error of cats », *Doc. Ophthalmol.*, 42 : 433-437.

BROWN E. V. L. (1942) : « Use-abuse theory of changes in refraction versus biologic theory », *Arch. Ophtal.,* 28 : 845-850.

DUKE-ELDER S. and ABRAMS D. (1970) : « Ophthalmic optics and refraction, in *System of Ophthalmology,* vol. V ; S. Duke-Elder, Ed., Mosby, St Louis.

KELLEY C. R. (1962) : « Psychological factors in myopia », *J. Am. Optom. Assoc.,* 33 : 833-837.

MCKANNA J. A. and CASAGRANDE V. A. (1978) : « Reduced lens development in lid-suture myopia », *Exp. Eye Res.,* 26 : 715-723.

O'LEARY D. J. and MILLODOT M. (1979) : « Eyelid closure causes myopia in humans », *Experientia,* 35 : 1478-1479.

SHERMAN S., NORTON T. T. and CASAGRANDE V. A. (1977) : « Myopia in the lid-sutured tree shrew » (Tupaia glis), *Brain Res.,* 124 : 154-157.

WALLMAN J., TURKEL J. and TRACHTMAN J. (1978) : « Extreme myopia produced by modest change in early visual experience », *Science,* 201 : 1249-1251.

WIESEL T. N. and RAVIOLA E. (1977) : « Myopia and eye enlargement following neonatal lid fusion in monkeys », *Nature,* 266 : 66-68.

WILSON J. R. and SHERMAN S. M. (1977) : « Differential effects of early monocular deprivation on binocular and monocular segments of cat striate cortex », *J. Neurophysiol.,* 40 : 891-903.

YOUNG F. A. (1955) : « Myopes versus nonmyopes – A Comparaison », *Am. J. Optom.,* 32 : 180-191.

YOUNG F. A. (1961) : « The effect of restricted visual space on the primate eye », *Am. J. Ophthal.,* 52 : 799-806.

YOUNG F. A., BEATTIE R. J., NEWBY F. S. and SWINDAL M. T. (1954) : « The Pullman Study – A visual survey of Pullman school children, Part II », *Am. J. Optom. Arch. Am. Acad. Optom.* 31 : 192-203.

YOUNG F. A., LEARY G. A., BALDWIN W. R., WEST D. C., BOX R. A., Harris E. and JOHNSON C. (1969) : « The transmission of refractive errors, within Eskimo families », *Am. J. Optom.,* 23 : 676-685.

Contrepoint

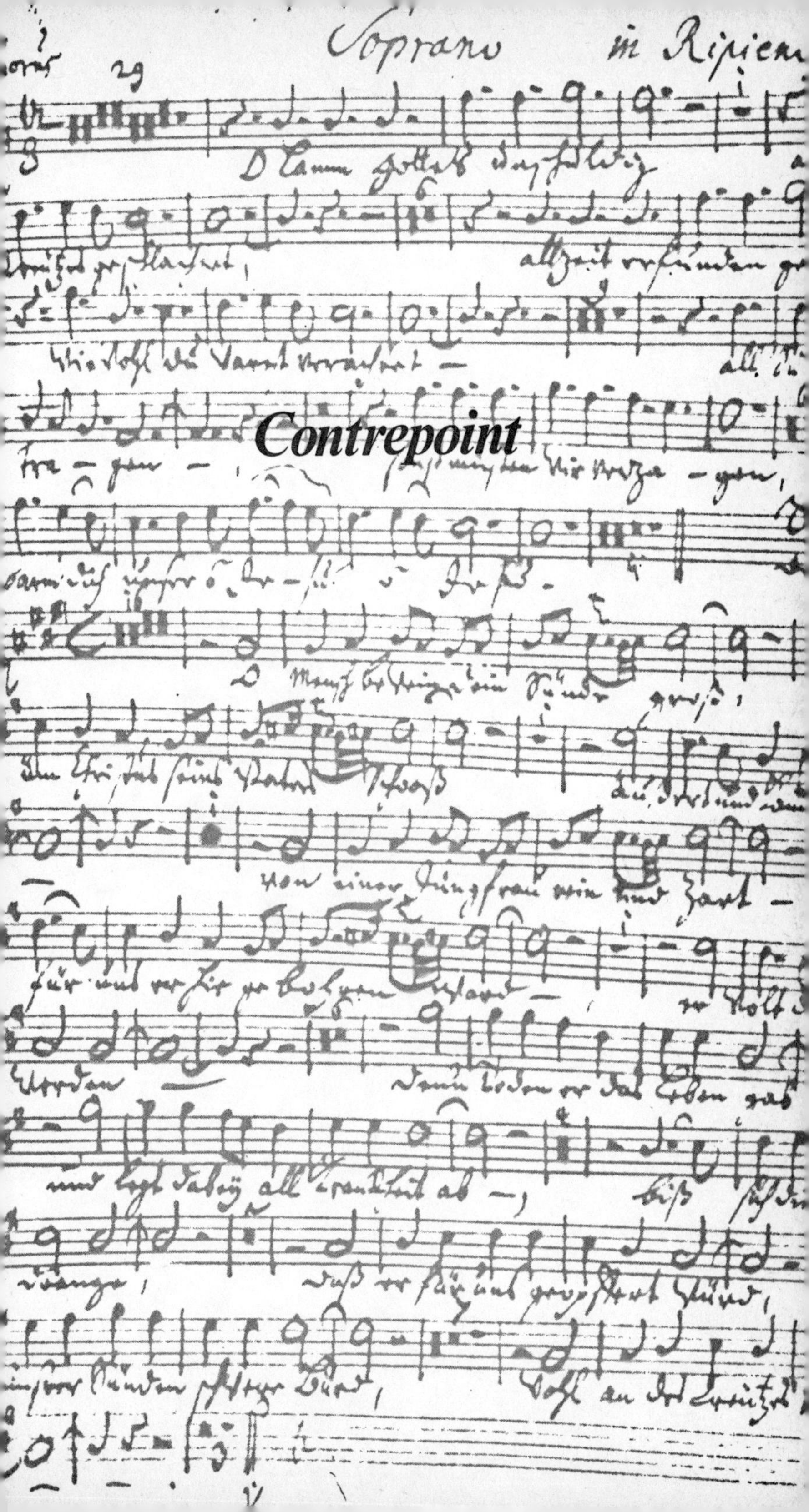

L'enfant, sa mère et l'univers

Croyances et savoirs concernant les perceptions du nouveau-né dans la France traditionnelle

Françoise Loux *

« Y a-t-il passe-temps pareil à celui que donne un enfant qui mignarde et flatte sa nourrice en tétant : quand d'une main, il découvre et manie l'autre tétin, de l'autre lui prend ses cheveux ou son collet en s'y jouant ; quand il rue coups de pied à ceux qui le veulent détourner et en même instant jette de ses yeux gracieux mille petits ris et œillades à la nourrice. »

Ce beau texte du XVIe siècle, à travers la joie de la nourrice, fait entrevoir le plaisir de l'enfant. Il reflète bien les conceptions anciennes sur l'éveil perceptif du nouveau-né, à une époque où médecine populaire et médecine savante étaient encore fortement confondues. On retrouve la même image de l'enfant découvrant le monde à travers sa mère dans la médecine domestique pratiquée en milieu rural français à la fin du XIXe siècle ; elle émerge à travers tout un réseau de significations symboliques et de rituels. Ces derniers, même s'ils apparaissent maintenant désuets ou inadéquats, correspondent à des attitudes profondes à l'égard du corps qui modèlent encore les façons d'agir et de penser les plus machinales.

Il ne s'agit donc pas ici d'offrir la simple description écologico-nostalgique d'une culture disparue. Mon propos n'est pas non plus d'isoler, dans ces savoirs anciens, ce qui apparaît aujourd'hui comme scientifiquement

* Chargée de recherche au CNRS – musée des Arts et Traditions populaires, Paris.

vérifiable. La démarche que j'adopterai se situe délibérément du côté des mères : tenter d'entrevoir, dans les expériences multiples accumulées depuis des générations, ce qu'elles disent et sentent sur l'éveil perceptif de leur enfant.

Pour ce faire, je m'appuierai sur un matériel très riche : les observations des folkloristes sur les savoirs et les traditions de la société rurale du XIXe siècle [1]. A travers les proverbes, les comptines, les recommandations, les recettes de médecine, se dresse tout un réseau cohérent de savoirs sur le corps. Mon travail consiste à rapprocher ces données, souvent morcelées, à les laisser parler les unes aux autres, à les réinterpréter à la lumière de l'actuel. Il en ressort parfois des interrogations, des hypothèses plus que véritables certitudes. Tel est le cas pour les perceptions du jeune enfant. A travers les pratiques évoquées, on entrevoit une série d'intuitions des grand-mères et des mères sur les sensations et le bien-être de leur tout petit.

Le thème de la perception par le fœtus et le nouveau-né est difficile à cerner dans la culture populaire bien qu'il y soit central. Il faut parvenir à discerner, à travers ce qui est dit de la mère, la façon dont l'enfant intervient, comment, petit à petit, il acquiert une autonomie perceptive. De plus, le cadre conceptuel généralement adopté (olfaction, gustation, toucher...) s'applique mal. Le corps, tel qu'il est vécu dans la société traditionnelle, fonctionne comme un tout : il y a communication entre ses différentes parties, ses différentes sensations, ses différentes perceptions entre lesquelles il n'y a pas rupture mais continuité [2].

Avant la naissance, la mère et son enfant vivent en osmose. Toutes les actions de la mère peuvent s'imprimer sur le petit corps qui croît en elle. Parallèlement, certaines traditions laissent entrevoir un pouvoir de l'enfant sur la mère.

Prenons ainsi le problème des « envies » : les « taches de naissance » seraient la marque sensible, sur l'enfant, de désirs trop violents d'une mère « déréglée », toute d'attente et de désirs [3]. Mais l'enfant n'est pas neutre dans cette histoire, il semble également pris dans la violence de ces désirs. Lorsqu'une mère a eu des « envies » non satisfaites avant la naissance, on dit, dans certaines régions françaises, que son enfant naît la langue sortie, comme assoiffé. Dans d'autres cultures locales, il est, au contraire, repu et manifeste même de l'horreur pour les objets ou la nourriture préalablement convoités. Ne peut-on donc pas se demander si ce n'est pas la mère qui « déréglée » par la grossesse, donc en dehors de toutes normes, a ainsi la faculté de se faire transparente aux désirs de celui qui est en elle ? Après la naissance, la mère demeure l'élément central de la perception. C'est à travers elle que tout se passe, tout s'organise, et souvent les sensations du nouveau-né reprennent et développent celles de la vie fœtale. De là, l'importance de l'allaitement. Le lait maternel est imprégné de nourriture humaine, dense, variée, différemment du lait de vache. Ainsi, on déconseille aux jeunes mères de manger du chou dont l'odeur, trop forte pour des nourrissons, passe à travers le lait. Ainsi, par cet intermédiaire, le goût du nourrisson se développe petit à petit ; il apprend à apprécier ou refuser certains aliments et acquiert un goût varié, solide, adulte, qui lui permet de vivre de façon autonome. Mais ce goût, au départ, est formé, médiatisé par la mère. Même dans le passage à la nourriture solide, très précoce, elle passe les aliments par sa bouche avant de les donner à son enfant. Ainsi, elle les tiédit, mais également elle introduit en eux un peu d'elle-même et le nourrisson les accepte plus facilement. Goût et olfaction sont ici intimement mêlés.

Une autre continuité entre la période prénatale et la période postnatale est marquée par le bercement de l'enfant qui allie cette fois sensation corporelle et audition. Les médecins du XVIIIe siècle ont condamné cette pratique du bercement, accusant les mères et les nourrices de s'en servir comme solution de facilité pour endormir l'enfant. Une interprétation plus complexe peut en être donnée. Avant la naissance, le fœtus est rarement immobile. Sa mère vaque aux occupations du ménage et de la ferme ; elle bouge constamment, même pendant son sommeil. La naissance fait connaître à l'enfant l'immobilité extérieure qui cristallise, peut-être, une sensation de séparation et de solitude. Intuitivement, les mères n'ont-elles pas senti que le bercement, ce rythme régulier proposé de l'extérieur, comme autrefois les mouvements maternels, calme l'enfant à l'entrée du sommeil, le rassure, renoue les liens avec l'univers fœtal ?

Confondue à cette sensation du corps est celle de la voix de la mère, chantant une berceuse. Par la berceuse, le nouveau-né ne retrouve-t-il pas la voix qu'il percevait avant la naissance et qui maintenant s'éloigne de lui ? Cette voix est rythmée, elle suit le bercement, elle fredonne une chanson, une mélopée. Ce n'est pas une voix qui parle, qui s'adresse à quelqu'un de façon consciente ; c'est en quelque sorte une voix extérieure, celle que l'enfant entendait avant sa naissance. C'est une voix qui charme et qui soigne, semblable en quelque sorte aux prières que les guérisseurs marmonnent. C'est enfin une voix qui protège. Elle éloigne la mort qui environne l'enfant et que celui-ci perçoit. Elle la nomme et l'en protège :

Toutouic, petit oiseau
Toutouic, mon petit ange
Pour voler au ciel, petit oiseau
N'ouvre pas tes charmantes ailes.

Ainsi, entre la naissance et le baptême, moment dangereux entre tous, où l'enfant n'est pas encore tout à fait achevé, on n'arrête pas de bercer l'enfant et de lui chanter des mélopées.

Le mode d'emmaillotement est souvent associé au berceau. Il est inutile de rappeler les reproches faits au maillot, ce carcan qui entoure le corps du nouveau-né. On l'a trop facilement condamné en le réduisant au désir d'immobiliser l'enfant pour être tranquille. Les choses sont plus complexes et s'expliquent par une crainte de l'animalité et une conception de l'inachèvement du nourrisson. Mais qu'en est-il du point de vue de l'enfant ? Cet usage n'entraîne-t-il pas, chez lui, une double perception de son corps ? La première est celle de l'endormissement : le nouveau-né repose dans son petit berceau, serré dans son maillot, les membres rigides, ne pouvant bouger, mais mû par un mouvement extérieur, une mélopée, extérieure aussi, qui le rassure.

A cela se juxtapose une autre sensation. Démailloté, au coin du feu, au moment de la tétée, son corps s'autonomise. Il bouge les pieds, perçoit l'extérieur par son corps ;

sa mère le regarde, lui sourit, lui parle. Elle joue avec ses membres, le chatouille, lui fait ainsi prendre conscience explicitement des différentes parties de son corps. Elle le serre contre elle, lui donne son sein ; il se revivifie à cette chaleur retrouvée. En somme, et schématiquement, deux types de perception du corps, confondus avant la naissance, se distinguent maintenant : la perception du mouvement extérieur, associée à une voix extérieure, la perception du mouvement autonome, associée maintenant à une voix qui s'adresse à l'enfant et lui permet de découvrir son corps.

La sensation de chaleur est également un point sur lequel les rituels insistent beaucoup. « A l'enfant, il faut la chaleur de la mère », dit un beau proverbe. Cette chaleur est importante à deux niveaux. En premier lieu, les intérieurs ruraux sont exposés au froid, aux courants d'air qui menacent objectivement l'enfant. Mais, la sensation de froid est également une sensation d'isolement. Chaleur et joie des contacts corporels sont intimement mêlés dans cette conception où entrent également l'olfaction, les retrouvailles de corps que l'on aime ; rappelons que, dans la société rurale ancienne, on n'avait pas le mépris obsessionnel actuel pour les déchets du corps, la saleté, les odeurs ; on ne les traquait pas, chez l'adulte comme chez le jeune enfant. Les odeurs corporelles avaient donc une prégnance importante et non ressentie comme gênante.

Devant le feu, quand son enfant est démailloté, la mère joue avec ses pieds, les réchauffe dans ses mains, les caresse, les chatouille, les nomme dans des comptines.

D'autres pratiques mêlent chaleur empirique et chaleur symbolique. Tout de suite après la naissance, le père ôte sa chemise et en enveloppe l'enfant nu. Ainsi, il lui communique sa chaleur mais c'est, en même temps, le premier acte de socialisation. Il donne à l'enfant son premier vêtement, sensation différente, rugueuse, contraignante pour le corps, mais, en même temps, il le réchauffe de sa propre chaleur, de sa propre odeur, l'introduisant dans un monde perceptif différent de celui de la mère – premier stade dans l'autonomisation.

Pendant toute la petite enfance, jusqu'au sevrage en fait, l'enfant dort la nuit dans le lit de sa mère. Là, également, le premier motif de cette pratique, condamnée par les médecins comme par les autorités ecclésiastiques, est le besoin de chaleur. Un autre motif est que la mère, qui allaite l'enfant « à la demande en quelque sorte », puisse lui donner le sein sans avoir à se lever.

Mais cette chaleur, nécessaire à l'enfant, est également un besoin de tendresse, de contacts corporels, de retour à l'univers fœtal fusionnel. Ces sensations de chaleur et de froid alternés, liées à la tendresse, marquent sans doute de façon importante un corps qui, plus tard, travaillera à l'extérieur, sera soumis aux intempéries et devra s'aguerrir contre elles. Tout à la fois, on apprend très tôt aux enfants à lutter contre le froid, à sortir dehors, à ne pas « s'écouter » : le froid, c'est en quelque sorte l'activité. Mais, en même temps, la chaleur se confond avec l'idée de douceur, de sein maternel. C'est le temps du repos, de la veillée au coin du feu. C'est également le temps de la vieillesse, si proche de l'enfant ou de la maladie. Les chambres de malade ou d'accouchée, dans lesquelles l'air ne pénètre pas, n'évoquent-elles pas, d'une certaine façon, le souvenir de la chaleur corporelle de la petite enfance, liée à la tendresse protectrice de la mère ?

Dans tout ce qui a été dit précédemment, on note l'approche de la nuit. On dirait qu'à la nuit, les sensations de solitude s'accroissent, qu'il a besoin d'autant plus de chaleur et de sollicitude. Maintenant encore, quand les mères gardent leurs jeunes enfants dans leur chambre la nuit et que l'on en demande les raisons, elles répondent souvent : « De crainte qu'il n'arrive quelque chose. » Si on insiste, elles évoquent la peur que l'enfant ne s'étouffe, n'arrête de respirer. On dirait que l'enfant ne peut vivre que stimulé par les autres, retenu par les autres dans le monde extérieur. Quand il est abandonné par les vivants endormis, il risque d'être repris par le monde antérieur et de mourir. On pense, en effet, que les âmes des ancêtres morts attendent l'enfant pour l'attirer à elles. Dans cette croyance entre l'idée que les jeunes enfants possèdent une perception qui fait défaut aux adultes, aux exceptions près des voyants et des guérisseurs qui ont pu rester dans un état privilégié d'osmose avec le monde naturel. Les enfants auraient la perception, sinon du surnaturel, du moins de temps et d'espaces autres, ceux d'avant la naissance et ceux d'après la mort, apparemment confondus, et d'où ils viennent. Perpétuellement menacé de mort, l'enfant sait ce qu'est la mort en quelque sorte. En cela, l'enfant est « notre père ». Il perçoit les dangers de la nuit, les âmes des ancêtres. Il sait également lutter contre la mort. S'explique ainsi la croyance que les enfants nés dans des circonstances dramatiques ont des pouvoirs de guérisseur – ainsi, les enfants « nés par les pieds » guérissent plus tard les entorses. Ces enfants ont acquis, de par leur lutte exacerbée à la naissance, un pouvoir sur le corps, un sentiment du corps si puissant que l'éducation de la petite enfance ne parviendra pas totalement à le contrôler.

La petite enfance est, en effet, une période de passage, d'éducation. De « petit animal », vivant en symbiose avec la nature, non autonome par rapport à sa mère, l'enfant devient, au moment du sevrage, un petit homme, capable de dominer la nature. Les progrès moteurs de l'enfant sont donc évalués systématiquement, entourés de rituels. Cependant, de façon générale, la précocité est plutôt crainte dans la société d'autrefois. On sait le prix du temps, les rythmes nécessaires de la nature : une plante trop forcée ne donne pas de bons fruits. On craint surtout la précocité intellectuelle. On pense, tout d'abord, qu'un enfant ne peut tout faire à la fois. On dit, par exemple, d'un bébé qui marche avant de parler : « La croissance lui a coupé la science », et, de cela, on se réjouit, car un enfant trop intelligent risque, en revanche, d'être trop fragile. On pense également que le cerveau se fatigue facilement et qu'il ne faut pas trop solliciter intellectuellement les nouveau-nés pour leur laisser le repos, le temps, dont ils ont besoin. Le monde dans lequel nous sommes entrés trop rapidement est, certes, différent tout à la fois de l'univers quotidien des mères et de celui des découvertes actuelles des scientifiques sur la perception de la petite enfance. Volontairement, j'ai voulu présenter un univers de croyances dans sa cohérence sans essayer de les classer. Cependant, l'expérience des mères d'autrefois pose de nombreuses questions, à mon avis, aux chercheurs qui s'interrogent sur les perceptions de la petite enfance. Elle montre un enfant riche de sensations que les adultes ont perdues, sensible à la nature qui l'entoure, à la nuit, au surnaturel. Elle fait réfléchir sur ce qu'est l'éducation qui, transformant sensation en perception, axée sur un rapport instrumental avec le monde naturel et social, oublie peut-être la richesse extrême des sensations corporelles, l'importance du toucher, de la chaleur et de l'odeur.

L'expérience des mères insiste sur le temps, le rythme nécessaire à l'enfant pour se former, le repos nécessaire. Ce rappel n'est-il pas utile alors que nous sommes menacés par l'accumulation d'excitations, de stimulations de tous ordres, qui entourent et bousculent la toute jeune enfance ? Une nouvelle fois, il ne s'agit pas de retourner aux pratiques anciennes, vides de sens dans un monde qui a changé. Il faut partir de leur signification, de ce qu'elles sous-entendent sur la richesse et l'importance des sensations de l'enfance pour les prendre en compte dans notre propre société, à travers de nouveaux rituels, à travers une attention à la chaleur corporelle qui oserait s'affirmer.

Décembre 1979.

Éléments de bibliographie

1. F. Loux : *Le Jeune Enfant et son corps dans la médecine traditionnelle,* Paris, Flammarion, 1978.
   F. Loux, Ph. Richard : *Sagesse du corps,* Paris, Maisonneuve et Larose, 1978.
2. F. Loux : *Pratiques et Savoirs populaires. Le corps dans la société traditionnelle,* Paris, Berger-Levrault, 1979.
3. J.P. Peter et Y. Verdier : « Langages et images du corps », *Ethnologie française,* 1976, n° 3-4 (analyses essentielles).
   Y. Verdier : *Façons de dire, façons de faire,* Paris, Gallimard, 1979.

Contrepoint

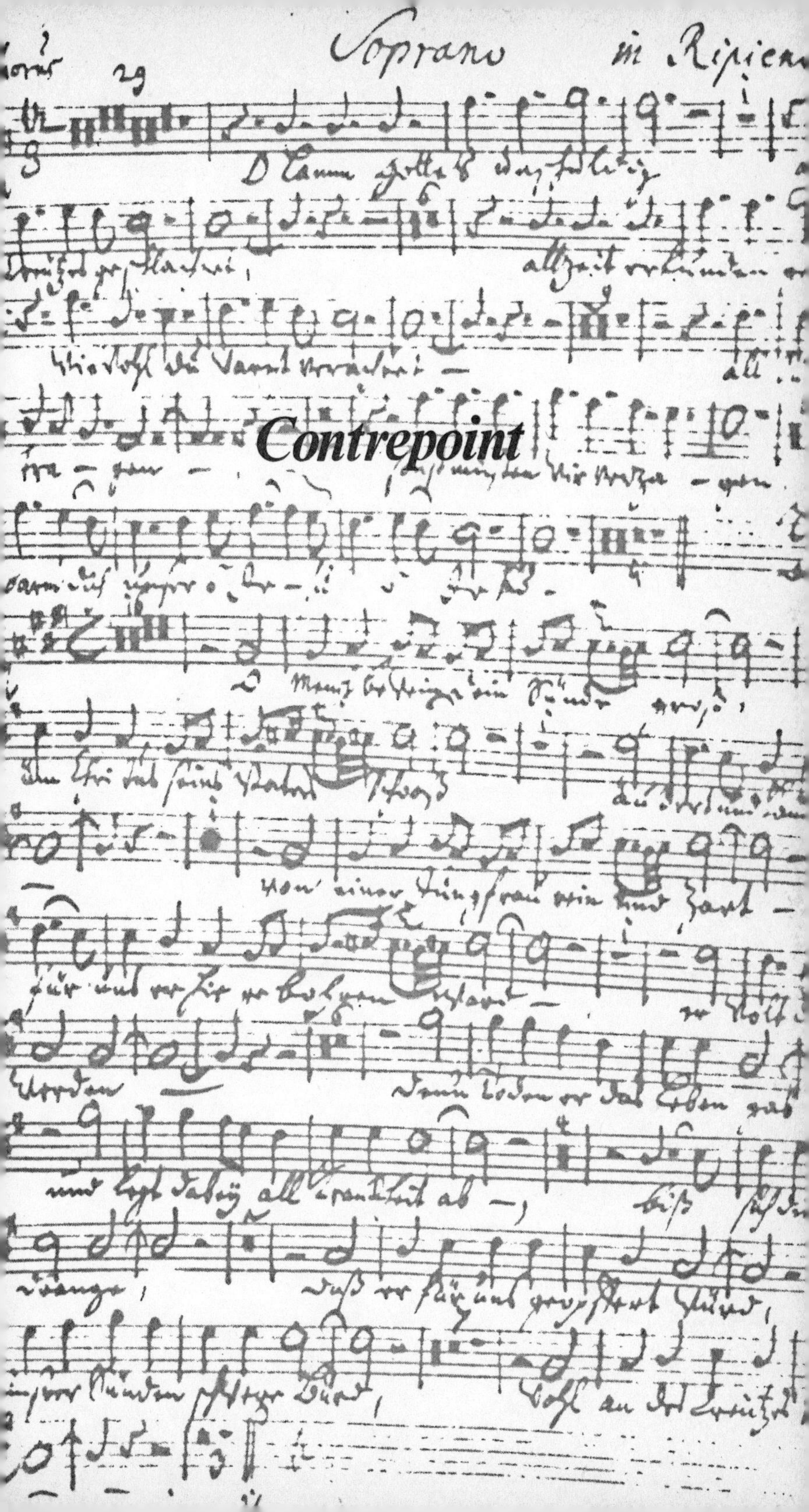

Qui es-tu, d'où viens-tu ?

Simone Charasson-Valantin *

Toute culture propose un ensemble d'aménagements pour marquer la séparation entre la mère et l'enfant, et en même temps pour reconstituer une totalité lorsque des ruptures inévitables ont lieu.

Au terme de la grossesse, au temps de la naissance et au tout début de la vie, foisonnent un nombre considérable de représentations collectives, participant à reconstruire l'unité des deux corps de la mère et de l'enfant mais de telle façon qu'une diversification y soit présente.

Une construction composée d'images, de fantasmes de représentations, s'efforce de gérer les échanges de l'enfant avec le monde en interprétant pour lui ce monde. A la mère aussi, un registre interprétatif des émois ressentis par elle et l'enfant est proposé.

On envisagera dans ce texte quelques-unes des interprétations culturelles, habituelles chez les Ouoloff, données à l'enfant et à la mère en ce qui concerne ce que l'un et l'autre peuvent goûter, toucher et entendre de ce qui les entoure.

* UER sciences humaines cliniques – 13, rue de Santeuil, 75005 Paris.

Dans la culture ouoloff [1], les premières paroles qui se prononcent à la naissance sont réputées posséder un pouvoir et une efficacité considérables sur le destin du nouveau-né. Sans doute, ces paroles contiennent-elles toutes les émotions vécues ou fantasmées par le groupe à propos de l'enfant. S'emparant des rites et des cérémonies en réserve dans la culture et se substituant quasiment au corps de la mère, les membres vivants du lignage de l'enfant, réunis, vivent un moment d'intense confusion sur un mode festif. Ils permettent au nouvel arrivant de se définir une place. Quand on y regarde de plus près, on s'aperçoit que les investigations portées sur son identité, les questions posées au nouveau-né par les membres du groupe sont indispensables pour que l'enfant entre dans la vie et le corps social. S'énoncent alors la trajectoire de sa lignée et son parcours humain ; se constitue à ce moment-là une alliance entre passé et futur, étranger et connu, projet et réalité.

Dans la culture évoquée, dans les registres symboliques les plus traditionnels, une comparution a lieu entre l'enfant, c'est-à-dire celui qui vient d'ailleurs, du monde des ancêtres et de la brousse, et de l'inconnu, et ceux qui ont déjà accompli des actes de maîtrise et d'alliance avec cet ailleurs.

Des techniques sont animées pour réaliser ce pacte entre le nouvel arrivant et les membres de sa parenté : rituels de protection, de nomination, de présentation.

Dans les cultures africaines, les jeux de présentation de l'enfant au groupe, jeux dont le protocole conduit chacun des partenaires à énoncer son identité tiennent une place importante à la naissance, mobilisent une énergie considérable, et servent de cadre à la relation privée de l'enfant et de la mère, parce que justifiés par l'altérité supposée de l'enfant.

Ces premiers échanges marqueraient, selon la tradition, la vie de celui qui vient de naître en établissant une

1. L'expérience à laquelle nous nous référons et les observations directes auxquelles il est fait allusion datent de 1965. Elles concernent des mères et des enfants de milieu modeste, de différents quartiers suburbains de Dakar. Leurs conceptions et leurs représentations empruntent autant au monde traditionnel que moderne. En ce qui concerne cependant la maternité et le jeune enfant, il est bien évident que les deux registres se confondent en un seul, proche du traditionnel.

alliance entre les vivants et l'ancêtre dont l'enfant est symboliquement l'héritier.

Ils reproduiraient des rapports déjà établis entre les différents membres de la lignée, et proposeraient un protocole tout prêt qui servirait d'histoire au sujet, en contrepartie de la part d'étrangeté et d'inquiétude que ce nouvel arrivant peut amener avec lui.

Des messages sont proposés à l'enfant pour le mettre sur la voie de son identité. L'itinéraire du sujet commence par une appropriation progressive de son nom et de son prénom. La culture gère en effet de façon particulière les dénominations et les discriminateurs d'identité. On sait par exemple que l'enfant au début de sa vie est un être à qui personne ne veut donner un nom. Prénom et nom ne seront prononcés à son oreille qu'à la fin de la première semaine.

Au moment du baptême, deux noms sont simultanément donnés à l'enfant : un prénom secret connu de l'officiant seul et un prénom public. Prénom « public » et prénom secret se cherchent dans l'homonymie et l'identité. Appeler l'enfant d'un prénom précis équivaut à réclamer pour lui le même destin que celui que l'on connaît déjà, que celui qui l'a porté et dont, de façon directe, il va héritier dans l'« identique ». On peut donner un surnom péjoratif ou dévalorisant à l'enfant afin d'éloigner les envies des autres et des esprits. Ce nom peut rappeler aussi certaines particularités de naissance ou de lignage. A l'écoute du jeu attributif entre le groupe et l'enfant de prénoms protecteurs et prédicteurs, on peut penser que les adultes assurent une protection toute-puissante sur l'enfant, puisque les évocations péjoratives ou exaltantes vont plus ou moins écarter les mauvaises langues et attirer les bons présages. C'est aussi la preuve que les adultes cherchent à attribuer à l'enfant un contenu psychique et physique identique au leur. Dans sa vie quotidienne, l'enfant entend quantité d'appels et l'interpellation par le prénom peut être l'essentiel du rapport parlé par les adultes à l'enfant. La mère le module en effet sans fin au cours des premières semaines aux oreilles de l'enfant ; plus tard seulement, ceux-là se trouveront gonflés d'un commentaire ; mais seulement lorsque l'enfant aura donné des preuves d'une existence moins incertaine.

La relation de fusion et de communication première dans l'unité enfant-mère est intense. Mais cette unité originelle se différencie selon les cultures observées par une variation quantitative sur la gamme des relations possibles. Les paroles ou les gestes de la mère sont destinés, en effet, lorsqu'ils sont empruntés au code symbolique collectif qui fonctionne dans la culture de la mère, à contrôler et contenir la fusion initiale. La mère touche, regarde, commente ; elle transforme ainsi les bruits et les mouvements de l'enfant en messages cohérents. De son côté, l'enfant s'identifie, à partir du réseau d'interprétations, aux bruits et aux silences que lui propose la mère. Il se construit donc un réseau de messages en aller et retour, entre la mère et l'enfant.

Ce réseau est difficile à percevoir pour un observateur extérieur parce qu'alimenté par des mimiques. Mais les relations mutuelles entre l'enfant et la mère, qui auront été rapprochées les unes des autres, montrent que les touchers, les regards et les appels sont les processus privilégiés de symbolisation de la relation première, qui engendreront ultérieurement d'autres organisations symboliques.

D'emblée, à un premier niveau d'observation, on a l'impression d'une continuité corporelle, d'une activité alimentaire incessante et d'une manipulation continue de l'enfant par la mère. A un second niveau, une impression différente envahit l'observateur, à savoir qu'au-delà l'abondance des interventions, ce qui est dit, autrement que dans les appels par la mère, est peu de chose, monotone, inaffectif. Ainsi ni provocation, ni projection, ni comparaison, ni séduction, ne se reconnaissent-elles dans son discours. Ce système de communication fonctionnant entre la mère et l'enfant, lorsqu'ils sont seuls et suffisamment proches l'un de l'autre, renvoie au projet final de la communication première, à savoir la séparation. Cet enfant y a été reconnu et identifié par la culture comme un être à part entière par ceux qui sont témoins de son existence. La culture exclut, on le sait, le conflit et la rivalité directe. Ce système de médiation va se mettre en place dès les premiers moments.

De nos jours, et au niveau le plus quotidien, en posant de façon incessante des questions, l'adulte, selon la position qu'il occupe dans la famille, suggère à l'enfant ce qu'il doit être. Il opère de façon très explicite la mise en place de l'identité de l'enfant. Le père interroge l'enfant : « Qui es-tu ? Qu'as-tu fait ? » La mère garde le silence parfois scandé d'appels. La grand-mère paternelle ou maternelle parle à l'enfant érotiquement et tendrement ; elle lui promet la richesse, la virilité ou la fécondité. Les autres membres de la parenté engagent des plaisanteries sur ses ignorances et ses impuissances. A lui d'y répondre et cela dès les premiers jours.

Ces jeux se poursuivent sur un mode interrogatif, jusqu'à l'âge où l'enfant pourrait répondre lui-même. Mais, à cet âge-là, justement, sa parole sera soigneusement contrôlée ou interdite. Les questions lui seront aussi interdites.

Peu de temps après la naissance, le corps de l'enfant et celui de sa mère font à huis clos l'objet de soins identiques : le corps de la mère est baigné, massé, pour répondre à l'image qui le ferait ouvert et bouleversé après l'accouchement. Le corps de l'enfant fait aussi l'objet d'élongations, d'onctions, de massage, d'attouchements. Le massage de l'enfant dure quelques semaines. C'est la propre mère de la mère qui se charge de la manipulation.

Ce double traitement semble nécessaire pour que, d'une part, s'opère la fermeture et le réemploi à procréer du corps de la mère, apparaisse la possibilité pour elle d'avoir d'autres enfants ; d'autre part, pour l'enfant, il faut que s'atténue le désordre de la naissance.

On peut d'ailleurs penser que l'administration et le prolongement des soins reçus par l'enfant sont perçus par la mère comme assurant à l'enfant, de façon prémonitoire, un corps reconnu par d'autres regards que le sien. Cela confirme que cette relation très intense aux corps de l'enfant et de la mère est à entendre comme une programmation des différentes positions que mère et enfant auront à tenir pour en arriver à la séparation.

Dans la gamme de relations possibles, le toucher a donc une importance considérable. La mère manifeste continuellement sa présence au niveau de la peau et des plis du corps de l'enfant. Pincements, effleurements, épluchage de l'épiderme, font un tissu ininterrompu de stimulations. Il se crée à partir de là un enveloppement gestuel sans accroc, dès les premières minutes de la vie. Tapotements rythmés ou incoercibles, comme des pulsations, viennent apporter de nouveaux achèvements au corps du bébé. A ces stimulations sur la peau opérées par de fins contacts, s'ajoutent les soins consacrés sous forme d'ablutions répétées. L'enfant vidé et propre du dedans comme du dehors est une image qui permet d'anticiper la satisfaction de celui-ci. Les apparences du bébé doivent obéir en effet aux représentations adultes du visage et du corps humains : les yeux sont maquillés, le crâne est rasé ; aucune souillure ni salissure ne peut être supportée par la mère et l'enfant.

En regroupant quelques représentations, on sait en effet que l'eau, les frottements de la peau, les ablutions renouvelées dès la naissance et plusieurs fois par jour tendent, dans les premiers temps, à faire oublier l'odeur du milieu utérin dans lequel l'enfant s'est trouvé plongé.

Il y a en plus à craindre pour la mère le mécontentement redoutable d'un enfant qui ne serait pas bien traité. La mère doit en effet accueillir toutes les expressions du corps de l'enfant comme des demandes qui, si elles n'obtenaient pas satisfaction, pourraient l'amener à se venger et à se mettre en colère. Pour peu, il pourrait retourner vers l'ailleurs d'où il vient.

En effet, à l'enfant, il est prêté des intentions multiples et la mère soutient ces intentions en repérant et captant le moindre mouvement spontané du corps de l'enfant : il peut être un objet d'envie, avoir lui-même des envies, être malfaisant ou être l'occasion d'une malfaisance. Il lui est prêté des revendications que la mère doit apaiser. Autour du corps de l'enfant, se tisse donc un réseau de regards attentifs et guetteurs : guetteurs en apparence du moindre manquement de l'enfant, guetteurs de la menace exprimée par l'enfant.

Ces regards le confrontent aux figures que son corps, dans la culture, devra posséder... mais aussi à la peur du regard d'autrui sur l'enfant. La mère veille, ouvertement, à maintenir une zone de non-contact entre l'enfant et les autres. Un bain de lumière, de bruits et d'odeurs peut l'entourer. Dans la réalité, l'enfant n'est jamais seul ; il demeure au milieu du lit parental avec un jeu rituel d'objets protecteurs posés près de lui. Mais si l'ouverture de l'enfant aux bruits et effets divers résultant de la présence des parents présents semble pouvoir être très grande, un système de mise à distance au niveau du regard par la mère fonctionne autour de lui. L'enfant ne peut être regardé par un étranger. Durant de nombreuses semaines et de nombreux mois, rien n'est plus alarmant pour la mère qu'un regard trop appuyé sur l'enfant, un commentaire positif, ou un geste caressant d'un non-familier. L'enfant ne doit pas être touché, ni regardé, ni tenu par d'autres que la mère ou des parents dûment identifiés. Que la mère donne l'enfant à un étranger est impensable : ce geste exceptionnel et rarissime signifierait qu'un lien est établi, profond et libéré d'angoisse avec celui-ci. Encore faut-il corriger ce sentiment illusoire d'être entré dans la confiance de la maison, car ce geste, s'il se produit, peut être simplement en conformité avec la loi impersonnelle de l'hospitalité. Le regard étranger sur l'enfant sera possible plus tard, avec des précautions multiples et une protection absolue, c'est-à-dire le corps de la mère (son dos), quand il sera porté. En le touchant, l'écoutant et le regardant, la mère est à la fois organisatrice de l'enfant mais aussi des autres par rapport à lui. Elle est là, rapportant au code des représentations qui se croisent dans la culture les faits de l'enfant, et ce n'est qu'à ce prix-là qu'à son tour il pourra toucher, entendre et voir.

L'AUDITION PRÉNATALE

Le monde des sons, des bruits,
des paroles et des chansons

Un grand nombre de récits, de coutumes, de traditions venues d'ailleurs – ailleurs dans le temps et dans l'espace – montrent des enfants dans le ventre de leur mère attentifs à ce qui se dit autour d'eux, et s'en souvenant parfois lorsqu'ils sont nés ; montrent aussi des parents attentifs à l'oreille de cet enfant, à ce qu'on dit, à ce qu'on chante, à la musique que l'on joue autour de la future mère.

Sans vouloir authentifier les mythes et les coutumes par les connaissances scientifiques modernes, écoutons ce que l'on sait actuellement de l'audition prénatale. L'enfant entend-il in utero *? A partir de quel âge ? Qu'entend-il de sa mère et de l'extérieur ? Ce qu'il entend est-il perdu dans l'oubli, ou bien au contraire engrammé, participant à quelque apprentissage ?*

NOTE DE LA RÉDACTION : Ce texte sur l'audition prénatale a été largement remanié et enrichi, en 1990, à l'occasion de la 8e édition, pour tenir compte des progrès des connaissances au cours de cette décennie.

Les travaux des auteurs, menés à la Maternité Baudelocque, ont d'ailleurs largement contribué à ces progrès.

Pour mettre au point cette version actualisée, Jean-Pierre Lecanuet s'est joint aux auteurs de la version originelle de 1981, Carolyn Granier-Deferre et Marie-Claire Busnel.

L'audition prénatale

Entend-il ?
Qu'entend-il ?
Qu'en fait-il ?

Carolyn Granier-Deferre *, Marie-Claire Busnel **
et Jean-Pierre Lecanuet *

Propos recueillis par
Étienne Herbinet

ENTEND-IL ?

ÉTIENNE HERBINET :

Ce numéro des « Cahiers » est consacré au monde sensoriel de l'enfant nouveau-né, mais aussi de l'enfant avant sa naissance. Tous les systèmes sensoriels sont matures anatomiquement *in utero* ; certains sont peu stimulés, c'est le cas de la vision ; dans d'autres cas, des stimuli relativement plus riches existent avant la naissance : stimuli chimiques du liquide amniotique intervenant dans le goût et l'olfaction, stimuli tactiles, stimuli kinesthésiques et vestibulaires liés aux mouvements, stimuli auditifs... Des bruits existent dans l'utérus maternel, bruits d'origine interne, qui proviennent de la mère, et bruits de l'environnement extérieur. Il est évident, pour l'accoucheur que je suis, que l'enfant entend *dès sa naissance.* Partant de ce fait d'observation quotidienne, on peut se poser un certain nombre de questions : L'enfant entend-il avant sa naissance ? Si oui, à partir de quel âge conceptuel ? Que peut-il entendre *in*

* Laboratoire de psycho-biologie de l'enfant - EPHE - CNRS (URA 315) - 41, rue Gay-Lussac, 75005 Paris.
** Inra et UFR Biomédicale, université Paris V, groupe génétique, neurogénétique et comportements, 45, rue des Saint-Pères, 75270 Paris.

utero ? Comment a-t-on pu étudier ces perceptions ? Et quelles peuvent être les conséquences de tout cela ?

MARIE-CLAIRE BUSNEL :

C'est un problème qui intéresse mère, médecins et chercheurs depuis toujours. Certains doutent encore de la réalité de l'audition fœtale alors que les travaux récents confirment et complètent, avec une technologie plus fiable et plus précise, certains des résultats déjà obtenus dans les années 20 et 30.

Dès 26-28 semaines de gestation [1], et tout comme chez le prématuré, on peut observer, chez les fœtus exposés à un bruit fort, une accélération du rythme cardiaque et des mouvements, que l'on voit très bien maintenant grâce à l'échographie. C'est en général une réponse de sursaut, plus ou moins forte. Si le bruit est plus faible, la réponse se manifeste par un clignement des paupières et des modifications des mouvements pseudo-respiratoires, mais elle concerne habituellement tout le corps, en particulier sous forme d'une flexion-extension des membres et d'une contraction du buste. Il faut une intensité sonore plus forte pour provoquer cette réaction motrice que pour induire une réponse cardiaque. Elle survient très rapidement, avec un temps de latence inférieur à une seconde [2].

CAROLYN GRANIER-DEFERRE :

Birnholz et Benacerraf (1983), Leader et Baillie (1982) ont décrit des réactions motrices encore plus précoces à des stimuli vibro-acoustiques, dès 23 semaines de gestation chez certains fœtus. D'après Leader et Baillie, les filles réagiraient deux semaines plus tôt que les garçons ; ce résultat n'a pas encore été répliqué. Avant le huitième mois, il faut des bruits très intenses pour obtenir ces

1. Voir l'encadré p. 151.
2. Chez les fœtus de 8 à 9 mois de gestation, que nous avons étudiés, les accélérations cardiaques sont en moyenne de 20 battements/minute, mais, selon les sujets et les conditions de stimulation, leurs amplitudes varient dans une fourchette de 10 à 40 battements/minute.

QUELQUES DÉFÉNITIONS

* Pour préciser **l'âge d'une grossesse** : si l'on compte en **mois**, on part de la date présumée de la fécondation, estimée au 14ᵉ jour d'un cycle normal ; si l'on compte en **semaines**, par une convention obstétricale internationale, on part de la date du premier jour des dernières règles normales. Il y a donc une différence de deux semaines entre les deux manières de compter.

Dans ce texte cependant, l'âge du fœtus, bien qu'exprimé en semaines, sera son âge réel.

* **Le déciBel ou dB** est une unité d'intensité sonore logarithmique. Il en existe plusieurs, par exemple :

• le dB SPL (Sound Pressure Level) : unité physique d'intensité sonore qui correspond à un niveau de pression sonore. Le nombre de décibels correspond au rapport entre deux pressions acoustiques, celle du son et une pression de référence (20 micro Pascal) qui est la plus petite pression acoustique que l'oreille puisse percevoir. 0 dB SPL correspond à l'intensité minimale pour avoir une sensation sonore avec un son pur de 1 000 Hz.

• le dB HL (Hearing Level) : unité physiologique d'intensité sonore. Le 0 dB HL de référence est déterminé à partir du seuil audiométrique moyen d'une population normale.

* Ordres de grandeurs de quelques niveaux sonores courants :

120 dB SPL	:	réacteur d'avion à 10 mètres
110	-	: atelier de chaudronnerie
100	-	: poids lourd
90	-	: orchestre symphonique
80	-	: rue bruyante
65	-	: conversation vive
60	-	: musique douce
50	-	: conversation normale
40	-	: bruit de fond d'une pièce calme
20	-	: chuchotement
0	-	: seuil d'audition à 1 000 Hz

* Hertz (Hz) : unité de hauteur (ou fréquence) d'un son (grave – aigu). Limites du spectre de fréquence de quelques exemples sonores : la voix humaine s'étend d'environ 80 à 5 000 Hz, les aboiements du chien de 450 à 1 100 Hz, le piano de 30 à 4 100 Hz, le violon de 200 à 2 600 Hz.

réponses, environ 110-120 dB SPL (voir l'encadré) ; il est vrai qu'à cet âge, comme le montrent les recherches effectuées chez le prématuré, la sensibilité auditive est très réduite.

MARIE-CLAIRE BUSNEL :

Les données anatomiques montrent en fait que l'appareil auditif humain devrait pouvoir fonctionner vers 20 semaines (4 mois) (Pujol et Uziel, 1988). Toutes les structures nécessaires à l'audition sont bien différenciées, en particulier celles de l'oreille interne, organe sensoriel et premier codeur, « analyseur » des stimulations sonores.

Cependant on ne possède pas de données objectives permettant d'affirmer qu'entre cet âge et 24-26 semaines l'audition est déjà fonctionnelle. On sait qu'il existe, chez tous les mammifères étudiés, un délai de plusieurs jours entre la maturité anatomique et l'apparition des premiers signaux électriques (potentiels auditifs) qui indiquent que cela fonctionne, tout d'abord au niveau périphérique, puis en montant dans les différents relais auditifs du cerveau jusqu'au cortex. Chez l'humain, il existe très probablement le même décalage, mais il est difficile d'en préciser la durée. Ce délai est dû principalement à la mise en place, et aux modifications de structures cellulaires, en particulier au niveau des contacts entre les cellules nerveuses (synapses) et à la mise en route d'activités biochimiques dans l'oreille interne [1].

De plus, il est possible que l'appareil auditif fonctionne mais qu'on ne le mette pas en évidence avant que le système nerveux fœtal soit suffisamment développé pour commander des réponses cardiaques ou motrices. Ces réponses dépendent en effet de la maturité d'autres structures du système nerveux comme les systèmes moteur, associatif, neuro-végétatif, et des connexions nerveuses qui s'établissent entre eux.

1. Voir Auroux, p. 31 et suivantes : « Histogenèse et physiogenèse ».

CAROLYN GRANIER-DEFERRE :

D'autre part, comme il est au tout début de son fonctionnement, l'appareil auditif n'est pas très performant et il existe encore *chez l'homme* plusieurs inconnues liées au degré de maturité fœtale : Quelles sont les caractéristiques des sons capables de stimuler l'oreille du fœtus ? Quels aspects de ces sons peuvent être codés et intégrés par son système auditif ? On sait *chez l'animal* que lors de l'entrée en fonction du système, c'est-à-dire à l'apparition des premiers potentiels auditifs, tous les bruits, même d'une forte intensité, ne sont pas capables de stimuler l'appareil auditif. Les fréquences moyennes [1], 1 000-2 000 Hz, l'activent en premier, puis l'étendue des fréquences efficaces s'élargit d'abord vers les graves puis vers les aigus. De plus, les seuils, les latences, la période réfractaire sont élevés avec, en outre, une grande fatigabilité du système. Les réponses nerveuses ne traduisent pas encore, ou de façon très élémentaire, toutes les dimentions physiques du stimulus, par exemple sa durée. Les sons très courts, normalement perçus à un âge plus avancé, ne provoquent pas de réponse nerveuse. Les capacités de discrimination fine ne s'installeraient qu'un peu plus tard, avec la construction de nouveaux contacts nerveux (synapses) dans l'oreille interne (en particulier efférents), à son époque qui correspondrait approximativement au 6ᵉ mois de grossesse.

Ainsi, avant 24-26 semaines de gestation, même si l'appareil auditif périphérique est sensible à certaines stimulations sonores, un fœtus aussi jeune est limité à la fois dans ses capacités de réception, de traitement de l'information auditive reçue et de réponse. En revanche, vers 6 mois, le système nerveux fonctionne suffisamment pour entraîner des réponses que l'on peut enregistrer.

ÉTIENNE HERBINET :

Mais, comme le fœtus baigne dans un liquide, on a souvent dit que même si son univers est riche en stimula-

1. Voir l'encadré p. 151.

tions sonores, il n'aurait la capacité d'entendre que les bruits forts, du fait que l'appareil auditif humain est adapté à fonctionner dans l'air et non dans l'eau.

CAROLYN GRANIER-DEFERRE :

Comme il n'y a pas d'air dans le conduit auditif et l'oreille moyenne du fœtus, les sons se propagent directement jusqu'à l'oreille interne, par voie liquidienne et osseuse, sans avoir besoin de passer par le chemin habituel en milieu aérien, c'est-à-dire oreilles externe et moyenne. On a effectivement souvent comparé l'audition fœtale à celle des personnes ayant ce qu'on appelle une surdité de transmission et qui ont une sensibilité auditive très diminuée, de 30 dB SPL en moyenne. Dans cette pathologie, la chaîne constituée du tympan et des osselets est incapable de remplir son rôle d'amplification des sons arrivant dans le conduit auditif (les osselets étant plus ou moins soudés entre eux). En milieu aérien, cette amplification est nécessaire car les sons subissent une perte d'énergie importante lors de leur passage de l'air aux liquides contenus dans l'oreille interne. Mais dans le cas du fœtus, cette amplification est inutile, les sons, une fois parvenus dans l'utérus, ne subissent pas d'atténuation notable puisqu'ils passent du liquide amniotique aux tissus, à l'os et à d'autres liquides physiologiques qui ont presque les mêmes caractéristiques de transmission des sons.

Cela ne veut pas dire que cette chaîne tympano-ossiculaire ne fonctionne pas *in utero.* A 7 mois de gestation, elle semble mécaniquement fonctionnelle ; les études ont montré que la présence de liquide et de tissus n'entraîne pas de rigidité tympanique, ni de réduction sensible des mouvements des osselets. Elle fonctionne probablement, mais on ne sait pas comment, ni quel effet cela a sur l'audition du fœtus. Il faudrait réaliser un modèle physique de l'oreille fœtale pour comprendre ce qui se passe.

ÉTIENNE HERBINET :

Peut-on en déduire que, malgré son état aquatique, le fœtus aurait la même sensibilité auditive qu'un prématuré de même âge ?

CAROLYN GRANIER-DEFERRE :

C'est en effet ce que suggèrent les données, mais, pour le savoir, il faudrait pouvoir comparer les seuils auditifs de prématurés et de fœtus du même âge en fonction de la hauteur des sons. Une telle étude, qui ne peut être envisagée que chez l'animal, est en cours aux USA. Actuellement, on sait seulement que les caractéristiques des réponses électriques du cerveau (potentiels évoqués auditifs), enregistrées *in utero* chez le fœtus de cobaye et de mouton, à la suite de stimulations sonores, sont analogues à celles obtenues après césarienne chez le même animal, ou chez un autre animal prématuré du même âge.

Chez l'enfant prématuré, on commence à enregistrer ces réponses électrophysiologiques auditives vers 24 semaines, c'est-à-dire au même âge que les réactions motrices et cardiaques au bruit. Comme chez l'animal, leurs seuils d'évocation diminuent graduellement au cours de la maturation fonctionnelle du système auditif ; ce qui veut dire que l'enfant peut entendre des sons de plus en plus faibles [1].

Ce qui me fait penser que la sensibilité auditive serait analogue chez le prématuré et le fœtus du même âge, c'est qu'il existe la même différence d'intensité entre celles nécessaires pour obtenir certaines réponses chez le prématuré et celles, également nécessaires, pour recueillir les mêmes réponses chez le fœtus. Par exemple, pour provoquer un sursaut, il faut respectivement 80-90 db SPL

1. Ces seuils sont très élevés, environ 75 dB HL, chez le prématuré de 28 semaines ; ils ne sont plus que d'environ 40 dB HL vers 32 semaines et à partir de 35 semaines, ils se situent généralement entre 0 et 10 dB HL, comme chez l'adulte (Uziel, Marot et Germain, 1980). Dans les trois premiers jours qui suivent la naissance, ils sont néanmoins toujours un peu plus élevés, de 10 à 20 dB HL, ce qui s'explique par la présence dans l'oreille de liquide et de mucus non encore écoulés.

et 110-120 dB SPL *ex utero* chez un nouveau-né et chez un fœtus à terme, quel que soit l'état de vigilance ; on obtient principalement une décélération du rythme cardiaque avec un bruit de 65-75 dB SPL chez le nouveau-né et de 90-100 dB SPL chez le fœtus. Cette différence, de 25-30 dB SPL environ dans les deux cas, correspond tout à fait au degré d'atténuation des bruits extérieurs mesurés par Querleu et son équipe (1981) en France.

ÉTIENNE HERBINET :

Comment stimulez-vous l'oreille du fœtus ? A travers le ventre de sa mère, je suppose ?

MARIE-CLAIRE BUSNEL :

Oui, la mère filtre évidemment les stimulations externes. Au cours des recherches effectuées pour définir les modalités de l'audition fœtale, les stimuli sonores sont émis soit avec un haut-parleur placé au-dessus du ventre maternel, soit à l'aide d'un émetteur, tel qu'un casque d'écoute, directement posé sur le ventre. La procédure est en fait différente selon que l'on s'intéresse principalement à la réactivité fœtale, sans se soucier réellement du ou des systèmes qui sont activés, ou bien si on s'intéresse à la seule audition. En effet, lorsque la stimulation est diffusée au contact de l'abdomen maternel, ou si celle-ci contient des fréquences basses, il y a des composantes vibratoires. Celles-ci sont d'une part perçues par la mère et d'autre part peuvent mettre en jeu la sensibilité tactile fœtale, développée dès 3 mois de gestation. On ne peut donc totalement écarter le fait que les réactions fœtales obtenues ainsi aient une origine multiple : auditive, tactile et maternelle. Pour les cliniciens qui souhaitent principalement dépister une souffrance fœtale, une telle réponse composite est intéressante puisqu'elle indiquerait que le fœtus est en bonne santé. Plusieurs équipes, comme celle de Querleu en France, étudient la validité d'un test de stimulation auditive : la présence de réactions motrices, d'accélérations cardiaques, ou de changements globaux du tracé cardiaque qui montrent que l'enfant a changé d'état de vigilance, seraient l'indice d'un bon état général du fœtus. Mais les résultats actuels ne font guère apparaître d'amélioration substantielle du diagnostic fœtal par rapport à d'autres méthodes quand la grossesse fait l'objet d'un suivi régulier.

Pour nous et pour les équipes intéressées par les perceptions auditives fœtales, c'est différent, il faut s'assurer que les réponses proviennent bien de la seule activation du système auditif fœtal. C'est pourquoi tout est mis en œuvre pour éviter que la mère entende la stimulation acoustique donnée au fœtus ; par exemple, on lui fait porter un casque diffusant de la musique de masquage, on place une couverture au-dessus de la source sonore et on évite la diffusion de bruits graves. On peut aussi enregistrer le rythme cardiaque maternel pour vérifier son absence de réactivité au bruit émis.

CAROLYN GRANIER-DEFERRE :

De nombreuses mères s'imaginent que les musiques qu'elles écoutent avec un casque peuvent être transmises par leur corps jusqu'à l'oreille de leur fœtus. Cela ne semble pas possible. En effet, Horner et col. (1987) ont réalisé un tel contrôle chez la femelle de cobaye gestante. A l'aide de méthodes histo-chimiques, il est possible de rendre visible l'activité métabolique du cerveau et repérer ainsi les zones actives, c'est-à-dire celles qui utilisent plus de glucose que d'autres. On a ainsi montré que les régions auditives de fœtus de cobaye et de mouton sont activées quand on émet un bruit fort, aussi bien aigu que grave, près ou sur l'abdomen maternel. Si, au lieu d'envoyer le son par haut-parleur, on place un casque diffusant un bruit fort sur les oreilles d'une femelle gestante de cobaye, les cerveaux des fœtus qu'elle porte ne présentent pas de trace d'une activité auditive liée à cette stimulation.

MARIE-CLAIRE BUSNEL :

De nombreux facteurs modulent les réponses prénatales. Elles dépendent, en effet, de l'âge, de l'état de santé et de l'état de vigilance du fœtus mais aussi de facteurs maternels (comme certains médicaments, peut-être même l'état émotionnel de la mère, et son activité précédant l'examen). Ainsi, on a pu démontrer que les réactions sont beaucoup plus fortes lorsque le fœtus est en sommeil agité, où il bouge beaucoup, et plus faible en sommeil calme. Il serait probablement plus réactif pendant les moments de veille ; mais cet état est difficile à différencier car il ne dure que quelques minutes dans un cycle sommeil-veille complet, qui est de 90 minutes environ près du terme. Mais les différences de réactivité selon l'état de vigilance fœtal ne s'observent que pour des sons de faible ou de moyenne intensité. Dès que l'on émet des bruits de 110 dB SPL ou plus *ex utero,* il réagit fortement quel que soit son état de vigilance.

Les paramètres physiques de la stimulation sonore modulent les réponses fœtales de la même manière que chez le nouveau-né à terme ou prématuré. L'efficacité de la stimulation est fonction de son intensité, de sa durée, probablement de la rapidité de l'attaque, de sa hauteur et de la largeur de sa bande de fréquences. Par exemple, les sons purs sont moins efficaces que les bruits.

JEAN-PIERRE LECANUET :

Avec des intensités sonores modérées, et en particulier lors de périodes de sommeil calme, on a remarqué que le fœtus ne manifestait ni mouvement ni accélération du rythme cardiaque, mais des ralentissements transitoires de ce rythme. Nous utilisons cette réaction comme indice de perception et même de discrimination, dans des paradigmes expérimentaux particuliers, pour étudier si le fœtus perçoit des différences entre les sons auxquels il est exposé.

ÉTIENNE HERBINET :

Dans notre pratique obstétricale, nous observons, en enregistrant quotidiennement des rythmes cardiaques de fœtus, que leurs mouvements s'accompagnent d'une accélération cardiaque. Les ralentissements sont parfois un signe d'« inconfort » fœtal.

CAROLYN GRANIER-DEFERRE :

Les décélérations que nous observons sont de courte durée, de quelques secondes à une dizaine, et de faible amplitude, environ 10 battements/minute. Chez le nouveau-né et le nourrisson, elles sont principalement mises en évidence lors des périodes d'éveil. Pour beaucoup d'auteurs, l'accélération cardiaque caractérise une réaction de défense à des stimulations soudaines et fortes et des décélérations de courte durée représentent un réflexe dit « d'orientation », indice d'une réaction d'attention, que l'on enregistre principalement pour des stimuli nouveaux et d'intensités modérées. Cette interprétation a pu être remise en question, mais elle est la plus courante.

QU'ENTEND-IL ?

ÉTIENNE HERBINET :

Si l'on résume ce que vous venez de dire, les réactions cardiaques et motrices du fœtus à des stimuli acoustiques indiquent clairement qu'il est capable d'entendre dès 6 mois de gestation, et peut-être même 5 mois...

Mais qu'entend-il au juste ? Dans quel univers sonore se développe-t-il ? Les bruits internes sont-ils assourdissants ? Les bruits extérieurs sont-ils très transformés par la traversée du ventre maternel ?

MARIE-CLAIRE BUSNEL :

Il y a bien filtrage et aussi un certain masquage des bruits extérieurs. Cela dépend de leur hauteur [1], mais la plupart des bruits d'une intensité moyenne ou forte passent bien *in utero,* et sont tout à fait reconnaissables par une oreille adulte. On le sait grâce aux enregistrements réalisés en plaçant un hydrophone, ou un tout petit microphone, dans le vagin ou dans l'utérus au moment de l'accouchement, après rupture de la poche des eaux. Il faut, en effet, tenir compte à la fois de l'*atténuation* des bruits externes par les tissus maternels (plus ils sont aigus, plus ils sont atténués) mais aussi de leur *masquage* par les bruits internes : bruits des activités cardio-vasculaire et digestive de la mère, ceux du placenta.

CAROLYN GRANIER-DEFERRE :

On a longtemps cru que les *bruits intra-utérins* étaient extrêmement intenses, de l'ordre de 90 dB SPL, donc d'une intensité telle qu'ils devaient masquer la plupart des bruits extérieurs. En fait, lorsque Querleu et son équipe ont réalisé des mesures d'intensité en fonction des bandes de fréquences, ils ont montré que ce sont les composantes les plus graves du bruit intra-utérin (inférieures à 70 Hz), c'est-à-dire des bruits auxquels l'oreille humaine est très peu sensible, qui ont l'intensité la plus élevée. Selon les estimations récentes (Versyp, 1985), le niveau global du bruit intra-utérin est d'environ 30 dB SPL et son spectre va de quelques Hz à 700 Hz. Le niveau sonore diminue progressivement des composantes les plus graves à celles plus aiguës, il est d'environ : 65-80 dB SPL en dessous de 70 Hz, de 20 à 30 dB de 70 à 500 Hz et pas plus de 10 dB au-delà. L'intensité comprend des variations rythmées par le cœur maternel.

L'atténuation des *bruits extérieurs* provient principalement du fait que les ondes sonores sont en grande partie réfléchies par l'abdomen maternel, surtout les aigus. La perte d'énergie liée au franchissement des tissus est très

1. Voir l'encadré p. 151.

faible [1]. Les aigus sont donc plus faiblement représentés *in utero* que les basses. Par contre, l'amélioration des techniques d'enregistrement et d'analyse a permis de déterminer que de nombreux bruits de la vie quotidienne se retrouvent *in utero,* en particulier la plupart des composantes de la voix (Versyp, 1985), et ils devraient pouvoir être perceptibles par l'oreille de fœtus du 8ᵉ et 9ᵉ mois.

Les enregistrements intra-utérins effectués ces dernières années avec un appareillage de plus en plus perfectionné sont d'une qualité étonnante. La musique est bien transmise, quoique les fréquences les plus élevées soient très atténuées, ce qui donne l'impression d'entendre une radio fonctionnant dans une pièce voisine, ou un gramophone en mauvais état. Les voix humaines sont identifiables et on peut même différencier chaque locuteur d'une conversation. La voix masculine émerge moins bien du bruit de fond que la voix féminine, puisqu'elle est plus grave et donc plus proche du spectre de ce bruit de fond qui le masque. Cependant, si on entend bien les voix, on comprend mal ou pas du tout ce qui est dit.

ÉTIENNE HERBINET :

La voix maternelle est-elle plus intelligible que les autres voix ?

MARIE-CLAIRE BUSNEL :

Pour avoir une idée de l'intelligibilité de la parole *in utero,* nous avons fait en 1979 des enregistrements intravaginaux ; à l'époque, nous n'avions pas les moyens technologiques de réaliser un enregistrement intra-amniotique. Le microphone était entouré d'eau pour se rapprocher des conditions de la grossesse. Ces conditions approximatives conservent leur intérêt puisque en fin de

1. Querleu et son équipe (1981 ; 1985) ont mesuré une atténuation de seulement 2 dB SPL à 250 Hz, 14 dB SPL à 500 Hz et de 20 dB SPL à 1 000 Hz. Les mesures posent des problèmes pour les aigus, mais l'atténuation ne dépasserait pas 40 dB pour l'ensemble des fréquences audibles audessus de 5 000 Hz.

grossesse l'enfant a la tête en bas et à proximité du vagin. Nos résultats concernant l'atténuation des fréquences pures, du bruit blanc et des voix sont similaires à ceux des équipes ayant placé un micro *in utero.*

Ces enregistrements ont montré que la parole ainsi recueillie n'a qu'une très faible intelligibilité pour un auditeur adulte ; par exemple, un texte lu à haute voix par la mère est incompréhensible, mais certains mots simples, isolés et bien articulés, comme « papa », « maman », « bonjour », « Ursule », peuvent être reconnus par des auditeurs non avertis. On retrouve parfaitement certains traits prosodiques comme le rythme et l'intonation de la voix, en revanche, le timbre est très transformé du fait de la disparition des composantes aiguës comme on vient de le voir. La voix enregistrée de la mère, diffusée avec un haut-parleur au-dessus de l'abdomen, est moins déformée et plus intelligible que lorsqu'elle parle à voix haute, cela est peut-être dû à son mode de transmission particulier. Par contre, la voix chantée et l'opéra enregistré sont moins déformés et gardent une grande partie de leur musicalité.

Les séquences intra-amniotiques enregistrées depuis par Querleu, Renard et Versyp (1981, 1985) ont confirmé ces données tout en les précisant. L'émergence du bruit de fond intra-utérin de la voix maternelle, parlée à 60 dB SPL, est de 24 dB ; ce qui est supérieur à celle des voix extérieures, féminine et masculine, qui est de 12 à 16 dB SPL lorsqu'elles sont également émises à 60 dB. Lorsque le micro est placé loin du placenta, qui est bruyant, des auditeurs adultes reconnaissent en moyenne 30 % des phonèmes appartenant à des listes de mots – signifiants ou non – utilisées en audiométrie. Certaines voyelles sont mieux reconnues que d'autres, le « i » et le « a » par exemple. De plus, la courbe mélodique de séquences de paroles, prononcées avec une forte intonation, est entièrement préservée.

JEAN-PIERRE LECANUET :

Il faut rappeler que toutes ces mesures sont effectuées après une perte non évaluée de liquide amniotique ; les mesures effectuées ne sont donc qu'approximatives.

Néanmoins, des enregistrements de longue durée (parfois plus de 24 heures) réalisés chez la chèvre et la brebis, avec un microphone placé à demeure *in utero,* près de l'oreille fœtale, et sans perte de liquide, donnent des résultats semblables. Avec B. Gautheron, dans une étude en cours chez la brebis, nous mesurons environ 6 dB SPL d'atténuation par octave au-dessus de 400 Hz. D'autre part, nos résultats suggèrent que les sons très aigus (plus de 8 000 Hz) résonnent dans la cavité utérine et que leur intensité s'en trouve augmentée, au point de devenir plus forte qu'*ex utero.*

MARIE-CLAIRE BUSNEL :

Un problème important, qui n'a pas encore été abordé, est celui de l'impact sur le fœtus des bruits intérieurs de la mère. Ce sont des bruits permanents et on peut supposer que le fœtus ne les « entend plus » car ils font partie de son environnement sonore habituel. Ils constituent vraisemblablement un bruit de fond qui ne l'empêcherait pas d'entendre des bruits extérieurs, même d'intensité peu élevée, comme cela se produit chez les habitants des bords de mer qui ne perçoivent plus le bruit des vagues.

D'autre part, à propos du masquage, on sait qu'en milieu aérien, un signal sonore d'un niveau inférieur à celui du bruit de fond peut cependant être perçu lorsqu'il est inhabituel ou présente une signification particulière pour l'individu récepteur. On l'a appelé « cocktail-party-perfect » parce que dans un cocktail, où le bruit de fond constitué de toutes les voix est important, si quelqu'un, à l'autre bout de la pièce, dit par exemple : « Herbinet est un... », vous, Herbinet, l'entendrez sans doute. Il est possible que ce phénomène puisse se manifester chez le fœtus, encore qu'il ne soit pas prouvé que ses capacités perceptives le permettent.

ÉTIENNE HERBINET :

Vous nous avez montré que le fœtus était capable d'entendre ; vous avez précisé ce qu'il y avait à entendre *in utero,* de sa mère et de l'univers extérieur... Maintenant, une question se pose : Les stimulations sonores prénatales jouent-elles un rôle dans le développement de la fonction auditive, comme cela a été observé après la naissance dans le domaine visuel [1] ?

CAROLYN GRANIER-DEFERRE :

On commence seulement à explorer les conséquences possibles de cette audition prénatale et le problème que vous évoquez rejoint celui, plus général, de l'influence de stimulations, et donc des effets de l'expérience, sur un système sensoriel en cours de développement.

Chez l'homme, on sait peu de chose. L'essentiel des recherches concerne l'animal et les effets de privations auditives qui apportent des informations indirectes sur le rôle joué par les stimulations « normalement présentes » dans l'environnement du sujet. Elles montrent la nécessité d'un certain apport en stimulations sonores, pendant la maturation, pour que les structures anatomiques, cellulaires et le fonctionnement du système auditif se développent normalement.

Chez plusieurs espèces animales, mammifères et oiseaux, on a observé que la privation auditive entraîne une réduction du développement et provoque des anomalies cellulaires dans les différentes structures auditives du cerveau, des modifications de leurs réponses électrophysiologiques et comportementales à des stimulations sonores. La plupart mettent en évidence un retard ou des déficits dans le développement fonctionnel, tels qu'une diminution de la sensibilité auditive ou des capacités à différencier des structures acoustiques complexes. Toutes les conséquences de ces privations auditives n'ont pas

1. Voir É. Vurpillot, p. 75.

encore été systématiquement étudiées, mais on sait que pour certaines fonctions, il est nécessaire de placer l'individu avant la fin d'une période sensible dans une ambiance sonore normale, sinon il ne retrouverait pas intégralement ces capacités. C'est le cas, par exemple chez certaines espèces, de la faculté de s'orienter et de localiser les sources sonores.

Contrairement au domaine visuel, il existe peu de travaux sur l'effet, au cours du développement de la fonction auditive, de l'exposition à un milieu enrichi en stimulations acoustiques d'un type particulier. Celle-ci exerce dans certains cas un effet de facilitation ou d'orientation du développement des capacités de discrimination ; c'est ce qu'a montré par exemple Gottlieb (1971 ; 1978) au travers de longues séries d'expériences chez le caneton au cours de sa vie embryonnaire. Mais il est encore trop tôt pour tirer des conclusions générales, on peut seulement dire que chez une espèce donnée et dans un cadre expérimental spécifique, on obtient tel ou tel effet. Cela dépend de très nombreux facteurs, comme l'espèce animale considérée, la période de développement, la durée et la nature de la stimulation acoustique.

ÉTIENNE HERBINET :

Les stimulations auditives sont donc nécessaires au développement de la fonction auditive et même des organes correspondants, comme c'est le cas pour les autres sens que nous avons vus. Mais, outre cet effet, peut-on dire qu'entendre avant la naissance permet déjà une certaine communication avec le monde extérieur, permet déjà de se préparer à s'adapter à ce monde ?

JEAN-PIERRE LECANUET :

Une première observation que l'on peut faire est relative à la diminution, suivie de la disparition des réponses cardiaques et motrices, initialement provoquées, par la présentation répétée de bruits de forte intensité. Dans nos études, cette diminution de réactivité s'observe dès la troisième stimulation, la réponse motrice s'atténuant avant la réponse cardiaque [1].

Cette disparition de la réponse, qu'on appelle « habituation », et qui est une forme élémentaire d'apprentissage, s'observe également pour les décélérations du rythme cardiaque. On se sert de cette capacité pour repérer si l'enfant est capable de discriminer, par exemple, deux sons. En effet, lorsqu'une première stimulation n'a plus d'effet, on en émet une autre, différente, et s'il y réagit, par exemple par une nouvelle décélération, on considère qu'il a su distinguer un stimulus de l'autre. Avec cette méthode, on a pu montrer que le fœtus proche du terme était capable de discriminer deux voix, l'une très grave et l'autre aiguë, et des sons complexes, par exemple BA de BI. Nous poursuivons ces recherches avec d'autres sons complexes.

MARIE-CLAIRE BUSNEL :

Cette capacité d'habituation a permis de montrer que l'animal nouveau-né avait mémorisé des éléments de sa vie utérine. Il existe quelques exemples chez des mammifères dont l'audition fonctionne *in utero,* mouton et cobaye. Margaret Vince (1979) a mis en évidence, non pas une habituation à court terme, mais une adaptation qui se poursuit après la naissance. Par exemple, l'exposition de cobayes, jeunes ou adultes, à des cris de poules Batam entraîne habituellement une forte réaction de stress, l'animal sursaute, s'immobilise ou fuit et l'on peut enregistrer une modification significative de son rythme cardiaque. Cependant, lorsqu'on expose quelques minutes quotidiennement des femelles gestantes à ce cri, ces réponses ne s'observent plus que très faiblement chez leurs nouveau-nés et disparaissent dès la première audition postnatale de ce cri. Cette rapidité d'habituation, qui n'a pu être acquise qu'au cours de la vie prénatale, ne

1. La rapidité de cette diminution dépend de l'intensité du bruit, de sa hauteur, de la durée de l'intervalle entre les émissions sonores et de l'état de vigilance fœtale. En sommeil calme, état où le fœtus fait peu de mouvements spontanés, elle disparaît plus vite qu'en période de sommeil dit agité.

s'observe pas chez les nouveau-nés contrôles, n'ayant pas été préalablement exposés à ces cris.

CAROLYN GRANIER-DEFERRE :

Chez l'homme, il existe une observation un peu comparable, celle d'Ando et Hattori (1970) à Itami, ville en bordure de l'aéroport d'Osaka qui est survolée à très basse altitude par les gros avions de ligne. Certains nourrissons sont réveillés à chaque passage, d'autres continuent de dormir. Une enquête a montré que cette différence était liée à la période au cours de laquelle les futures mères avaient emménagé à Itami : 50 % des enfants dont les mères sont arrivées à Itami après le cinquième mois de grossesse se réveillent et pleurent au passage des avions, cette proportion tombe à 13 %, et moins si les mères s'étaient installées avant.

Des mesures physiologiques (électroencéphalogramme, vasoconstriction des vaisseaux périphériques) réalisées au domicile des bébés ont confirmé ces premiers résultats (1977). Lorsqu'un bruit de Boeing 727 était diffusé près de leur tête à 80 dB SPL, les enfants se réveillaient, sauf ceux dont les mères s'étaient installées à Itami avant 5, 6 mois de grossesse. Leur moindre réactivité apparaît comme très spécifique au bruit d'avion. En effet, une séquence musicale, avec des fluctuations de niveau et un spectre de fréquences analogues à ceux du bruit d'avion en réveille la plupart. D'après les auteurs, l'habituation au bruit d'avion des uns, et la sensibilité des autres, ont pour origine celles des mères, en fonction de la durée de leur séjour préalable à Itami. Cependant, les résultats suggèrent également une adaptation au bruit des enfants eux-mêmes, adaptation très probablement en partie acquise pendant la période prénatale, comme les jeunes cobayes étudiés par M. Vince.

ÉTIENNE HERBINET :

N'y aurait-il pas une troisième hypothèse qui impliquerait, elle aussi, l'influence maternelle mais avec, cette fois-ci, une origine postnatale ? Les mères, selon la date de leur arrivée et leur habituation au bruit, seraient plus ou moins stressées par le passage d'un avion. Or, il semble bien que les états de tension ou de détente de la mère soient fortement ressentis par le nourrisson au cours des soins et que ses pleurs puissent être en relation avec les réactions maternelles. Si chaque passage d'avion entraîne chez elle une tension désagréable et que l'enfant la perçoive, cela devrait finir par créer un conditionnement : le passage d'un avion serait ou ne serait pas associé à une impression d'insécurité.

MARIE-CLAIRE BUSNEL :

C'est possible ; cependant les travaux de Vince, que nous venons d'évoquer, montrent bien qu'une exposition répétée à un bruit, au cours de la vie prénatale, est suffisante pour transformer le comportement postnatal. Avec Carolyn Granier-Deferre, nous avons mené plusieurs expériences chez la souris pour annuler justement les effets maternels. Dans ce but, nous avons utilisé des souriceaux entendants issus de mères génétiquement sourdes. Ces expériences, qui sont postnatales, montrent que des souriceaux entendants, de même niveau de développement auditif que les fœtus humains au cours de la période prénatale, s'habituent très bien à un environnement très bruyant, mais non traumatique pour l'oreille. Cette adaptation est d'autant plus forte qu'ils ont été élevés précocement dans ce milieu, avant ou au moment de la mise en route de la fonction auditive. Nous avons vérifié que leurs seuils auditifs étaient normaux.

CAROLYN GRANIER-DEFERRE :

Chez l'homme c'est principalement un ensemble d'observations indirectes qui suggèrent l'existence d'un apprentissage intra-utérin. Ces observations concernent des stimuli auxquels est naturellement, et de manière très privilégiée, soumis le fœtus : bruits intra-utérin, cardiaque et voix de la mère, c'est-à-dire tous les bruits maternels.

On connaît bien les observations du Pr Murooka, car

elles ont donné lieu à un disque célèbre réalisé avec les bruits intra-utérins. Il a été commercialisé au Japon, puis aux USA, où il a été vendu au rythme de cent par jour [1].

A l'origine, Murooka (1976) avait eu l'idée de tester l'efficacité clinique de l'émission de ces bruits pour calmer ou endormir des nourrissons. Ses résultats, obtenus sur des nouveau-nés de moins de 15 jours, montrent un effet significatif des bruits intra-utérins, de même que d'autres bruits présentant des caractéristiques analogues : basses fréquences, avec une composante plus aiguë et une variation rythmée de l'intensité. 20 à 30 minutes d'émission des bruits intra-utérins, à 80 phones, entraînent un arrêt des pleurs et des mouvements chez 86 % des nouveau-nés, avant la tétée. Dans 30 % des cas, ils provoquent l'endormissement (contrôlé par un électroencéphalogramme) en un temps moyen de 46 secondes pour le sommeil léger, 16 minutes pour le sommeil paradoxal.

On a aussi fait beaucoup de publicité sur l'effet calmant des bruits du cœur, alors, qu'en fait, il est difficile de tirer une conclusion claire des différentes recherches entreprises ; leurs résultats sont passablement contradictoires et dépendent à la fois de l'intensité et de la durée de l'exposition - les effets sont plus sensibles sur des périodes d'exposition courtes plutôt que longues, plusieurs heures voire plusieurs jours - et de la qualité de l'enregistrement cardiaque [2].

Tout a commencé avec les observations de Salk (1960 ; 1962), qui a montré que le bruit cardiaque réduisait les pleurs et favorisait la prise de poids des nouveau-nés. Ainsi, 70 % de ceux exposés au bruit cardiaque dans une nursery ont présenté, au bout de 4 jours, une augmentation de poids de 40 grammes en moyenne alors que seuls 30 % des nouveau-nés non stimulés avaient gagné du poids. Les enfants pleuraient moins souvent pendant cette diffusion et, comme la quantité de nourriture ingérée par les deux groupes était identique, c'est à

1. *Sunday Time,* mai 1979.
2. Par exemple, dans l'étude de Murooka, 36 % des bébés ont été apaisés par le bruit du cœur ; mais cet effet n'est pas significatif puisque 25 % des bébés non exposés à ce bruit s'arrêtent spontanément de pleurer dans le même temps. Le bruit intra-utérin global apparaît donc comme beaucoup plus efficace.

l'effet apaisant du bruit cardiaque que Salk a attribué la prise de poids du groupe stimulé. En revanche, un bruit de cœur accéléré, 128/minute, provoquait une augmentation des pleurs et une réduction du temps de sommeil.

JEAN-PIERRE LECANUET :

On a rapproché ces résultats humains de ceux de nombreuses études ethologiques chez l'oiseau qui montrent que l'embryon peut développer une préférence, parfois hautement sélective, et mesurable après l'éclosion, pour une stimulation acoustique à laquelle il a été régulièrement exposé pendant les derniers jours d'incubation (Gottlieb, 1965, 1978 ; Guyomarc'h, 1974). Cette préférence, qui se manifeste par un comportement d'approche vers la source sonore, peut concerner aussi bien des stimuli artificiels que des stimuli naturels à l'égard desquels l'oiseau a développé ce que l'on appelle une empreinte, au sens où il s'agit d'un apprentissage par simple exposition à une stimulation sensorielle.

MARIE-CLAIRE BUSNEL :

C'est l'occasion ici d'attirer l'attention sur le fait qu'il n'est peut-être pas inoffensif d'exposer fréquemment des nouveau-nés à terme au bruit du cœur comme aux bruits intra-utérins. On a d'ailleurs évoqué tout à l'heure les disques commercialisés dans certains pays ; à ma connaissance, pas ou peu en France, heureusement ! Ce domaine est encore en pleine étude, et il est difficile de présumer des conséquences qu'il y a à exposer souvent un nouveau-né, qui vient de sortir de l'ambiance utérine, à un bruit appartenant au passé, ce qui peut éventuellement induire un état régressif. Les effets psychologiques de ces pratiques ne peuvent être évalués à ce jour.

D'autres auteurs ont cherché si la voix maternelle avait une influence favorable sur le développement des nouveau-nés, en particulier des prématurés en isolette, mais les données ne permettent pas là non plus de conclusions claires. Par exemple, Malloy (1975) a stimulé des prématurés de 180 à 230 jours, 5 minutes, 6 fois/jour, soit avec de la musique, soit avec la voix maternelle. Avec la voix, elle a obtenu un effet à court terme : les enfants ont pris significativement plus de poids les premiers jours de stimulations, la durée d'hospitalisation a été sensiblement raccourcie bien que leurs scores à l'échelle de développement de Bayley n'étaient pas plus élevés que ceux des sujets contrôles.

Les prématurés sont à la fois sur-stimulés par les interventions médicales, par la lumière et le bruit qui les entourent constamment, et sous-stimulés pour les gestes, les prises dans les bras et les paroles qui accompagnent la vie normale d'un bébé, mais qui sont souvent considérés comme difficilement compatibles avec les nécessités hospitalières. Cette situation paradoxale a intéressé de nombreux chercheurs qui ont essayé d'apporter au prématuré quelques stimulations additionnelles. Au service de réanimation néonatale de Port-Royal, nous avons montré avec Christine Moser que diverses musiques calmaient les bébés et leur permettaient de trouver un sommeil calme quelquefois difficile à obtenir. Certains services de néonatologie diffusent systématiquement, quelques heures par jour, de la musique douce pour endormir les bébés. Mais des résultats chiffrés sur des travaux scientifiquement conduits sont encore nécessaires. A mon avis, dans le futur, se multiplieront les maternités, qui, comme celle de l'étude d'Als (1986), au Children's Hospital de Boston, utilisent des multi-stimulations douces, tactile, motrice, vestibulaire (balancement dans un hamac), auditive, avec la diffusion de musiques et surtout de la voix maternelle. Als a montré que les prématurés, même de très petit poids, ont ainsi moins de séquelles motrices et psychologiques. La récente thèse de Helders, en Hollande (1989), confirme l'intérêt de ces multi-stimulations pour l'amélioration de la croissance et de l'état physiopathologique des grands prématurés.

Bien sûr, toutes ces stimulations, si bénéfiques soient-elles, ne peuvent remplacer la relation maternelle directe avec l'enfant [1] et ne sauraient être administrées en dehors d'elle, comme une technique qui pourrait se substituer

1. Voir à ce propos : E.R. Sanabrio, « A l'autre bout du monde, accueillir le prématuré », in : *Un enfant prématurément,* Stock, Paris, 1983.

à la présence maternelle, les trop rares expériences de chambre commune mère-prématuré le montrent [1]. Cependant, dans les services réclamant une haute technicité, tels que le sont les centres de réanimations néonatales, les parents ne peuvent être présents à tout moment. La diffusion de musiques, ou de la voix maternelle, peut alors combler partiellement une certaine absence relationnelle.

ÉTIENNE HERBINET :

Vous nous avez parlé de musiques diffusées dans des couveuses... Nous rapportons dans ce livre le travail de Feijoo qui utilisait du Prokofiev avec les futures mères. Existe-t-il d'autres travaux sur l'apprentissage prénatal de certaines musiques?

JEAN-PIERRE LECANUET :

Il existe peu de preuves directes d'apprentissages prénataux. Elles existent, mais chez l'animal principalement : chez le poussin, comme nous l'avons vu brièvement, et aussi chez le rat dans le domaine olfactif. Dans le domaine auditif et chez l'homme, il y a peu de données fiables avec de la musique ou d'autres bruits externes. Par exemple, il n'existe que de rares, et déjà très anciennes, expériences de conditionnement fœtal. Ainsi, Ray (1932), puis Spelt (1948), auraient réalisé un conditionnement classique chez des fœtus de 8 et 9 mois en associant un stimulus vibratoire, qui au départ ne provoquait pas de réactions motrices, avec un bruit d'intensité élevée comme stimulus inconditionnel.

1. A titre d'exemple, citons le cas de ce bébé prématuré qui avait passé plusieurs semaines sous respirateur. Lorsqu'il avait acquis des capacités respiratoires normales, le personnel soignant a débranché le respirateur. Cependant, chaque fois que l'on retirait le tube du respirateur, devenu inutile, l'enfant faisait un malaise. Ce problème a disparu lorsque sa mère l'a tenu dans ses bras.

MARIE-CLAIRE BUSNEL :

C'est pourquoi, l'étude exploratoire de Feijoo, avec *Pierre et le Loup* de Prokofiev, m'a paru très importante. Je passe sur ses résultats, qu'il rapporte dans ce « Cahier ». Tout récemment, une étude irlandaise de Hepper, avec malheureusement seulement 7 enfants, tendrait à confirmer que les bébés peuvent être sensibilisés *in utero* à des séquences musicales. Il s'agit ici de celle du générique du feuilleton préféré de leur mère, *Neighbours*, diffusé quotidiennement. La rediffusion de ce générique, 4, 5 jours après la naissance, apaise les pleurs de tous les nouveau-nés exposés prénatalement, et 6 sur 7 passent dans un état de veille attentive ; elle apaise néanmoins la moitié des enfants du groupe contrôle, mais 2 seulement semblent attentifs à la stimulation. On rapporte de nombreuses anecdotes de ce type, mais il existe, en fait, très peu de données expérimentales.

CAROLYN GRANIER-DEFERRE :

Ce passage d'un état de veille agitée, avec pleurs, à un état de veille calme (état 4, selon la terminologie de Brazelton) dans lequel l'enfant paraît tout à fait sensible et attentif aux stimuli de l'environnement, rappelle à la fois les observations de Feijoo avec *Pierre et le Loup* et celles de M.L. Aucher [1] avec les bébés de mères qui participent à des groupes de chant pendant leur grossesse. Dans ces exemples, les réactions sont en partie différentes de celles observées avec le bruit cardiaque ou les bruits intra-utérins pour lesquels l'apaisement est suivi en général d'un assoupissement [2].

1. Voir Marie-Louise AUCHER, pages 187 et suiv.

2. Je voudrais préciser ici que, pour qu'il y ait apprentissage au cours de la période prénatale, il faut tout d'abord que le son passe sans trop d'atténuation et que l'on soit à une période de développement au cours de laquelle l'oreille fœtale soit suffisamment sensible (8ᵉ et 9ᵉ mois), qu'il y ait une répétition suffisante de la séquence sonore et enfin, que celle-ci soit isolable par le fœtus du bruit de fond, c'est-à-dire identifiable comme une séquence sonore distincte. Ces conditions ne sont pas fréquemment réunies dans la vie quotidienne. De plus, on possède encore peu d'informations directes sur les possibilités de codages fins des paramètres de la stimulation du fœtus et sur ses capacités d'identification et de discrimination selon son

JEAN-PIERRE LECANUET :

Nous avons encore peu de données expérimentales sur l'apprentissage prénatal car il existe peu d'indices comportementaux utilisables pour interroger le bébé. La procédure d'apaisement semblait une méthode simple mais elle comporte, en fait, beaucoup de difficultés de mise en œuvre et d'interprétation. Nous voyons régulièrement des mamans qui ont tenté de sensibiliser leurs futurs bébés à des musiques, ou à leur instrument de musique préféré, mais elles sont souvent déçues de leurs effets. Nous-mêmes avons essayé sur des dizaines de bébés de 3 jours, sans obtenir de données claires.

En fait, les états comportementaux se succèdent assez régulièrement et, par exemple, selon l'état de l'enfant au moment du test – et la durée depuis laquelle l'enfant était dans cet état avant le test – il va passer soit dans un état de réactivité plus grande soit dans un état de moindre vigilance. De plus, certains enfants s'apaisent plus ou moins facilement, cette variabilité a été bien démontrée avec l'échelle de Brazelton. Diverses stimulations peuvent exercer un effet apaisant, un effet indépendant de leur présence dans l'environnement prénatal.

Pour ces raisons, la plupart des travaux actuels utilisent une procédure fondée sur le conditionnement de la succion non nutritive du bébé. Il peut en effet apprendre à modifier la structure de son rythme de succion d'une tétine si cela déclenche un bruit plutôt qu'un autre. Dans cette situation, il apprend, d'une part, que l'audition d'un bruit est en relation directe avec son comportement de succion, d'autre part, que le bruit entendu dépend de la durée de ses pauses entre les bouffées de succion.

Avec cette procédure, qui permet d'évaluer la préférence, De Casper et Spence (1982) ont montré que les bébés de 3 jours préféraient une comptine que leurs mères avaient lue quotidiennement, à voix haute, pendant les 6 dernières semaines de leur grossesse. Les enfants déclenchent significativement plus souvent la

degré de développement. Tout cela réclame une certaine capacité mnésique et d'organisation des perceptions ; or, comme beaucoup de structures du système nerveux central sont encore en développement, ces capacités sont probablement encore réduites par rapport à celles d'un nourrisson de quelques mois (C.G.-D.).

diffusion de cette histoire que celle d'une autre comptine. Les sujets contrôles ne manifestent pas de préférence spontanée pour l'une ou l'autre des deux histoires. Satt (1984) a obtenu des résultats similaires avec des berceuses.

C'est aussi avec cette méthode, et des variantes de celle-ci, que DeCasper et Fifer (1980 ; 1981) ont montré que les nouveau-nés de moins de 3 jours (aucun d'eux n'avait passé au préalable plus de 12 heures en compagnie de sa mère) préfèrent la voix de leur mère à une voix féminine étrangère. Moon et Fifer (1986) ont également montré que les bébés préféraient la voix maternelle telle qu'elle est enregistrée *in utero.* Ce résultat n'a pas été retrouvé par Spence et DeCasper (1986) mais leur version de la voix maternelle était différente de celle de Moon et Fifer. Ces derniers avaient en effet mixé la voix maternelle avec le bruit cardiaque, ce qui a dû augmenter ses qualités attractives.

MARIE-CLAIRE BUSNEL :

De Casper n'a pas observé de préférence pour la voix paternelle par rapport à d'autres voix masculines ; et ce, bien que le bébé soit tout à fait capable de les distinguer. Il a retrouvé cela malgré une familiarisation postnatale de 10 heures avec la voix du père avant le test. C'est probablement l'insuffisance d'expérience prénatale avec cette voix qui explique ce résultat. En effet, les travaux préliminaires de Feijoo suggèrent que la voix du père, disant quotidiennement au bébé une même phrase avant la naissance, arrête ses pleurs après la naissance et le détend, alors qu'une phrase différente n'a pas d'effet.

CAROLYN GRANIER-DEFERRE :

Quand on pense aux capacités très fines de discrimination auditive du nouveau-né, en particulier dans le domaine du langage, et à certains des résultats que nous avons obtenus chez le fœtus, on peut aussi considérer que cette exposition prénatale aux sons de la parole, en tout cas à certaines de ses caractéristiques prosodiques, entraîne non seulement une familiarisation mais une sensibilisation aux sons du langage qui contribue à expliquer des performances que l'on observe après la naissance. Ainsi, l'intonation, le rythme de la voix, jouent probablement un rôle important dans la reconnaissance de la voix maternelle, comme dans le cas des comptines que nous avons déjà évoquées ; les aspects mélodiques d'un texte sont en effet transmis *in utero* presque sans modification. Cette familiarisation prénatale pourrait aussi expliquer des résultats récents de l'équipe de Melher (1988). Ils ont mis en évidence que les bébés de quatre jours, comme ceux de deux mois, discriminent le français du russe, ou l'anglais de l'italien, *à condition toutefois qu'une des deux langues soit leur langue maternelle.* Les enfants, à qui l'on propose deux langues étrangères, lors de l'expérience de discrimination, sont incapables de les distinguer. A 4 jours, les enfants manifestent également une préférence pour leur langue maternelle. Avec des voix filtrées (au-dessus de 400 Hz), pour ne conserver que les composantes basses de la voix, soit principalement l'organisation prosodique du texte lu, les mêmes résultats sont obtenus.

Il me semble également que les stimulations prénatales peuvent contribuer au développement des capacités qu'ont les nouveau-nés d'effectuer, comme les adultes, des distinctions acoustiques très fines. En se fondant sur des données obtenues chez l'animal, on peut imaginer qu'elles participent, d'une part, au développement des processus de traitement du signal par l'appareil auditif périphérique (entre autres à l'ajustement des récepteurs sensoriels pour les sons du langage) et, d'autre part, à la construction de ces capacités de perception.

Ainsi, le fœtus, à partir d'un certain niveau de développement de son système nerveux, serait capable d'une certaine organisation de ses sensations sonores qui lui permettrait d'isoler et donc de différencier des stimulations telles que des sons de parole.

Chez l'adulte on connaît l'importance de l'éducation de l'oreille, donc de l'expérience auditive dans le domaine de la musique et de l'identification des sons des langues. Il semble qu'il en soit de même chez le nourrisson. Oller et Eilers (1988) ont tout récemment montré que, contrairement aux idées reçues, les nourrissons malentendants ne babillaient pas comme les entendants, et que cette différence était liée à un apprentissage auditif. Certaines capacités de discriminations phonétiques présentes chez le nourrisson de moins de deux mois dépendraient également d'un apprentissage préalable, c'est ce que semblent montrer certains travaux. Malheureusement, dans ce domaine, il est encore difficile d'avoir une idée précise puisque les effets de l'expérience auditive dans le développement des capacités de discrimination auditive ont été très peu explorés. Cependant, on conçoit qu'un fœtus proche du terme puisse bénéficier des stimulations auditives intra-utérines pour développer certaines compétences perceptives, comme il le fera une fois né.

JEAN-PIERRE LECANUET :

On peut ici évoquer un autre aspect formateur de l'exposition prénatale à la voix maternelle. Si, comme le suggèrent ces études, le nouveau-né de quelques heures peut « reconnaître » la voix maternelle à partir d'éléments acoustiques de cette voix entendue *in utero,* on peut supposer que cela exercera un effet positif sur l'établissement de la relation mère-enfant dès cette période.

En effet, on peut penser que le bébé va associer à ces éléments acoustiques familiers d'autres composantes, gusto-olfactives, visuelles, tactiles... de la mère, à l'égard desquels il va exprimer les mêmes réactions positives qu'à la voix ou aux odeurs maternelles. Ces réactions auront un effet stimulant du comportement de soin maternel, augmentant à nouveau les occasions d'apprendre d'autres caractéristiques de la mère.

Certes, il ne s'agit que d'une hypothèse, parmi d'autres, concernant le développement du lien filial. L'état actuel des recherches sur ces questions montre qu'il n'est pas possible de décider de l'importance des effets de cette continuité sensorielle transnatale dans la formation de ce lien. Pour ma part, il me paraît exagéré de leur attribuer un rôle critique, ce lien peut se développer par la suite en de nombreuses occasions.

ÉTIENNE HERBINET :

L'enfant avant sa naissance apprend donc déjà à connaître le monde et se prépare aussi à s'y adapter, tel qu'il est. Nous l'avons vu notamment avec les bébés près de l'aéroport d'Osaka. Mais peut-on s'adapter à tout ou bien existe-t-il des limites ? Pouvez-vous nous parler de l'environnement sonore de la femme enceinte ? Est-il préférable, à votre avis, d'éviter qu'elle ne travaille dans un milieu trop bruyant ?

MARIE-CLAIRE BUSNEL :

Certains journaux ont pu dire abusivement que des environnements extrêmement bruyants étaient susceptibles de produire des malformations anatomiques chez le fœtus humain ; en fait, dans les observations humaines, il y a toujours de nombreux facteurs non contrôlés et associés, ce qui rend difficile la détermination réelle des éléments néfastes. Certes, au laboratoire, chez l'animal, il est possible de créer des conditions acoustiques exagérées qui entraîneront de tels effets. Il s'agit avant tout des conséquences de réactions hormonales maternelles dues au stress ou de modifications circulatoires. Une exposition de longue durée à des bruits très intenses peut entraîner une vasoconstriction des vaisseaux, dont une réduction du débit utéro-placentaire. Mais il n'y a aucune commune mesure entre ces hyperstimulations et les milieux, même très bruyants, auquels peuvent être soumises les femmes enceintes. Il faut cependant être prudent, on a pu en effet mettre en évidence une relation entre le nombre de nouveau-nés de moins de 2,500 kilos et le niveau de bruit de l'environnement, surtout au-dessus de 85 dB SPL (Ando et Hattori, 1973 ; 1977).

CAROLYN GRANIER-DEFERRE :

Il ne faut pas non plus négliger leurs effets possibles sur l'audition elle-même. Des études polonaises et canadiennes ont montré que, par rapport à la population générale, il existait une plus grande proportion d'enfants de mères ayant travaillé toute ou majeure partie de leur grossesse dans un milieu très bruyant, qui présentaient un déficit auditif. C'est le cas, par exemple, des enfants de mères travaillant 8 heures par jour dans une filature. On retrouve ce résultat chez l'animal. Cook et Konishi (1980) ont provoqué une surdité chez des fœtus de cobayes en soumettant les femelles gestantes à un niveau de bruit extrêmement important : bruit de métiers à tisser à 115 dBA, 7 heures 30 minutes par jour. D'autre part, Pujol et Lenoir (1979 ; 1980) ont mis en évidence, chez le jeune raton, une période de grande sensibilité au cours de la maturation du système auditif pendant laquelle un bruit, normalement non traumatique pour une oreille adulte, entraîne une détérioration auditive permanente. Cette période correspond, chez la femme, aux sixième et septième mois de grossesse. Il est toujours délicat d'extrapoler les résultats obtenus chez l'animal à l'espèce humaine mais on constate que certaines données se recoupent. Il est important de savoir qu'une même stimulation sonore peut avoir une action différente selon qu'elle est émise durant une période dite sensible ou non du développement fœtal. L'oreille fœtale n'est pas totalement protégée des bruits intenses, en particulier de ceux de longue durée rencontrés dans certains travaux (usines, avions, etc.). On connaît encore imparfaitement les effets des bruits en fonction des étapes du développement du système auditif, et de nombreuses recherches restent à entreprendre. Il faudrait préciser leurs effets selon leurs spectres de fréquences, leur intensité et la durée de l'exposition. Mayrand-Lalande et Hétu, au Canada, ont commencé un tel travail et mis en évidence des différences selon les composantes des bruits. Ainsi, l'exposition quotidienne à des bruits de 85-95 dBA, 8 heures par jour pendant toute la grossesse, multiplie par 3 le risque de déficit auditif à 4 000 Hz chez l'enfant et, si les bruits sont à forte dominante grave, ce facteur de risque est multiplié par 8 !

MARIE-CLAIRE BUSNEL :

Souvent, ce qui peut être grave, c'est l'association du bruit, même si celui-ci n'est pas d'une intensité très forte, à d'autres facteurs potentiellement nocifs. En effet, lorsque plusieurs facteurs, isolément inoffensifs sont conjugués, il se produit alors une potientalisation de leurs actions qui entraîne des troubles quelquefois importants. Cela, par exemple, a été démontré lors de l'association de bruit avec d'autres stress ou avec certains antibiotiques. Le problème est donc essentiel à considérer chez les mères exposées à des bruits intenses et qui prennent des médicaments susceptibles d'avoir des effets nocifs sur l'audition [1]. C'est pourquoi il faut poursuivre les recherches pluridisciplinaires chez le mammifère et les observations chez l'homme pour mieux connaître l'influence que le milieu extérieur exerce sur le développement fœtal.

L'ensemble des données évoquées amène à s'interroger sur l'importance de l'univers sonore dans lequel vit la femme enceinte.

En tant que femme, j'aime à penser que toutes les traditions, toutes les cultures qui préconisent pour les futures mères un environnement calme et harmonieux, rempli de musiques, de mélodies douces et rythmées et de chants adressés aux bébés sont sages et de bon conseil.

En tant que scientifique, je dois avouer pour conclure que l'on ne sait presque rien des effets de ces stimuli sur le fœtus et le bébé, malgré les quelques progrès dans ce domaine. Je ne saurai donner aucun élément de conclusion concernant l'impact particulier d'un apprentissage prénatal par rapport à celui d'un apprentissage précoce postnatal. La période prénatale constitue certainement une étape de familiarisation au cours de laquelle le futur bébé apprend des éléments de son futur environnement. Mais, en attendant des réponses plus précises, il me semble sage de s'en tenir à la modération dont témoignent toutes les traditions, d'éviter que les futures mères s'exposent à des agressions sonores excessives, et

1. Ces antibiotiques sont bien connus des accoucheurs. Il s'agit d'ailleurs de produits anciens qui ont été remplacés par des produits moins ototoxiques. Ces derniers ne sont employés, pendant un temps court, qu'en cas de force majeure.

de ne pas les pousser à sur-stimuler leur fœtus afin d'avoir un super-bébé, comme c'est le cas par exemple dans les « universités prénatales » qui se développent en Californie en exploitant la naïveté de certains parents.

Éléments de bibliographie

Seminars in perinatology (n° spécial), *Sound and vibration in pregnancy* (Part 1) ABRAMS R.M. (ed.), *13,* 1989.

ALS H., LAWHON G., BROWN E. et al. : *Individualized behavioral and environmental care for the very low birthweight preterm infant at high risk for bronchopulmonary dysplasia, neonatal intensive care unit and developmental outcome.* Pediatrics, 1986, *6,* 1123-1132.

ANDO Y. et HATTORI H. : *Effects of noise on sleep of babies.* JASA, 1977, *62,* 199-204.

BUSNEL M.-C., GRANIER-DEFERRE C. : *And what of fetal audition. In : The Behavior of Human Infants,* A. OLIVERIO, M. ZAPPELA, (eds.), New York and London, Plenum Press, 1983, p. 93-126.

BUSNEL M.-C., GRANIER-DEFERRE C., LECANUET J.-P., LEHMANN A.-G. : « La sensorialité fœtale » in *Psychopathologie du bébé,* LEBOVICI S. et WEIL-HALPERN F. (eds.), Arnette, Paris, 1989, p. 157-164.

CLOPTON B.M. : *Neural correlates of development and plasticity in the auditory, somatosensory and olfactory system* in *Developmental neuropsychology,* GREENOUGH W.T., JURASKA J.M. (eds.), Academic Press, New York, 1986, p. 363-386.

HENRY K.R. : *Abnormal auditory development resulting from exposure to ototoxic chemicals, noise and auditory restriction. In : Development of auditory and vestibular systems,* ROMAN R. (ed.), Academic Press, New York, 1983, p. 273-308.

LALANDE N.M., HETU R., LAMBERT J. : *Is occupational noise exposure during pregnancy a risk factor of damage to the auditory system of the fetus ?* Am. J. Industr. Medic., 1986, *10,* 427-435.

LECANUET J.P., GRANIER-DEFERRE C., BUSNEL M.-C. : « Sensorialité fœtale : Ontogenèse des systèmes sensoriels, conséquences de leur fonctionnement fœtal. » in *Médecine périnatale,* RELIER J.-P., LAUGIER J., SALLE B.-L. (eds.), Flammarion, Paris, 1989, p. 201-225.

Pujol R., Uziel A. : *Auditory development : peripheral aspects. In : Handbook of human growth and developmental biology*, vol. I, Part B : *Sensory motor and integrative development*, Timiret P.S., Meisamit (eds.), Boca Raton, CRC, 1989, p. 109-130.

Querleu D., Renard X., Versyp F. : « Vie sensorielle du fœtus » in *L'Environnement de la naissance,* Tournaire M., Levy G. (eds.), Vigot, Paris, 1985, p. 15-41.

Contrepoint

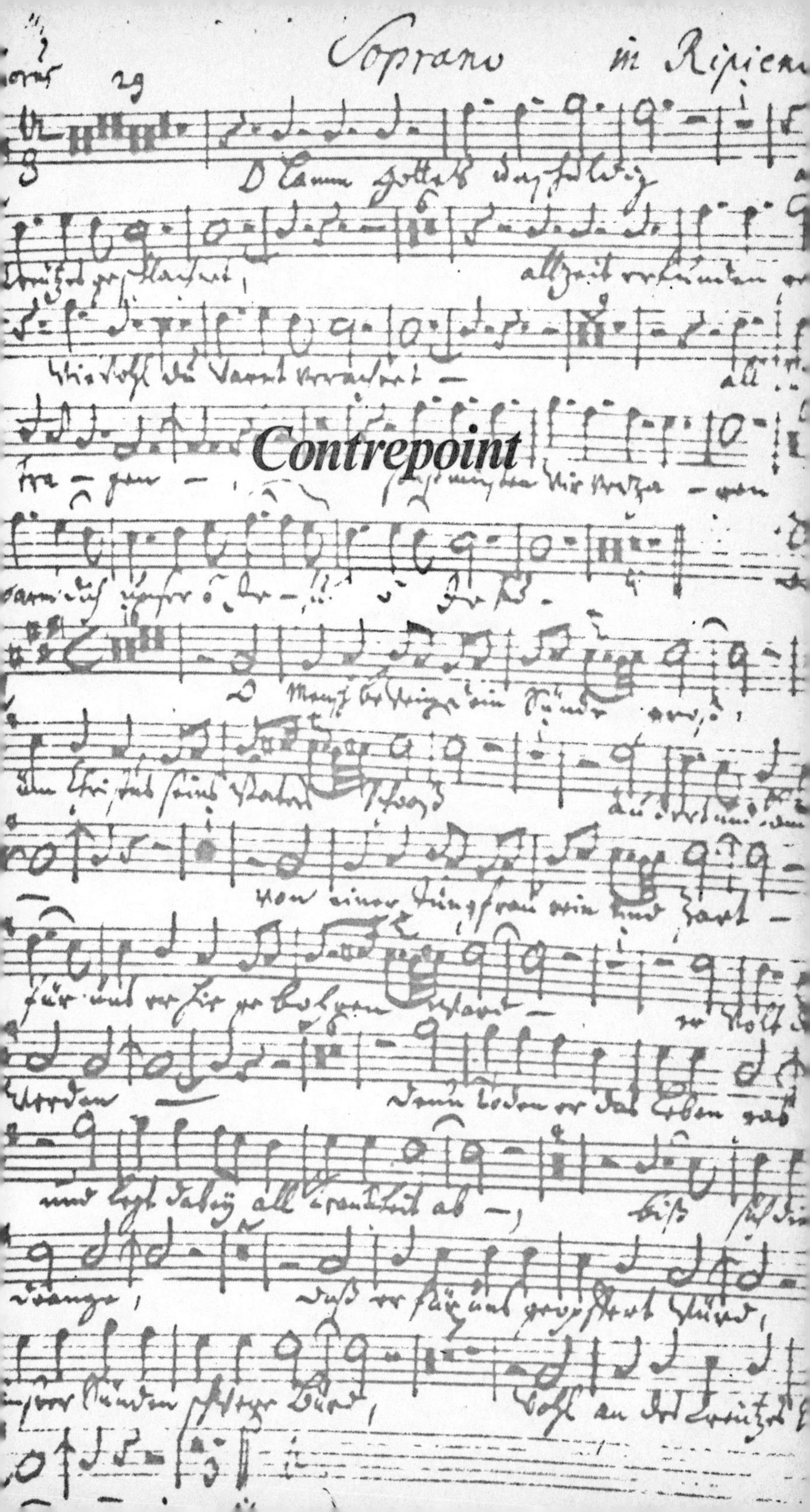

Les maternités chantantes

Entretien avec Marie-Louise Aucher*

Propos recueillis par
Marie-Claire Busnel

● *Pourquoi les futures mères chantent-elles à la maternité de Pithiviers avec Marie-Louise Aucher ?*

A cette question posée maintes fois, c'est ainsi qu'elle répond :

● C'est une longue histoire, difficile à résumer en quelques mots, mais tellement passionnante ! Voici comment elle débuta :

Après la guerre de 1940, la merveilleuse chapelle de l'École militaire fut rendue au culte après avoir servi de magasin de vêtements militaires. De l'église Saint-Léon toute proche où j'étais soprano solo, je n'avais que 500 mètres à parcourir pour assurer aussi les offices chantés à cette chapelle, si belle de proportions, due à l'architecte Gabriel. Le maître de chapelle d'alors était un artiste au goût raffiné. Au répertoire composé d'œuvres musicales du siècle, s'ajoutaient les œuvres accompagnant les nombreux mariages qui y étaient célébrés, entre autres de nombreux *Ave Maria* : de Gounod, de Schubert... Pour arriver à chanter chaque fois avec la même flamme ces « redites », j'imaginai d'en étudier toutes les nuances, toutes les sonorités...

* Cantatrice, fondatrice de l'Association française de psychophonie.

Et ce fut à ce jeu consciencieux que je dus de percevoir les accords de *ré* résonnant à ma taille, en plein plexus solaire dans une impressionnante présence sensible.

Intriguée, j'ouvris mes perceptions au maximum, et bientôt je sentis à ma bouche le *do* du médium, et le *sol* grave aux genoux.

L'organiste me confia sa même sensibilité au *ré*. Un parfait musicien avec qui je travaillais mes récitals confirma cette identité de contacts sonores.

Nous décidâmes, l'organiste par amitié et moi par passion, d'expérimenter chaque semaine ce curieux phénomène, et bientôt je fus en possession d'une « anatomie humaine » : le dessin sur quatre octaves de l'emplacement exact des contacts vibratoires que je ressentais au niveau de la tête, du thorax, du bassin et des jambes.

Je n'osais pas en parler. Rien dans les conservatoires ne nous avait laissé entrevoir un pareil schéma de réceptivité sonore dont il semblait ressortir que l'oreille n'assume pas seule la fonction de perception vibratoire. Et si cette conclusion s'imposait à moi, elle ne s'imposa pas au début à la plupart des personnes, scientifiques ou non, auxquelles je me risquai à confier ma découverte. Cependant, le Pr Martiny, à l'École d'anthropologie, le Dr Paul Chauchard à la Sorbonne, constatant que j'avais, sans y rien connaître, retrouvé point par point le tracé central de l'acupuncture (vaisseau gouverneur), me proposèrent de rationaliser mes prises de conscience expérimentales par l'étude de la biotypologie, de la neurologie et de l'anatomie élémentaire. On m'ouvrit les séances de travail que proposait le Pr Paul Husson à la Sorbonne, ayant trait à toutes les découvertes de pointe sur la phonation. Cela se passait entre 1954 et 1958.

Ma vie de cantatrice et de professeur de pose de voix prit une orientation nouvelle. Car si, pendant de longues années, je continuai à assumer officiellement mes récitals, mes activités chorales ou solistes dans les concerts et mes services de musique sacrée, j'ouvris une ère de recherches passionnantes sur l'application pratique de ma découverte sonore.

D'abord en psychiatrie avec le Pr Baruk à l'Hospice national de Saint-Maurice, pour le chant collectif ou individuel des malades de Charenton. Puis à l'hôpital Bichat, à la demande du Dr Soboul, dans le service des enfants caractériels dirigé par Mme Aubry (j'y appris tant et tant !), ensuite à l'hôpital Trousseau, en rééducation fonctionnelle des adolescents avec Mme Bürger-Wagner. Le père Joseph Gélineau me confia la pose de voix des prêtres en études supérieures à l'Institut catholique, et l'école expérimentale Cousinet à Meudon m'ouvrit des expériences avec les enfants normaux à l'école de la Source.

J'en passe. Je veux cependant dire ces huit années de services au premier hôpital de jour *L'Élan* avec le Dr Le Verbizier.

Fortifiée et éclairée par toutes ces prises de conscience variées à dessein, j'entrevis la fresque immense des incidences vibratoires sonores sur les humains, qui sélectionnent les sons par l'oreille, mais dont tout le système nerveux, par le tact, reçoit le bénéfice.

Les sons peuvent nous apaiser, mais ils peuvent aussi nous dynamiser. Les modes, les tons, les rythmes influencent, selon la hauteur des sons et leurs fréquences, tout l'équilibre neurophysiologique des humains. Et là, j'étais enfin en possession d'une rationalisation dépassant toutes les appréciations jusqu'alors dispensées en termes émotifs ou intellectuels.

• *A ce moment, vous avez abandonné la scène des concerts ?*

• Non ! Je continuais évidemment à chanter par métier. Mais j'allais tirer les sonnettes de beaucoup de médecins pour leur révéler les conséquences éducatives, rééducatrices et sanitaires d'une bonne pose de voix.

Petit à petit, des élèves d'un nouveau type vinrent travailler avec moi. Pas seulement pour acquérir un « métier » ou éclairer leur amateurisme bénévole, mais aussi par souci d'épanouissement et d'équilibre. Mes services hospitaliers me permettaient parallèlement de m'instruire et je ne m'en privais pas !

Je commençai à avoir quelques élèves désirant œuvrer comme moi. Ce fut la première association qui se fonda pour nous unir, l'association « Cantavox ». Elle devint ensuite l'Association française de psychophonie.

Voici donc l'historique succinct de la psychophonie.

Ce terme fut choisi à l'hôpital Bichat, pour me différencier des orthophonistes. C'était pourtant ma fonction officielle à l'Assistance publique, mais je me différenciais déjà au départ de mes rares collègues de cette époque par l'emploi constant de la musique vocale comme base thérapeutique.

La formation psychophonique permet de conduire les personnes intéressées à un niveau de connaissance et de direction de soi, élaborant une harmonie fonctionnelle globale.

De plus, alors que le hatha-yoga tel que nous le pratiquons en France n'offre pas de contrôle personnel sécurisant, l'art vocal rationalisé est un merveilleux contrôle des imperfections posturales, neurologiques et fonctionnelles. La direction d'une pensée juste jointe à un contrôle somatique totalise la mise en action des trois éléments de notre art : poésie, mélodie et rythme. Cela exige la jonction alternée de deux puissances d'être : homme émetteur et homme récepteur. Le premier conditionne le second.

La voix du sujet reflète et révèle impitoyablement les erreurs autant que la réussite, en donnant les clés de l'amélioration. Le contrôle auditif s'exerce vite sur soi-même, et c'est toujours l'écoute qui va précéder la voix.

Cette notion de base est à redécalquer fidèlement en ce qui s'applique au travail vocal de la femme enceinte, et j'y reviendrai après avoir effleuré les démarches successives qui me conduisirent au soin que j'apporte actuellement à ces moments qui entourent la naissance des bébés.

• *Oui. Car nous allions vous demander comment vous en êtes arrivée aux prémices de la vie ?*

• Parallèlement à ce travail, je n'ai jamais abandonné les leçons particulières aux élèves qui désirent la maîtrise parfaite pour chanter à grande puissance. C'est une de ces élèves qui me procura l'ouverture d'une recherche sur l'incidence des sons sur le fœtus. J'en raconte l'histoire dans *L'Enfant sonore*. Cette jeune femme, ayant chanté jusqu'à son accouchement, me permit de constater chez le bébé des possibilités digitales dépassant les normes habituelles. Le pouce rejoignait aisément tous les doigts dans le geste dit « de la pince ». De plus, les mains se portaient comme des radars vers les sources du bruit et des sons, ayant donc déjà la fonction complémentaire de l'oreille qu'est le *tact*. Alertée par cette remarque, j'eus la chance de rencontrer une assistante sociale, Mme Béranger, qui put réunir quelques jeunes femmes désirant chanter pendant leur grossesse en vue d'améliorer leur état général, et de « vibrer » l'enfant à venir par leur voix. Ces expériences furent concluantes. Les enfants semblaient très développés des membres supérieurs, heureux de vivre, dotés d'un bon sommeil. Ils s'accommodaient facilement aux situations variées, souriaient précocement, etc.

• *Pouvez-vous rationaliser ces résultats observés ?*

• Oui. Mais auparavant laissez-moi apporter un complément d'observations. Je m'occupais de couples dont le père chantait professionnellement en voix de basse. Comme il arrive souvent la mère n'osait pas chanter, minimisée par la valeur vocale de son conjoint. Or leurs enfants présentèrent après la naissance un développement strictement inverse de celui que j'avais constaté dans les autres cas. Ce furent le bassin et les jambes qui attirèrent mon attention. Dès le second jour de vie, un de ces petits se mettait à genoux sur sa table à langer, le buste restant appuyé à plat. Puis, précocement, les jambes cherchèrent à enjamber le berceau, et au bout de quelques mois, ces enfants tentaient de grimper partout, alarmant l'entourage. Ils marchèrent très tôt, absolument infatigables. Un couple dont le père chantait en basse et la mère en soprano offrit aux observateurs l'équilibre parfait des membres supérieurs et inférieurs. Rappelons pour la compréhension de ce que je viens de vous dire que les sons graves touchent les jambes, et que les sons aigus touchent la tête et les membres supérieurs de l'homme.

Toutes ces observations furent pour moi la preuve que le système nerveux de l'enfant pendant la période fœtale reçoit les sons en fonction de son système nerveux personnel. En effet, s'il s'agissait pour lui de recevoir par contact les vibrations captées selon l'échelle ascendante des sons, par sa mère, l'enfant aurait été plus sensible aux sons aigus vers ses pieds, et aux sons graves vers sa tête (pensez à sa position inversée du fœtus). J'en conclus qu'avant la naissance, l'enfant porte déjà inscrite en lui l'échelle sonore que j'ai découverte. Son oreille n'étant susceptible de capter les sons qu'au bout du cinquième mois, il ne s'agit pas d'un phénomène d'ouïe seulement, mais d'une coïncidence nerveuse aux fréquences sonores propres aux humains, quel qu'en soit le développement dans le temps. D'ailleurs, à maintes reprises, rassemblées autour du piano, les jeunes femmes me signalèrent des mouvements des pieds ou des genoux du fœtus, répondant aux sons émis par moi, alors qu'elles, elles les ressentaient aux zones corporelles de leur squelette, sans coïncidence « géographique » avec les mouvements des bébés.

Au début de ces expériences, mon seul but était de procurer par la voix de la mère de « saines vibrations » au fœtus.

• *Vous n'aviez pas pensé aux conséquences du chant sur la future accouchée ?*

• Si, j'y avais pensé. Mais j'avançais prudemment, ignorant encore si l'entraînement corporel exigé par l'art vocal ne risquait pas de nuire au déroulement de l'accouchement, ou de le provoquer prématurément. En plus des conséquences toniques pour le système nerveux de l'enfant, je voyais s'établir entre lui et sa mère des relations affectives plus fortes. La voix de la mère s'adressant au fœtus, ainsi que je le conseille, par des dictions adaptées à chaque mois de la grossesse et dites à haute et belle voix, établissent une communication très forte entre les deux êtres, et éveillent des perceptions secrètes et profondes.

Mais si ceci a trait à la qualité du discours verbal, on ne peut nier que la voix chantée offre un spectre bien plus étendu et infiniment plus intense de vibrations.

Notre langue française a des sonorités plates et étouffées [1] aboutissant presque uniquement dans les lobes préfrontaux. Cette particularité confirme, comme d'ailleurs pour les autres langues, l'importance du message vibratoire vocal selon les zones du cerveau qui les reçoivent en prédominances variées, et accuse les traits caractéristiques psychologiques de chaque ethnie (les lobes préfrontaux sont une zone assurant la liberté du choix, le contraire de l'automatisme, la personnalité discursive).

Si la mère ajoute le chant à sa voix parlée, elle va provoquer des résonances beaucoup plus intenses, un impact physique neurologique puissant et elle provoquera des massages sonores à l'ensemble du cerveau. C'est beaucoup plus équilibrant et complet pour l'enfant.

En chantant, la mère se tonifie aussi. La dépense énergétique qu'elle assume est récupérée par son propre système nerveux, dynamisé par les vibrations.

• *Mais tout ceci n'a pas trait à la préparation à l'accouchement...*

• Jusque-là non... Et cependant oui ! Une femme détendue et sereine, comme on l'est après une séance vocale, sera plus lucide, plus calme, et davantage maîtresse de ses réflexes. Chaque humain, quel que soit son âge ou son sexe, accuse ce bienfait. A plus forte raison une future accouchée.

Mais ce fut seulement lorsque des sages-femmes et des obstétriciens vinrent assister à mes cours collectifs qu'ils me délivrèrent de mes prudentes réserves à propos de la technique vocale de la femme enceinte.

• *Qu'entendez-vous par là ?*

• J'entends la mise en jeu du corps amenant la phonation à grande puissance. Le chanteur doit travailler son souffle dont la force d'émission correspond à la vigueur de la sangle abdominale, à la bascule du bassin, à l'ampli-

1. Voir *Les Plans d'expression*, Éditions de l'Épi, 1977, p. 30 et 137, et fig., p. 134.

fication costale. Or, toutes cette mobilisation fonctionnelle intéresse les mêmes zones que celles de la femme qui accouche.

« Notre entraînement – pensais-je avant d'être encouragée par les spécialistes – pourrait-il présenter un risque ? »

Or les séances de chant collectif que j'assure [1] maintenant à la maternité de Pithiviers auprès du Dr Michel Odent, intègrent ce travail corporel du chanteur au bénéfice de la mère. En effet, elle apprend à commander son périnée par la bascule du bassin, à tonifier ses muscles et à les assouplir. Elle prend conscience du diaphragme , de la manipulation consciente du souffle, dans sa distribution ou son blocage. Les jambes prolongent jusqu'au sol leur rôle énergétique et dynamique.

A propos des jambes, la jonction rythmique entre la marche et la berceuse fut révélée au personnel soignant [2] et aux intéressées, par l'initiation rythmique que je proposais aux mamans, leur disant : « Pendant neuf mois, votre bébé a connu le rythme de votre marche par le balancement de votre corps se mouvant sur chaque pied alternativement. Cela lui imprimait un mouvement de berceuse droite-gauche, dont il est avide pour retrouver sa sécurité fœtale. Bercez votre enfant sur votre poitrine entre vos bras. Mais bercez-le aussi en marchant et en chantant. »

Et à chaque séance, nous processionnions nos chants à six temps, trois à gauche, trois à droite. De là sont nées des ébauches de figures marchées et comptées en musique, toniques et constructives.

Notre oreille y gagne aussi. N'oublions pas que c'est elle, dans sa seconde fonction, qui assure l'équilibre en jonction avec le cervelet. Les marches sont donc bénéfiques pour la position verticale et pour l'affinement de l'oreille. La pression de la plante des pieds, consciemment sur le sol, a toute une richesse de tonicité viscérale que notre civilisation oublie trop. Tout cela contribue à l'« hygiène » de la femme enceinte.

Ainsi mes trois impératifs : « mélodie, poésie, rythme »

1. En 1990, je peux dire : « que j'ai assurées pendant longtemps ».
2. A ce propos, voir le texte de Michel Odent, p. 299.

se trouvent-ils inclus dans notre travail qui a pour but l'équilibre et l'affectivité joyeuse.

L'enfant écoutant ces chants après sa naissance retrouve ses inconscientes impressions prénatales. Ses larmes, ses petits ou grands chagrins seront pacifiés par le rappel de ces chants rythmiques. Quoi de plus affectueux que d'imprimer la musique en notre enfant, alors que son rythme de base est le battement cardiaque, symbolisé dans notre solfège par : diastole - systole = croche - croche, ou par le double battement égal à la noire ? Reconnaissons que les origines de la musique sont toutes en nous, et que le solfège n'est qu'un « alphabet » pratique.

• *Nous avons eu connaissance de réticences de femmes enceintes à aller dans des boîtes de nuit où les musiques atonales et les rythmes exacerbés procurent des réactions motrices aux fœtus. Ces réactions les incommodent. Qu'en pensez-vous ?*

• Les bases mélodiques, rythmiques et linguistiques du langage vocal chanté sont l'organisation même de notre unité corporelle. Inconscientes d'abord, puis amenées à la conscience par l'éducation familiale, préscolaire, ces bases évitent des égarements fusionnels. Et malgré les outrances actuelles, je pense qu'on doit s'en tenir aux mesures séculaires, aux mélodies *justes,* à la gamme normale.

• *A part ces bases mélodiques et rythmiques que vous avez expliquées, pouvez-vous nous donner des précisions sur le répertoire des chants que vous proposez aux femmes enceintes ?*

• Le répertoire parlé ou chanté « spécialisé » utilise des dialogues entre la mère et l'enfant. C'est toute une présentation du monde terrestre et cosmique où l'enfant devra se mouvoir. C'est une préparation à la vie. A travers mes chansons, la mère se prépare, non plus à accoucher, mais à donner la vie. La « discipline » des préparations à l'accouchement est surimpressionnée par une joie créatrice. J'ai composé aussi quelques pièces où l'enfant à naître, ou né, parle à sa mère. Car je suis soucieuse des impossibilités du bébé à s'exprimer autrement que par des manifestations bien plus subtiles que les cris : un sourire, une moue, une rétraction des muscles du visage, un regard expressif... autant de signes de la sensibilité de l'enfant, dont tous les parents ne comprennent pas toujours le langage. Alors j'ai prêté le mien à ces bébés... Mais il faudrait être poète !...

• *Vous avez pensé à tout cela, en vous consacrant au chant prénatal ?*

• J'y ai marché pas à pas, comme mue par une berceuse. Je me suis consacrée à être fidèle à la connaissance que j'acquiers de plus en plus des humains vivants sur les ondes et les rythmes. Cette fidélité m'a entraînée à des découvertes inimaginables au départ. Je n'ai visé au départ qu'à devenir une parfaite cantatrice. Le peu que j'y suis parvenue m'a ouvert des dimensions insoupçonnées de la musique vocale.

• *Pourquoi dites-vous : « musique vocale » ?*

• Je réponds en précisant qu'on peut impressionner le fœtus par n'importe quels sons ou répertoires. Et notre responsabilité est grande à ce sujet. Ce qui a marqué la vie fœtale sera toujours revécu par l'homme comme une sécurisation par les « racines ». Il est donc préférable d'imprégner l'enfant de voix humaine. J'aurais pu m'en tenir à la musicothérapie, aux instruments, à la musique de chambre. Mais il est préférable de conditionner l'enfant à la voix parlée ou chantée, support irremplaçable du langage humain et base solide du développement cérébral et affectif. J'ai collectionné toutes les chansons enfantines traditionnelles qui ont passé les siècles et avec lesquelles, au cours de ses jeunes années, l'enfant peuplera sa scène intérieure. J'ai créé, de plus, des chansons, en choisissant volontairement un style humanitaire. Mes chansons soulignent bien « ces dons sans possession », cette « liberté sans rançon », pour que la mère s'imprègne de ces pensées. Car la nostalgie maternelle peut devenir morbide ; et combien avons-nous vu d'hommes dont le cordon ombilical semble n'avoir pas été coupé. Aussi faut-il que la mère chantante n'accapare pas sa progéniture par ses « enchantements », mais soit bien consciente dès la grossesse qu'elle est un passage de la vie et non pas propriétaire de l'objet adulé.

Il semble que, partant de cette tendresse née d'une vibration à l'unisson, puisse naître une qualité *non possessive* d'amour. Par le respect profond de « l'autre ».

Comme le firent la Chine antique, l'Égypte et l'Inde, nous pouvons, par le chant, rechercher nos structures psychosomatiques et transcendantales. C'est notre yoga occidental. Nous pouvons l'adapter à la pérennité de nos traditions ancestrales.

C'est aussi notre avenir, car nous préparons les générations futures en les charmant solidement.

Puissé-je faire éclater ce message !

1989

• *Marie-Louise Aucher, quelle a été l'évolution du chant prénatal pendant ces dix ans ? Et, pour répondre à une question qui nous est souvent posée, quelles formations proposez-vous actuellement ?*

• Ce furent pour moi dix années d'activité et de recherches ininterrompues. Le chant familial prénatal a fait ses preuves, j'en ai de multiples témoignages... Chaque année s'ouvrent plusieurs centres familiaux appelés « L'harmonie par le chant ». Nous sommes même maintenant groupés en « fédération » avec contrôle annuel !

J'anime à Sancerre les rencontres « Chant familial prénatal », mais la suite de la formation [1] dépend de ce que souhaitent les stagiaires. En effet, il s'est précisé deux tendances. L'une est familiale et se situe autour de l'em-

1. Les renseignements sur la formation peuvent être obtenus au Centre de l'Association nouvelle de psychophonie, 6, rue des Petits-Remparts, 18300 Sancerre.

preinte ineffaçable dont bénéficie le fœtus et des conséquences indiscutablement bénéfiques qu'en retire l'ambiance du foyer humain. La formation des personnes intéressées se poursuit alors dans un des centres « L'harmonie par le chant ». L'autre tendance est plus « professionnelle » et envisage le travail vocal comme une préparation à l'accouchement. Il est bien naturel que des sages-femmes s'y intéressent ainsi, et nous sommes heureux de pouvoir contribuer à l'harmonie de ce moment sacré. A la fin des deux premiers stages à Sancerre, nous dirigeons ces élèves auprès de sages-femmes initiées.

Sancerre, avril 1979 - juillet 1989

Le fœtus, Pierre et le loup...

Découvrons ensemble avec un passionné de physiologie cette approche originale de l'audition prénatale humaine...

Le fœtus, Pierre et le loup...

Entretien avec Jean Feijoo

Propos recueillis par
Étienne Herbinet et Marie-Claire Busnel

ÉTIENNE HERBINET :

Les travaux expérimentaux portant sur l'audition prénatale humaine sont assez rares. Vous avez fait sur le sujet un travail original et passionnant qui a déjà été mentionné dans « Les Cahiers du nouveau-né » [1].

De quoi s'agit-il ?

JEAN FEIJOO :

Le but de cette expérimentation, qui date maintenant de 7 ou 8 ans, et qui m'avait été demandée par Mme Busnel, était de déterminer à partir de quel terme de grossesse l'audition fœtale était possible. Cela pose un certain nombre de problèmes qu'il faut d'abord préciser :

– Premier point : il faut dissocier ce que l'on donne à entendre à la mère de ce que l'on donne à entendre au fœtus, sinon tout est faussé. Par exemple, si, au moyen d'un casque d'écoute vous faites entendre à une femme enceinte une musique quelconque et que vous incluiez brutalement un son inattendu, le cœur de la mère s'accélère... mais aussi celui du fœtus. Il y a des transmissions

1. Bernard This : « Le père, le bain... le bambin », dans *Naître... et ensuite*, « Cahiers du nouveau-né », 1-2, p. 162-163.

humorales entre la mère et le fœtus et il faut en tenir compte, sinon on risque de tester la réactivité à l'audition de la mère en croyant tester celle de son enfant. Il faut même aller plus loin et mettre en place un écran entre la source sonore destinée au fœtus et le ventre maternel ; un déflecteur d'ondes qui minimise l'excitation des récepteurs *tactiles* cutanés de la mère.

– Le deuxième problème est le choix de la stimulation sonore. Il peut porter sur des bruits internes de la mère : sa propre voix ou des bruits circulatoires ou digestifs. Pour plusieurs raisons, trop longues à détailler, j'ai préféré une source sonore extérieure à la sphère maternelle. Encore faut-il que le son émis à l'extérieur puisse parvenir jusqu'au fœtus. J'ai tenu compte des expériences faites au laboratoire de physiologie acoustique de l'Institut national de la recherche agronomique qui montraient que seuls les sons inférieurs à 2 000 hertz (Hz), c'est-à-dire des sons relativement graves, pouvaient traverser la paroi abdominale maternelle sans perte excessive d'intensité et sans distorsion importante. Alors j'ai choisi, comme stimulation sonore, un enregistrement magnétique de la phrase musicale jouée au basson dans *Pierre et le loup* de Prokofiev, tout simplement parce qu'elle se trouve dans une bande de fréquence inférieure à 2 000 Hz. Après une première série d'expérimentations, j'ai conclu qu'il fallait émettre à un maximum de 60 décibels (dB) à 2 centimètres, en tenant compte de la perte d'intensité de l'ordre de 10 dB due à la traversée de la paroi abdominale. 60 dB, dans les basses fréquences, représentent une intensité modérée.

– Le troisième problème, le plus fondamentalement important, était de trouver un critère montrant que le fœtus avait « entendu ». Il ne pouvait évidemment pas manifester directement, sur le moment, qu'il avait perçu la phrase sonore. Il fallait passer par une liaison entre l'émission sonore et un signal fœtal, c'est-à-dire par un conditionnement. Un signal possible était les variations du rythme cardiaque fœtal. Pour plusieurs raisons, j'ai préféré choisir les mouvements actifs du fœtus. L'idée d'origine m'est venue en voyant sur mon fauteuil de dentiste des patientes, enceintes, relaxées – pour des raisons de confort opératoire – par des techniques sonores de modification du niveau de vigilance [1]. Au bout d'un certain temps de relâchement musculaire généralisé, des mouvements fœtaux étaient perceptibles. C'est un fait bien connu des femmes enceintes que le fœtus se met à bouger – nettement – quand elles s'allongent ; mais des expériences de relaxation par modification du niveau de vigilance dans différentes positions ont montré que cette augmentation de mouvements fœtaux était due non pas à la position allongée, mais à la détente de la sangle musculaire abdominale.

Alors, l'idée de base de l'expérimentation a été d'associer une stimulation sonore, telle que je l'ai déjà précisée, à cet état fœtal qui correspond au relâchement abdominal maternel et de voir alors si un réflexe conditionné pouvait être créé, tel que, ensuite, la stimulation sonore seule suffirait à provoquer les mouvements fœtaux, en l'absence de relâchement musculaire, ou tout au moins avant que ce relâchement ait eu le temps d'agir.

En pratique, la relaxation musculaire maternelle a été obtenue par des techniques sonores de modification du niveau de vigilance à l'aide d'un casque d'écoute. (Ce casque d'écoute a aussi l'avantage d'isoler phoniquement la mère de la stimulation sonore destinée au fœtus ; point capital, comme nous l'avons vu.)

Dans un premier temps, nous avons noté que, en *l'absence de toute stimulation sonore* du fœtus, les mouvements fœtaux apparaissent d'une façon statistiquement très significative *entre la 6ᵉ et la 10ᵉ minute* après la pose du casque stéréophonique maternel. C'est le temps de référence.

ÉTIENNE HERBINET :

Comment étaient appréciés les mouvements fœtaux ?

1. Il s'agit d'une technique de modification du niveau de vigilance qui repose sur une distorsion du concept espace-temps obtenue par des rotations sonores diffusées par un casque d'écoute stéréophonique. Cette technique, par le relâchement musculaire qu'elle entraîne, par les indolorisations qu'elle permet de mettre en place (entre autres phénomènes) a des applications pratiques, notamment en chirurgie dentaire et en obstétrique (elle est notamment utilisée à Nîmes par le Dr Gutherz, et à l'hôpital de Saint-Cloud). Cette technique a été mise au point par le Dr Feijoo. (NDLR.)

JEAN FEIJOO :

A la perception subjective par la mère, j'ai préféré une observation extérieure, à travers la paroi abdominale, qui est facilitée par l'éclairage du ventre maternel par une lumière rasante. Une fois déterminé ce temps d'apparition spontanée des mouvements, la stimulation sonore du fœtus pouvait être faite. Comme vous le voyez sur la figure 1, le dispositif expérimental est assez simple. La stimulation auditive du fœtus par la phrase musicale de 12 secondes de basson de *Pierre et le loup* a été effectuée trois fois par séance : 1 mn 30, 3 minutes et 6 minutes après le début de la pose du casque d'écoute maternel ; et ce, durant 8 séances, à raison de 2 par semaine à des heures irrégulières. L'expérience a porté sur 23 femmes enceintes, à termes de grossesse allant de la 14ᵉ à la 36ᵉ semaine [1]. Vous trouverez tous les détails sur le tableau I.

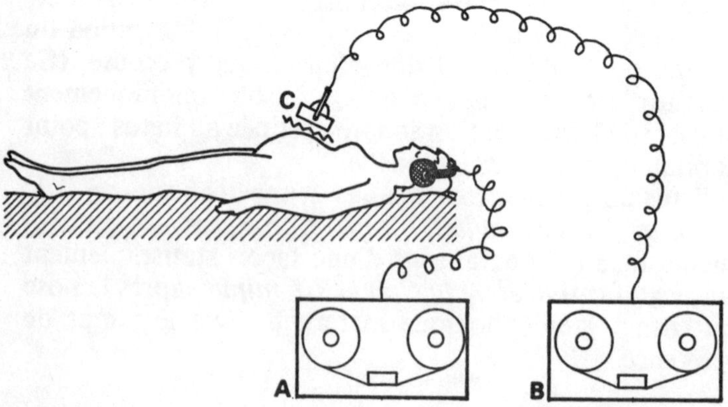

FIG. 1. – *Le dispositif expérimental.*
A. Magnétophone diffusant au niveau des écouteurs maternels un enregistrement entraînant une altération provisoire du concept espace-temps.
B. Magnétophone diffusant en regard de la tête fœtale un enregistrement du basson de *Pierre et le loup.*
C. Déflecteur d'ondes minimisant l'excitation des récepteurs tactiles cutanés de la mère.

1. Il s'agit de *semaines de vie fœtale* comptées à partir de la conception et non pas de *semaines internationales* de grossesse comptées à partir du premier jour des dernières règles. Cette remarque est valable pour l'ensemble de cet article.

Ensuite, il fallait voir si le conditionnement fœtal avait eu lieu, c'est-à-dire si le fœtus réagirait à la stimulation sonore en dehors des périodes de relaxation maternelle. Pour cela, deux tests : l'un prénatal, *in utero,* une semaine après la dernière stimulation, l'autre immédiatement après la naissance.

Le test prénatal :

La mère arrivait, s'allongeait ou s'asseyait ; *elle ne mettait pas son casque d'écoute pour changer son niveau de vigilance* et donc sa tension musculaire ; le bason de *Pierre et le loup* était diffusé près de la tête fœtale. Les résultats sont détaillés dans le tableau I. Vous voyez que, à partir de la 22e semaine de grossesse, sur 16 fœtus testés, 13 ont « répondu » par des mouvements actifs beaucoup plus précoces que ceux du groupe témoin que nous avons vu. (11 fœtus ont réagi en moins de 20 secondes, 2 entre 20 et 50 secondes au lieu de 6 à 10 minutes chez les témoins.)

Les tests à la naissance :

Au plus tard 6 minutes après la naissance, les 12 secondes du basson de *Pierre et le loup* étaient émises trois fois à 7 ou 8 secondes d'intervalle, et l'on notait le comportement du nouveau-né avant et après la stimulation : présence ou absence de cris, de mouvements cloniques ; ouverture ou fermeture des paupières. Le détail des résultats est aussi donné dans le tableau I. Vous voyez que, parmi les enfants stimulés après 22 semaines, tous les enfants qui criaient (9 sur 15) se sont calmés ; tous les enfants qui avaient les yeux fermés (6 sur 15) les ont ouverts et que les mouvements cloniques qui existaient dans 14 cas avant, n'étaient retrouvés que dans 4 cas après la stimulation.

Ces résultats étaient intéressants, mais cela ne suffisait pas : des contre-expériences étaient nécessaires pour être convaincu de la possibilité de conditionnement fœtal à l'aide d'un stimulus auditif. J'ai vérifié qu'il n'y avait pas de mouvement-réponse à une stimulation sonore présentée au fœtus *sans expérience préalable,* sans conditionnement (par 8 tests *in utero* et par 9 tests postnataux).

J'ai aussi vérifié que c'était bien la phrase musicale du basson de *Pierre et le loup* qui était « reconnue » et cela,

TABLEAU I. — *AGES DE CONDITIONNEMENT ET RÉSULTATS DES TESTS PRÉ ET POSTNATAUX*

ENFANTS	NOMBRE	Age fœtal en semaines pendant le traitement	TESTS PRÉNATAUX			TESTS POSTNATAUX						
			Age en semaines au moment du test	Nombre de réponses positives	T en minutes et en secondes	Par rapport aux signaux	CRIS		MOUVEMENTS		PAUPIÈRES	
							Présence	Absence	Présence	Absence	Ouvertes	Fermées
A	3	14 à 18	19	0	10 min	Avant	3	0	3	0	1	2
			36	0	10 min	Après	3	0	3	0	1	2
B	4	18 à 23	24	0	10 min	Avant	3	1	4	0	1	3
			36	1	0 min 18 sec	Après	4	0	3	1	1	3
C	7	22 à 27	30	6	0 min 7 sec 0 min 10 sec 0 min 12 sec 0 min 15 sec 0 min 19 sec 0 min 49 sec	Avant	4	3	6	1	5	2
						Après	0	7	2	5	7	0
D	9	30 à 36	37	8	0 min 10 sec 0 min 12 sec 0 min 12 sec 0 min 17 sec 0 min 18 sec 0 min 20 sec 0 min 42 sec 8 min env.	Avant	5	3	8	0	4	4
						Après	0	8	2	6	8	0
							Un enfant, né par césarienne, non testé.					
TÉMOINS						Avant	8	1	9	0	3	6
						Après	7	2	8	1	4	5

d'une part, en passant la même phrase musicale à l'envers (en inversant la lecture de la bande magnétique, ce qui change l'ordonnance de la phrase mélodique) et, d'autre part, en passant la même phrase musicale mais jouée, de façon plus aiguë, au violon. Ces phrases musicales n'étaient pas « reconnues » ; il y avait continuation des pleurs et les réponses n'étaient pas statistiquement probantes.

ÉTIENNE HERBINET :

En résumé, que concluez-vous de ces expériences ?

JEAN FEIJOO :

Elles montrent probablement – je dis probablement parce que ma série n'étant pas très importante, ces résultats, avant d'être considérés comme certains, devraient être confirmés par d'autres chercheurs – que, à partir de 22 semaines (c'est-à-dire 5 mois de grossesse), un conditionnement fœtal depuis une stimulation sonore extérieure est possible. Cela prouverait, d'une part, que le fœtus « entend » entre la 22ᵉ et la 27ᵉ semaine (et cela ne veut pas dire qu'il n'entende pas avant). Cela implique aussi une certaine mémorisation, un « souvenir » de la stimulation sonore de la part du fœtus, car il y avait une période de silence entre la dernière stimulation prénatale et la naissance. La durée de ce silence était fonction de l'âge auquel avait été faite la stimulation.

A propos de cette mémoire, je peux ajouter que j'ai retesté 7 des 15 enfants stimulés après 22 semaines, un an environ après leur naissance, dans leur cadre quotidien, en m'intégrant à leur milieu, en me faisant oublier avec mon matériel. J'ai attendu qu'un élément de stress intervienne (linge souillé, faim, chute, besoin de dormir non assouvi) et je leur ai alors fait entendre un certain nombre de phrases mélodiques diverses en faisant intervenir, à un moment donné, le basson de *Pierre et le loup*. Six fois sur sept, le basson de *Pierre et le loup* a calmé des pleurs que d'autres stimulations sonores n'avaient pu tarir. Une petite fille m'a même alors apporté sa poupée favorite ! J'ai demandé à des parents s'ils voulaient bien refaire ce test, une seule fois, vers l'âge de 15 ans. Nous aurons le résultat dans 7 ans !

ÉTIENNE HERBINET :

Une chose me frappe : vous estimez que seuls les sons graves, inférieurs à 2 000 Hz, traversent, sans trop de problèmes, la paroi abdominale. Cela ne concorde pas, si mes informations sont exactes, avec ce que dit Tomatis [1] puisqu'il filtre les sons au bénéfice de l'aigu.

JEAN FEIJOO :

M. Tomatis a pris comme hypothèse de travail que l'enfant percevait *in utero* la voix de sa mère d'une certaine façon, mais il n'a jamais montré une expérimentation qui étayait cette hypothèse. C'est une hypothèse, rien d'autre... Elle peut être vraie ; elle peut être fausse. L'essentiel est de savoir si elle peut être comparable ou non avec les résultats que j'ai obtenus, par des expériences de conditionnement. Je ne dis pas que le fœtus n'entend pas les sons aigus, je ne dis qu'une chose : c'est que je n'ai pu réussir un conditionnement qu'avec des sons graves. J'ai fait, dans une très petite série, des tentatives de conditionnement avec des sons plus aigus, supérieurs à 3 500 Hz (à une intensité ne dépassant pas 70 dB à 2 centimètres) qui ont abouti à un échec. Je ne dis pas que le fœtus n'entend pas ces sons, je dis que je n'ai pas réussi avec eux à obtenir un conditionnement. J'ai d'ailleurs essayé de préciser davantage les fréquences efficaces. En procédant à une série de filtrages, en éliminant des tranches de fréquence, on arrive à extraire de cette même phrase musicale du basson de *Pierre et le loup* certaines bandes de fréquence. J'ai procédé à des tentatives de conditionnement avec ces bandes de fréquence plus étroites : l'une allant de quelques hertz à 300 Hz, l'autre de 300 à 600 Hz, la troisième de 900 à 1 200 Hz. Du fait du très petit nombre de cas, les résul-

1. Alfred TOMATIS, *L'Oreille et la Vie,* Robert Laffont, 1977.

tats que j'ai obtenus doivent être considérés comme très préliminaires, mais ils semblent indiquer que la réaction motrice à la perception sonore extérieure – dans le cadre du conditionnement – commence avec des sons inférieurs à 300 Hz, entre la 22e et la 27e semaine, pour s'étendre peu à peu et couvrir la bande allant de quelques hertz à 1 200 Hz au voisinage du terme.

ÉTIENNE HERBINET :

Les résultats que vous nous présentez sont tout à fait passionnants. Une seule chose me gêne un peu, plus peut-être de l'ordre du mot que de la réalité de votre travail – car vous semblez très prudent – c'est le mot de conditionnement. Ce mot, lorsqu'on l'applique à l'homme, peut choquer. Il évoque les chiens de Pavlov...

JEAN FEIJOO :

J'aurais pu parler d'« entraînement » ou d'« apprentissage », mots plus facilement admis que « conditionnement » ; mais généralement, dans ce type d'expérimentation, on fait référence à quelque chose de précis que l'on connaît, c'est-à-dire le conditionnement pavlovien. Autant appeler les choses par leur nom. On peut discuter, sur le plan moral, des diverses possibilités de conditionnements, de leur finalité, de leurs risques...

A propos de risques, je peux vous donner un exemple. Dans une autre série d'expériences, j'ai utilisé comme stimulus sonore, non plus le basson de *Pierre et le loup,* mais certains mots, bien précis, dits par le père de l'enfant et enregistrés sur un magnétophone (en m'assurant, bien entendu, qu'ils se situaient dans une bande inférieure à 2 000 Hz). Cette petite série préliminaire montrait que cela semblait « marcher » de la même manière : lorsque le père, après la naissance, prononçait ces fameux mots dans l'ordre prédéterminé, l'enfant, s'il pleurait, se calmait immédiatement. Alors, j'ai pris la précaution de prévenir ces trois pères de ne pas s'amuser plus tard avec ces fameux mots et leur « pouvoir ». Mais il s'est trouvé que l'un des couples était dans des circonstances difficiles : la mère était très fatiguée après l'accouchement et le père aussi car il avait à ce moment un travail très dur. Alors, lorsque l'enfant se réveillait la nuit, le père, pour ne pas se déranger et pour ne pas déranger sa femme, depuis le lit disait ces fameux mots, « envoyait son message »... et l'enfant, dans la pièce voisine, se calmait. Ils m'ont expliqué ce qu'ils faisaient. Je leur ai dit d'arrêter ce genre de conditionnement, que, de toute manière, cela n'était plus significatif pour nous. Mais le père a passé outre et a continué. Il s'est passé deux choses : dans un premier temps, l'enfant a été conditionné à la voix paternelle : quels que soient les mots, lorsqu'il parlait, l'enfant se calmait. Dans un second temps, il y a eu ce que l'on appelle une habituation et, peu à peu, le pouvoir du conditionnement a disparu. Cet enfant a maintenant 2 ans et demi et n'est plus particulièrement sensible à la voix de son père à laquelle il réagit comme n'importe quel enfant de son âge. Cependant, c'est là encore un point à confirmer sur un nombre plus grand d'enfants.

ÉTIENNE HERBINET :

Dans un autre entretien, nous avons évoqué avec Marie-Claire Busnel un enregistrement des bruits du cœur maternel, disque fait par un Japonais, Murooka [1], qui a eu un succès commercial important, car il calmait rapidement les enfants qui pleuraient. Marie-Claire Busnel a exprimé une grande réticence vis-à-vis de l'utilisation de ce type de stimulation. Ce n'est pas le conditionnement en soi qui est inquiétant, c'est l'utilisation qui peut en être faite.

JEAN FEIJOO :

C'est évident. De toute manière, de multiples conditionnements existent inévitablement : chaque fois qu'une femme enceinte fait son ménage et utilise un aspirateur un peu bruyant, il y a un conditionnement sonore qui peut se faire. Avec des fréquences qui sont sensible-

1. Voir p. 168-169.

ment toujours les mêmes, une utilisation régulière et une durée d'émission importante. Pour l'aspirateur, cela n'a sans doute pas beaucoup d'importance, mais cela doit peut être attirer l'attention des jeunes femmes qui sont soumises, dans certaines boîtes de nuit, à des « sonos » particulièrement agressives.

MARIE-CLAIRE BUSNEL :

Oui, mais on peut se demander le pourquoi de cette immense popularité des « discos » et autres, dont l'intensité sonore dépasse de loin les normes de sécurité. Certains enfants d'ailleurs ne s'y trompent pas ; une femme enceinte m'a dit un jour : « Il bougeait tellement que j'ai été obligée de sortir. Ce n'était pas moi qui me sentais mal, c'était lui ! »

JEAN FEIJOO :

De toute manière, soumettre comme ça des femmes enceintes à des bruits qui sortent de la normale, c'est quelque chose qui est tout à fait réservé aux populations dites civilisées... Un mode d'évasion comme un autre !

Mais si je reviens à mon conditionnement, il faut tout de même voir qu'il a peut-être une application : il est possible que cela puisse permettre un passage de la vie intra-utérine à la vie aérienne dans des conditions meilleures d'accueil que celles que l'on pratique habituellement, dans la mesure où l'on veut bien accepter l'idée qu'il y a un stress de naissance. Et je ne suis pas là pour juger s'il y a ou non un stress à la naissance. Mais le comportement de l'enfant peut être modifié comme je l'ai dit : les pleurs, les mouvements cloniques, les paupières hermétiquement fermées, tout cela peut être modifié.

ÉTIENNE HERBINET :

Vous me pardonnerez mais ici aussi je reste réticent. Car on entre dans le domaine de la manipulation du comportement. Ce n'est pas le conditionnement qui me pose un problème, c'est son éventuelle manipulation. Sans parler de ce que fait Skinner aux USA, je voudrais vous donner un exemple imaginaire. On s'est aperçu que la voix de la mère était importante après la naissance, notamment chez les prématurés, de même que le contact physique, pour des choses aussi organiques que la prise de poids ou la résistance aux infections [1]. Alors, il y a deux manières possibles d'en tirer des conclusions : la première est de faire entendre aux prématurés dans les couveuses un *enregistrement* de la voix maternelle et de dire qu'il faut aussi que les infirmières aillent caresser ces prématurés 27 minutes par jour en trois fois : cela devient une technique médicale, c'est ce que j'appelle une manipulation. La seconde, évidente, est de laisser entrer la mère, après les précautions habituelles d'hygiène, et lui laisser nourrir son bébé, le toucher, lui parler comme elle le veut, comme elle le sent. C'est d'un ordre tout à fait différent.

JEAN FEIJOO :

Là, je crois qu'il faut ramener toujours au pourquoi de ce type de stimulation, en débarrassant l'expérimentation d'affectivité.

ÉTIENNE HERBINET :

L'objectivité absolue est impossible, utopique, et on peut se demander si c'est toujours un idéal souhaitable.

JEAN FEIJOO :

Essayons tout de même de le voir dans l'absolu. On a affaire à un prématuré, c'est-à-dire à un enfant dont les liaisons synaptiques ne sont pas encore totalement élaborées. Ce que l'on peut souhaiter, par une stimulation auditive – puisqu'on sait que la perception auditive est

1. Pour plus de détails, voir p. 170 et p. 393 et suiv..

un des sens qui prend place relativement tôt – c'est favoriser les liaisons synaptiques en les stimulant. Que l'on utilise, pour cela, la voix maternelle ou toute autre stimulation signifiante ou non signifiante, ces stimulations ont aussi pour but de favoriser la fonction.

ÉTIENNE HERBINET :

Oui, mais, dans ce cas, au prix de quelque chose d'artificiel où on fait entendre la voix de la mère comme on administrerait un médicament.

MARIE-CLAIRE BUSNEL :

Je crois qu'il y a un moyen de vous mettre d'accord tous les deux : la stimulation de la fonction auditive se fait quel que soit le son émis : par les divers bruits de l'environnement. Les synapses se font parce que l'ensemble du système est stimulé. Mais pour la voix de la mère, c'est différent. Cela peut représenter une réassurance pour un enfant qui est sorti trop tôt de son environnement utérin, ça lui permet de retrouver quelque chose qu'il a déjà perçu, qui fait partie de son milieu acoustique connu. Pour ce qui est du conditionnement, il y a peut-être des mots qui vous hérissent, mais il ne faut pas y attacher une importance exagérée. On pourrait parler d'association par exemple. De toute manière, le fœtus entendant, le monde sonore fait partie de son univers perceptif et il est préférable de savoir que ça existe afin qu'il ne puisse pas y avoir de manipulations venant de l'extérieur. Quelque chose dont tout le monde est prévenu est moins dangereux que ce qui reste dans l'obscurité.

JEAN FEIJOO :

A propos de conditionnement, vous soulignez le danger de ces manipulations délibérées. Soit, mais j'y verrais autre chose... L'apprentissage peut, sans doute, affecter le fœtus tôt dans sa vie intra-utérine. Dans sa vie quotidienne de fœtus se mêlent sa perception de la réactivité maternelle et sa perception de l'environnement sonore. Il faut peut-être se poser la question des qualités de ce monde sonore actuel, contemporain et aussi s'interroger sur le climat psychologique dans lequel baignent la mère et son enfant... se demander si l'angoisse et une prédisposition aux maladies cardio-vasculaires ne puiseraient pas une part de leurs origines dans un tel entraînement, un tel conditionnement quotidien.

Par-delà les mots et la signification psychologique que nous leurs accordons, reste l'idée qui devrait nous inciter à repenser le cadre de vie de la femme enceinte et, plus tard, du nouveau-né... même si les applications restent utopiques !

Contrepoint

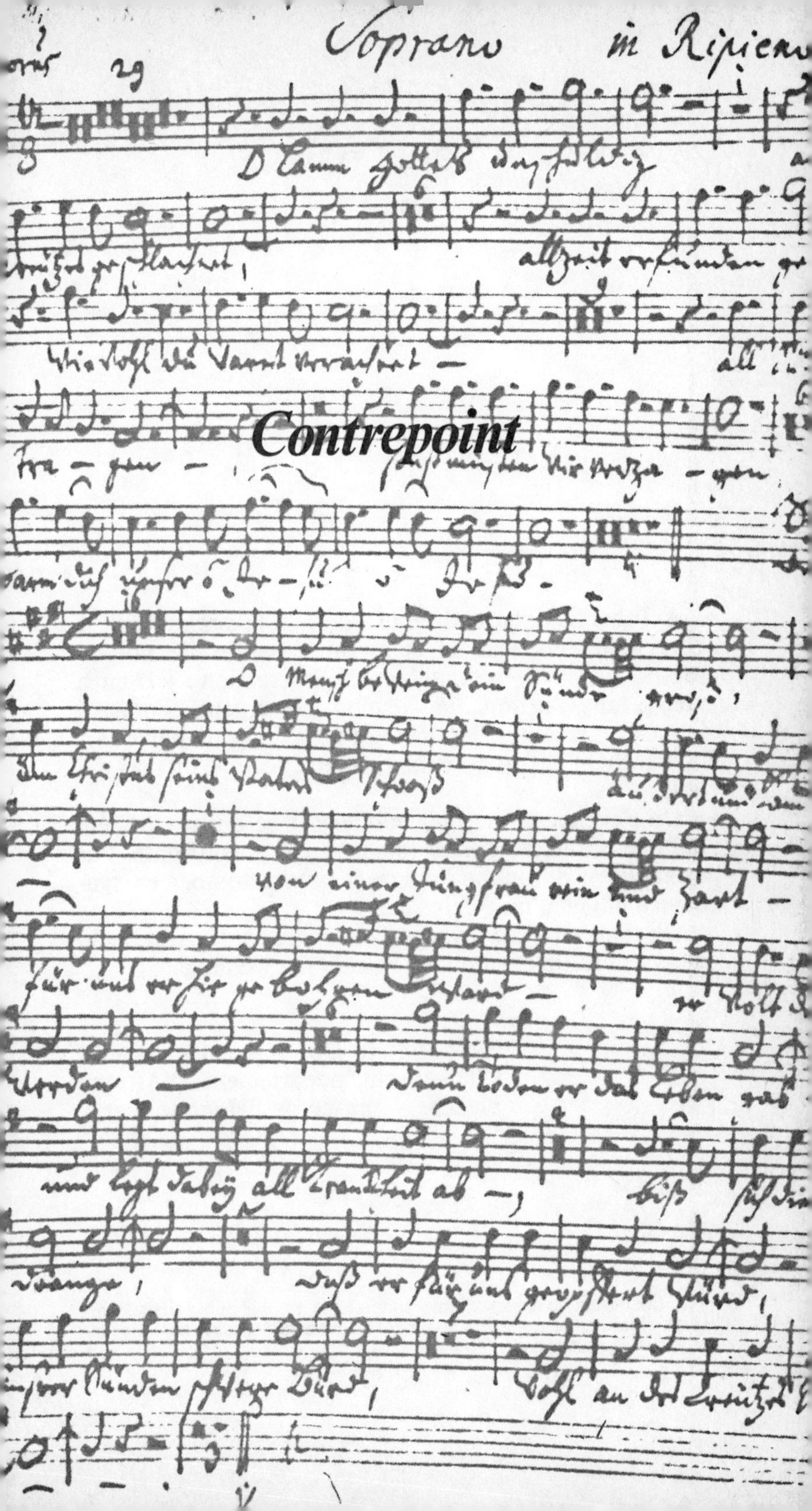

A Tabel bala...

A Tabel bala, oasis du Sud algérien, la *kabla* [1] parle à l'oreille du nouveau-né et énumère ce qu'elle sait de toutes les choses redoutables de la création : « Dieu a créé la lune... le lion... le scorpion... le serpent... l'orage... la grêle... les sauterelles... » Cela peut durer un bon quart d'heure. On dit que l'enfant entend (on ne dit pas s'il voit).

On s'efforce de ne rien oublier car ce qui n'a pas été nommé effraiera l'enfant lorsqu'il y sera confronté. Par exemple, si on oublie l'orage, il pourra tomber en syncope à la vue d'un éclair.

On retrouve des croyances analogues en d'autres lieux, dans le Sud tunisien ou au Yémen par exemple.

Rapporté par Dominique Champault.
Chargée du département d'Afrique blanche – musée de l'Homme, Paris.

1. Équivalent de la sage-femme. Littéralement : celle qui se tient devant et qui reçoit, qui accepte, qui accueille. D'une manière sous-entendue : qui introduit dans le monde. (NDLR.)

Midrash « Tan'houma »

« Lorsque l'enfant est dans les entrailles de sa mère, un ange lui enseigne la Torah. Lorsqu'il apparaît à l'air du monde, l'ange lui frappe la bouche et il oublie. »

Midrash « Tan'houma »
sur la paracha Pikoudei

L'ange pose son doigt sur la bouche du nouveau-né comme lorsqu'on dit : « Chut. » De là vient ce sillon vertical que nous avons au milieu de la lèvre supérieure, signe visible de notre oubli. C'est pourquoi aussi, plutôt que de dire : « je ne connais pas », nous disons souvent : « j'ai oublié ».

Commentaire de Régine Lehmann, professeur
au Centre universitaire de pensée juive,
recueilli par Marie-Claire Busnel.

Chez les Eskimos d'Ammassalik [1]

Le Nom est proposé au nouveau-né par sa mère ou par la femme qui a aidé à l'accouchement. Elle le prononce contre lui, à l'oreille, en parlant bas pour que les assistants n'entendent pas. Plusieurs noms sont proposés à l'enfant qui peut en refuser un ou plusieurs par ses pleurs ou ses cris. Un état paisible indique que tel nom lui convient.

On rapporte que parfois, on est à l'écoute des vagissements de l'enfant et que l'on en saisit le sens : « Que dit-il ? – Il dit qu'il s'appelle Untel. »

[...]

Parfois, l'accouchement étant difficile, on énonce contre le ventre de la parturiente : « Toi qui as hâte de recevoir un nom, sors vite. » C'est le pouvoir maïeutique de la dation du Nom.

Robert Gessain
Directeur du musée de l'Homme.

1. Côte est du Groenland.
Pour plus de détails, voir : « Nom et réincarnation chez les Ammassalimiut », in *Boréales*, n°s 15 et 16, 1980, p. 407-419. (Édité à Paris par le Centre de recherches inter-nordiques.)

Le double combat

« Alors qu'il était dans le ventre de sa mère, Abhimangu entendit un soir son père Arguna raconter les détails d'un long et dur combat dont il avait remporté la victoire. Au cours du récit, sa mère, malgré ses efforts, épuisée, s'endormit et l'enfant n'entendit plus.

« Vingt ans plus tard Abhimangu qui était devenu un homme vigoureux, eut à livrer une dure bataille. Retrouvant les assauts, les attaques, les ruses et les parades contées jadis par son père, il combattait avec vaillance et sûreté... aisément vainqueur jusqu'à ce moment précis du combat où sa mère s'était endormie.

« N'ayant plus la connaissance, il fut alors tué par un coup imprévu. »

Récit oral, extrait du Mahâbhârata [1]
reçu en Inde par Marie-Claire Busnel.

1. Légende du Mahâbhârata (épopée sanskrite) attribuée à Vysâsa, contenant plus de 200 000 vers, retraçant les luttes des Kourous (Kauravas) contre les Pandous (Pandavas) ainsi que les exploits de Krishna et Ardjouna (ou Arguna).

Le travail de Feijoo que nous venons de lire, de même que l'étude globale de l'audition prénatale de Granier-Deferre et Busnel, semblent bien montrer que le fœtus ne perçoit que les sons graves, les sons d'autant plus graves qu'il est plus jeune.

Or le Dr Tomatis a élaboré toute une technique thérapeutique fondée sur une hypothèse contradictoire. La cure audio-psycho-phonologique (oreille électronique) donne à entendre à des enfants ou à des adultes, des sons dont le filtrage ne laisse passer que les fréquences élevées, les aigus au-dessus de 8 000 hertz. Ces techniques, qui reposaient à l'origine sur la croyance en une audition prénatale préférentielle des aigus, connaissent à l'heure actuelle un succès qui dépasse très largement les frontières de la France.

Discuter de l'efficacité de ces techniques n'entre pas dans le cadre de ce « Cahier ». En revanche il nous a semblé intéressant de demander à un praticien de ces techniques *de nous préciser ce qu'il pensait de ces discordances d'hypothèses.*

Voici la réponse du Dr Bernard Auriol...

Une erreur géniale

(Ou comment fut bâti un traitement efficace sur une idée juste et une expérience mal conduite)

Bernard Auriol *

Tomatis a donné le nom d'audio-psycho-phonologie à une pratique fondée sur l'interaction son-psyché. Il utilise un appareil modificateur d'écoute, l'« oreille électronique » dont l'action, parfois décriée, parfois idéalisée, est indéniable.

Ma forme d'esprit ne m'a jamais entraîné à devenir un disciple de Tomatis que d'aucuns suivent comme un maître à penser. J'ai cependant été frappé d'observer, en 1974, le changement survenu dans le comportement d'une adulte et de deux enfants, dont un de mes neveux, à la suite de cures brèves et intensives d'oreille électronique.

Cela m'a conduit à devenir l'élève attentif de ce chercheur déroutant. Après avoir moi-même suivi la cure et avoir ainsi renforcé ma conviction de son intérêt et mes doutes quant à l'atmosphère et à la théorie qui l'accompagnaient, je me mis à l'utiliser avec certains de mes patients. Simultanément, je recherchais des contacts interdisciplinaires [1] afin d'approfondir la recherche cri-

* Psychiatre et psychanalyste. Cofondateur, avec le Pr Josserand, du Groupe de réflexion sur les sons (Laboratoire d'acoustique, métrologie et instrumentation, université Paul-Sabatier, Toulouse).

1. Il en est résulté le Groupe de réflexion sur les sons (Lami, rue des 36-Ponts, 31400 Toulouse) qui se réunit six à huit fois par an pour débattre des recherches en cours, échanger des idées nouvelles, faire le point sur une question, présenter une technique ou un appareillage... Les participants sont intéressés par le son sous l'un ou l'autre de ses aspects : musiciens,

tique mais constructive qui me paraissait – et me paraît – nécessaire.

En tout premier lieu, il ne me semble pas opportun que la même personne joue le rôle d'analyste et guide la cure sonique d'un patient donné. S'il s'agit d'utiliser conjointement les deux procédures, je me limite à l'une de ces deux positions (Auriol, 1985).

« Guider la cure » est une action plutôt rééducative et pédagogique : il s'agit de permettre l'épanouissement et la (re-)mise en état du système d'écoute, en l'entraînant selon des voies qu'il n'avait pas, jusque-là, empruntées. Ce faisant, on assiste à une dynamisation de la personne, y compris dans ses aspects les plus valorisés.

Une hypothèse (juste)

Tomatis et Dolto eurent l'intuition que le petit homme, comme l'oisillon dans son œuf (Nicolai, 1956), devait avoir entendu la voix de sa mère dans l'utérus, et s'en être imprégné.

On trouvera, dans *L'aube des sens,* l'état de la question quant à l'audition fœtale. Je dois pourtant insister sur quelques points.

Il existe encore des scientifiques (Preyer, 1885 ; Lacomme, 1989) pour dire que le fœtus ne saurait rien entendre (ni le prématuré) pour la raison bien simple que son cerveau est inachevé : les régions du cortex qui devront s'occuper des sons ne sont pas « myélinisées ».

En fait, cette remarque est exacte, mais fausses les conséquences qu'on en tire : le fœtus se sert du système nerveux dans l'état où il est, immature, comme il se doit pour un être en formation (Davis H., 1969). Ainsi les cheminements sont-ils plus lents dans certaines zones, spécialement celles que nous considérons comme les plus « nobles » (cortex). Cela n'empêche pas les structures plus basales de commencer à fonctionner. Même les parties les plus lentes bénéficient de leur propre activité apparemment paresseuse. Elles semblent justement se

chanteurs, facteurs d'instruments, acousticiens, linguistiques, médecins ORL, pédiatres ou psychiatres, psychologues, psychanalystes, orthophonistes, éducateurs spécialisés, enseignants, audio-prothésistes, méditants (zen, MT, Tibétains), etc.

structurer sur cette activité débutante; ce qu'elles reçoivent comme « informations » permet la construction des intégrateurs corticaux les plus sophistiqués.

L'importance de ces premières perceptions du cerveau en construction est maximale, car il ne s'agit pas d'utiliser les sensations mais de fabriquer les circuits cérébraux qui les géreront. Un adulte enfermé dans le noir pendant des années pourra récupérer l'usage de la vue lorsqu'on mettra fin à son supplice. L'être en formation qui serait privé d'une qualité sensorielle particulière ou de ses précurseurs n'acquerra jamais, quels que soient les efforts rééducatifs mis en œuvre, les informations de cette sorte...

L'œil lui-même, qui pourtant n'est éclairé *in utero* par aucune lumière, crée des potentiels et permet ainsi la constitution de zones cérébrales prêtes à recevoir les premières clartés extérieures, dès la naissance ! La structuration première de cette vision d'avant la lumière prend sans doute appui sur les informations vestibulaires (verticalité, horizontalité, rotation) et pourrait mettre en jeu des états de conscience assimilables au rêve (Auriol, 1988).

Une expérience mal conduite

Persuadé – avec juste raison – que le fœtus entendait la voix de sa mère, Tomatis se fit la réflexion que les bruits organiques multiples qui accompagnaient cette voix, dans les enregistrements qu'il obtenait, avaient un effet masquant qu'il convenait d'éliminer.

L'expérimentation qu'il fit alors, s'inspirant de cette logique, ne pouvait que la confirmer : en filtrant les graves, il lui restait les aigus dont il vint à laisser supposer qu'ils parvenaient plus facilement que les autres sons dans l'univers liquidien du fœtus. Cette pétition de principe se doublait d'une difficulté technique qu'il explique fort bien : la suppression totale du ronflement lié à l'appareillage (notamment le 50 Hz du secteur) ne pouvait se faire que par un filtrage assez étendu qui avait pour effet d'éliminer les bruits utérins eux-mêmes, dans leurs composantes graves.

Comme Tomatis (1981, p. 50) l'écrit lui-même : « Je

prenais le milieu utérin pour un filtre et je fondais toute mon expérimentation sur ce fait. Bien m'en a pris. Seulement tout était faux. » Rien ne permet d'asseoir davantage l'idée des « sons utérins filtrés en passe-haut ».

On a montré, par ailleurs (Mehler, 1976) que le nouveau-né est capable de reconnaître la voix de sa mère : MAIS les GRAVES de cette voix et NON LES AIGUS !

De récents travaux montrent pourtant que le fœtus n'est pas aussi privé d'aigus qu'on a pu le dire, il reste que les enveloppes dans lesquelles il baigne atténuent les fréquences élevées... Le monde utérin est donc peuplé de graves et, si le fœtus privilégie la voix maternelle, ce sera, non parce qu'elle est mieux audible, mais parce qu'elle est plus intéressante...

En cela, Tomatis retombait sur ses pieds lorsqu'il imaginait que le fœtus à défaut d'être plus exposé aux aigus s'évertuait à atténuer les graves pour se hisser vers l'écoute humaine...

Un traitement efficace

De fait, les sons filtrés à 8 000 Hz (dont on a supprimé les fréquences graves) ont des effets très nets, constants, universellement reproductibles !

L'exposition prolongée à de tels sons entraîne une dynamisation psychologique : plus grande ouverture au monde extérieur dont le caractère objectif s'affirme, appétit de s'exprimer, de réaliser, voire de combattre ; une plus grande puissance des instances timonières de la personnalité. Parfois cette dynamisation se manifeste par de plus grandes possibilités d'expression émotionnelle : le sujet qui « rentrait ses sentiments » préfère les dire, se montre tour à tour révolté ou plein d'amour à l'égard du groupe dans lequel il évolue intimement et surtout vis-à-vis des images maternelles présentes dans ce groupe ou de sa mère elle-même. Dans quelques cas, c'est à une somatisation ou à une poussée d'angoisse que l'on assiste [1].

1. Cela ne suggère-t-il pas un certain parallélisme avec l'effet de certains antidépresseurs, plus aptes à stimuler l'humeur qu'à faire s'estomper l'angoisse ?

On utilise des musiques, mais aussi la voix de la mère du patient. Le filtrage passe-haut en supprime toutes les données linguistiquement pertinentes : on croirait entendre une suite de parasites sifflants... L'effet précédent se prolonge mais se double d'une intensification des rapports émotionnels entre l'enfant et sa mère. D'anciennes rancœurs, de vieux non-dits, d'éternelles amours resurgissent...

Mais alors ? Comment ça marche ?

Cet effet peut s'interpréter selon deux hypothèses antagonistes :

Pour Tomatis, c'est la conséquence d'un effet évocateur de l'époque prénatale. Le chant de la mère met en joie, appelle à la communication et à la vie. A l'actif de cette thèse, il convient de signaler que les patients sous voix maternelle filtrée produisent très souvent des dessins, sculptures et rêveries en rapport avec ce que nous pouvons imaginer de la vie intra-utérine. Cela est d'autant plus flagrant que le thérapeute a parlé de ce mythe. J'ai personnellement constaté une raréfaction de ces thèmes depuis que je ne catégorise plus la voix maternelle filtrée comme intra-utérine.

La deuxième hypothèse est celle de l'audition utérine surexposée aux sons graves. Les sons graves rythmiques et répétitifs offrent le socle sécuritaire qui permet au fœtus de s'intéresser aux mélodies de la voix maternelle (graves, médiums ou même aigus) et aux bruits d'écoulement intestinaux dont les caractéristiques varient en fonction de la détente ou de l'angoisse maternelle. C'est seulement après la naissance que surgiront, en même temps que la lumière et l'air respirable, les harmoniques les plus fins de la voix, dans leur intensité maximale.

Les aigus apparaissent alors comme significatifs de respiration, naissance, découverte, autonomie, confrontation.

Dans cette direction va une de nos observations assez surprenante : Mme X. lors de la première séance de voix maternelle filtrée croit distinguer « qu'on parle allemand » et se demande pourquoi on lui fait entendre cela ! Les associations qu'elle produit alors nous apprennent qu'elle fut " nursée " par un – ou des – prisonnier allemand, après la guerre de 1940-1945, qui avait été placé comme ouvrier agricole chez ses parents. Cela ne prouve rien mais illustre plutôt l'hypothèse de la découverte des aigus à la naissance que l'inverse.

L'accouchement sonique

Il n'en reste pas moins troublant d'entendre fréquemment les patients, soumis à des sons filtrés, manifester des idées, des émotions, des images particulièrement en harmonie avec le désir de « sortir », s'extraire, naître...

Il s'agit parfois de passage à l'acte dont le sens demeure hermétique à la personne concernée : partir sans raison sous le coup d'une impulsion, envie de prendre l'air, désir de changer de milieu, de métier, de loisir, etc.

Or, nous savons que le fœtus s'exerce à naître, en rêvant de le faire, bien avant la date, qu'il s'agisse d'oiseau ou de mammifère (Auriol, 1988).

Il est plausible d'admettre que les aigus, moins bien audibles, sont plus intéressants et plus excitants que les graves et les médiums. Ils pourraient avoir un rôle de dynamisation même au moment de la naissance.

Par ailleurs, le défiltrage progressif de la musique et surtout de la voix maternelle peuvent entraîner une certaine libération pulsionnelle, voire une réactivation de conflits apaisés lors de la première phase (ou parfois, l'inverse). Le ça et le sur-moi s'affrontent et, si certaines dépressions semblent céder, d'autres peuvent être réactivées progressivement.

Écoute fœtale et cures soniques

J'ai, depuis longtemps (1979), défendu la possibilité selon laquelle le fœtus entendrait les graves des sons externes ou internes mais percevrait aussi certains aigus : surtout ceux de la voix maternelle que conduirait à son oreille la colonne vertébrale, jouant le rôle de « stéthoscope » entre la voix maternelle et le bébé. Mécanisme surtout notable chez les mères dont la voix « bien placée », sait faire résonner le squelette de manière optimale. Le travail de Klopfenstein (1988) démontre au moins que cette possibilité existe : les vibrations enregistrées au niveau de l'os du bassin s'étalent parfois jusqu'au dixième « harmonique » (3 KHz).

Quoi qu'il en soit, il reste que les sons disponibles pour le fœtus sont très atténués du côté des aigus. La naissance s'accompagne donc d'une forte augmentation quantitative de ces fréquences. Même si le fœtus « s'attend à » et « désire » ce changement qu'il pressent peut-être, on ne peut continuer à dire que l'écoute de sons filtrés en passe-haut (MF ou VM de Tomatis) se rattache à une réminiscence utérine.

Et pourtant, les cures soniques, qu'on aurait pu croire portées par le mythe utérin, la mode et les publicités démagogiques, continuent leur chemin : leurs effets se confirment, leur succès persiste et se développe, leur méthodologie se diversifie [1].

Bien des auteurs s'abstiennent d'évoquer la vie intra-utérine et se gardent d'utiliser les « oreilles électroniques » comme des « oreilles magiques ». Les travaux en cours s'orientent plutôt vers la détection de corrélations entre certaines zones de fréquences et des « régions psychiques » qu'elles toucheraient et dynamiseraient de manière préférentielle (Auriol, 1987). D'autres (Beller, à paraître), insisteront sur la stimulation prosodique, la dynamisation des aspects non sémantiques du langage.

Vers l'avenir

Ces méthodes constituent un précieux instrument de travail. Beaucoup de recherches demeurent nécessaires pour en préciser les limites et les points forts.

Ce n'est pas la première fois dans l'histoire de la science qu'une hypothèse erronée, une observation

1. J'ai parlé ici de Tomatis qui conduit un « réseau Tomatis » en « franchising » ; il existe (1989) également une Association d'audiopsychophonologie, qu'il a créée mais qui a fait dissidence. Il faut citer aussi la méthode de Bérard, la Sémiophonie d'Isi Beller, La Musique triturée de Bourdin, le Variophone de Marinof, l'Akousmatik de Thourel, etc. Certains de ces appareils sont utilisés dans des centres hospitaliers (Villeneuve-Saint-Georges) ou des CHU (Pr Moron). L'extension se fait également en Europe, en Amérique du Nord, au Mexique et en Amérique du Sud, comme dans certains pays africains.

hâtive, une base fragile, auront conduit à de nouvelles observations valables, ou même très riches, à des modèles thérapeutiques indiscutables.

Si les thérapies sonores ne peuvent pas tout, leur usage, sur des bases empiriques aujourd'hui, plus tard de manière mieux théorisée, peut rendre de grands services aux patients de l'orthophoniste, du psychologue et du médecin.

Éléments de bibliographie

B. AURIOL : *Introduction aux méthodes de relaxation,* Privat, 1979 (remise à jour, 1987).

B. AURIOL : *Pour une approche multifocale en thérapie psychologie médicale,* 1985, 17, 6 : 809-813.

B. AURIOL et coll. : *De l'audiogramme aux chakras tantriques* (analyse factorielle de la sensibilité spectrale et d'une projection de la personnalité).

B. AURIOL : *Communication au 2e Symposium international de l'Anep,* « Les influences sonores dans le développement prénatal », Saint-Raphaël, 26 novembre 1988.

H. DAVIS and S. ONISHI : *Maturation of Auditory Evoked Potentials,* Int. Audiol., 8, 24, 1969.

D. KLOPFENSTEIN, P. ANDREY, J.-P. HAETTEL : *Le Bassin : Caisse de résonance* (Polycop, 1888 : annexe 8).

Y. LACOMME : *L'Oreille – Anatomie physiologique (discussion),* « Le bruit dans la société », 2e Colloque de Fronton, 16, 6, 1989.

J. MEHLER : « La reconnaissance de la voix maternelle par le nourrisson », *La Recherche,* 70, 786 sq., septembre 1976.

J. NICOLAI : « Zur Biologie und Ethologie des Gimpels (Pyrrhula pyrrhula) », *Z. Tier-Psychol.,* 13, 93-132, 1956.

W. PREYER : *Spezielle Physiologie des Embryo,* Leipzig, 1885.

A. TOMATIS : *La Nuit utérine,* Stock, 1981 (réponse à la 1re édition de *L'Aube des sens*).

Contrepoint

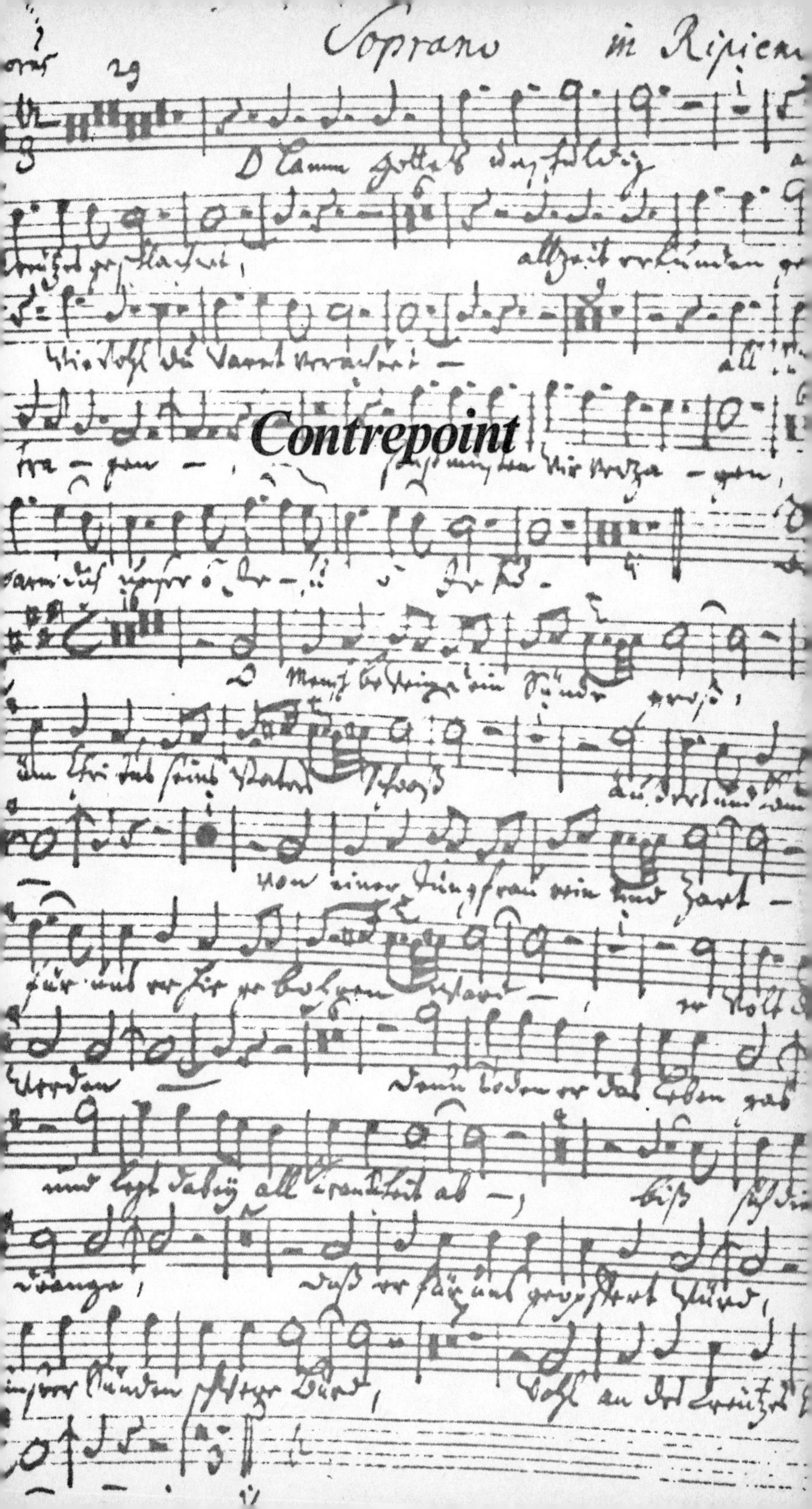

L'enfant qui parle avant sa naissance

Nicole Belmont *

Le terme français *enfant* renvoie, de façon inapparente, à l'une des particularités des nouveau-nés : ils ne parlent pas. *Infans* en latin, c'est d'abord celui qui ne parle pas, celui qui est incapable de parler, puis celui qui est *encore* incapable de parler, le jeune enfant, le nouveau-né, mais aussi l'enfant qui n'est pas encore né. Cette particularité inscrite dans le terme latin apparaît chez d'autres populations de manière inverse, dans des récits – mythes ou légendes – qui mettent en scène des enfants non encore nés ou des nouveau-nés qui parlent. Cette précocité dans la capacité de communiquer désigne un futur héros.

Ce motif est récurrent dans le mythe des jumeaux qui a été recueilli dans un grand nombre de populations indiennes d'Amérique du Sud. On trouve ce motif ailleurs dans le monde, mais de façon peut-être moins exemplaire. Ce sont donc les mythes amérindiens qui nous fourniront le motif référentiel. La version recueillie par André Thevet chez les Tupinamba de la côte brésilienne entre 1550 et 1554 est particulièrement savoureuse [1].

*. Laboratoire d'anthropologie sociale – Collège de France.

A ce Maire, s'en estant allé avec son père Caroubsouz au Ciel, succéda son fils, nommé Maire Atá, qui print une femme de son païs ; et elle estant enceinte, luy print fantaisie de s'en aller ès regions lointaines : pource prenant sa femme, se meit en chemin. Elle qui estoit pesante à cause de sa grosseur, ne pouvant aller autant que son mary se meist à reposer : luy qui voulut l'esprouver la laissa toute seule. Oyez, je vous prie, comme ces bonnes gens poursuyvent leurs histoires. Le fruict qu'elle avoit au ventre, parloit avec elle, et la confortoit, luy enseignant le chemin que son père avoit suivy. A ouyr cecy, vous diriez que cest enfant estoit plus parfait que ce Prophete anglois Merlin, lequel ont faint avoir esté fils d'un Démon Succube, d'autant que cestuy parloit, et avoit raison, estant encor au ventre de sa mère, et Merlin estant entre les bras de sa mère encor alaictant. Or ce fils du Caraibe se commença à courroucer, et despiter contre sa mère, à cause qu'elle refusa de luy donner de petites légumes, qui estoient par les chemins : et pource cessa il de luy donner response, et luy enseigner le chemin : qui fut cause, que la pauvre femme s'esgara si bien, que prenant un chemin pour l'autre, elle vint en un jardinage, où se tenoit un homme appelé Sarrigóys lequel la receut, et la voyant lasse, la pria de se reposer en sa maison, esperant la decevoir et en joüir. Elle qui avoit besoing de repos, luy obeyt, et se coucha : mais ledit homme la voyant endormie, se vint coucher avec elle, et eut sa compaignie, comme bon luy sembla, si bien qu'il l'engrossit encore d'un autre fils, lequel tint au ventre compaignie au premier. Voyez si ces grossiers sont bons naturalistes, de penser qu'une femme enceinte (son fruict estant presque pres à sortir) en reçoive encore d'autre, et conçoive. Ce meschant trompeur ne fut point sans payement de sa folie : car dès qu'il eut fait son plaisir de la femme du Prophete, il fut changé en une beste, qui se nomme du nom de l'homme mué, à sçavoir Sarrigóys, laquelle a la peau fort puante. Mais le malheur de ceste femme fut encor plus grand, lors que arrivant en un autre village, elle fut prinse par le chef et principal du lieu, lequel s'appelait Iarnare. Cest homme estoit cruel à merveilles : et bien le monstra, veu qu'il tua ceste femme, et la mengea, la deschirant en pieces, et en feit part à ses voisins, ainsi que encore ils ont coustume d'en user aux grands banquets de leurs massacres. Mais les deux enfants qui estoient dans le ventre furent jettez comme excremens, au lieu où l'on jette les balieures et ordures des maisons. Et le jour d'après, une femme s'en allant querir des racines, les advisa jouans ensemble : et estant esmeuë de pitié, les porta en sa maison : et en peu de temps ils devindrent grands, outre l'attente et foy de ceste femme, à laquelle ils estoient de grand proffit, veu que tant qu'elle les eust en sa compagnie, elle ne sentit jamais necessité de chose quelconque, et croissaient tousjours en beauté et force sur tous les autres humains.

Les versions de ce mythe recueillies plus récemment présentent quelques variantes intéressantes. C'est parfois l'inconduite de son épouse qui l'a trompé et s'est trouvée par conséquent enceinte d'un second enfant, qui pousse le père originel à repartir dans son royaume « là-haut ». Parfois il prend la forme d'une chouette pour séduire cette femme qu'il engrosse en lui frappant doucement la tête de son aile. Parfois l'enfant n'a pas de père ; sa mère devient enceinte sans avoir eu de rapport sexuel avec un homme [2]. Quoi qu'il en soit, c'est à la recherche du père de ses enfants qu'elle part. Et c'est en chemin que celui des deux enfants qui deviendra le héros culturel bénéfique se met à parler à sa mère encore enceinte. Dans la plupart des versions il lui demande de lui cueillir des fleurs, mais la troisième fois sa mère se fait piquer par une guêpe et, furieuse, elle se frappe le ventre des deux mains, ou bien s'exclame : « C'est seulement une fois qu'on s'est dressé que l'on peut réclamer des jouets, que l'on désire s'amuser ! » L'enfant, vexé, refuse dès lors de lui indiquer le chemin qui mène à la demeure de son père. Elle s'égare et arrive chez les jaguars, les premiers habitants de la terre. Ils la tuent, la dépècent et les enfants naissent grâce à cette macabre césarienne.

Dans la version des Guajiro, la mère qui a conçu sans connaître l'homme, s'entend réclamer par l'enfant encore dans son ventre des flèches pour chasser. « Je suis fatiguée de t'entendre. Sors puisque tu es un chasseur ! Alors elle se frappa le ventre. Cela fit mal à l'enfant, cela lui déplut, et il se tut pour toujours. Il ne voulut plus parler. » Elle arrive également chez Jaguar, qui la tue, la mange et recrache quelques débris. La mère de Jaguar ramasse ces débris et les met dans du coton : « Ils étaient trois à remuer [3]. »

A ce beau mythe amérindien des jumeaux fait écho un récit de jumeau « manqué » qui se trouve à deux reprises dans le Mahâbhârata (I, 4178-4192 et XII, 13177-13182). Voici la première version, la plus développée.

Il y eut jadis un sage rishi du nom d'Utalhya : son épouse honorée et chérie s'appelait Mamatà. – Or le frère cadet d'Utalhya, le purohita des habitants du ciel, Brihaspati à la grande énergie, requit Mamatà d'amour. – Et Mamatà dit à son beau-frère, le maître aux puissantes paroles : « Je suis enceinte des œuvres de ton frère aîné ; laisse-moi. Déjà ce fils d'Utalhya, ici même, en mon sein, illustre Brihaspati, a récité dans l'ordre le Véda avec ses six Angas. Ta semence ne saurait être inféconde, et deux ne pourraient tenir ici. Cela étant ainsi, veuille donc maintenant t'abstenir. » Et bien qu'elle eût parlé ainsi, Brihaspati, l'esprit absolument égaré, fut impuissant à réfréner son âme toute au désir. Et il s'unit alors plein d'amour à elle qui était sans amour. Or, comme il allait émettre sa semence, du sein maternel l'enfant lui parla ainsi : « Vénérable père, ne cède pas à ton désir. Deux ne pourraient tenir ici. La place est petite, seigneur, et je suis venu ici auparavant. Votre semence, seigneur, ne saurait être inféconde. Daignez ne point me causer de tourment. » Mais, sans écouter la parole de l'embryon, Brihaspati s'unit d'amour avec Mamatà aux beaux yeux. Alors, voyant que la semence allait jaillir, le saint encore dans la matrice obstrua avec ses deux pieds la voie à la semence de Brihaspati. Et, sans atteindre son but, cette semence ainsi repoussée tomba aussitôt à terre. Irrité fut alors Brihaspati. Voyant la semence tombée, il maudit l'enfant dans sa colère, le glorieux rishi, adressant ces rudes paroles au fils d'Utalhya dans le sein de sa mère : – « Puisque, en un pareil moment si désiré de tous les êtres, tu m'as adressé un tel propos, tu entreras dans de longues ténèbres *(dirgham tamas).* » Et, par l'effet de cette malédiction, le rishi naquit aveugle et reçut le nom de Dirghatamas.

Brihaspati et Mamatà, voyant la semence à terre, se séparèrent en se criant l'un à l'autre : « Élève ce fils, de deux pères *(bhara dvâjam).* » Aussi donna-t-on à l'abandonné le nom de Bharadvâja. Les Maruts, les dieux des vents, le recueillirent et le portèrent au roi Bharata qui n'avait pas d'enfant [4].

Les récits concernant les enfants, encore à naître ou tout juste nés, qui parlent, s'enjolivent d'une leçon morale ou religieuse quand ils se rapprochent dans l'espace et dans le temps. Une légende musulmane connue par plusieurs versions oppose dans un mouvement symétrique et inverse, respect dû à sa mère et fausse paternité, maternité honorable et maternité inavouable, la parole de l'enfant faisant fonction d'arbitrage.

Un ermite nommé Djureydj se consacrait au culte divin dans sa cellule. Sa mère vient un jour près de lui et l'appelle en vain. Absorbé dans ses prières, il ne répond pas. La mère dit alors : « Puisse le Seigneur te conduire à ta perte par des courtisanes ! » Une femme convaincue de libertinage désigne l'ermite comme le coupable et le père de l'enfant issu de sa faute. L'ermite affirme vainement son innocence. Il se fait conduire près de sa mère et lui dit : « Tu as invoqué Dieu contre moi et il a exaucé ta prière ; prie maintenant pour qu'il fasse éclater mon innocence. » La mère y consent. L'ermite est ramené devant le roi qui juge l'affaire. L'ermite place sa main sur la tête du nourrisson et dit : « Par la vérité de Celui qui t'a créé, je t'adjure de dire qui est ton père. » Ce à quoi l'enfant répondit : « Un tel, le berger, est mon père. Alors la femme dut reconnaître la fausseté de son accusation. Selon une autre version, elle l'accuse alors qu'elle est encore enceinte et l'ermite pose la question à l'enfant dans le sein de sa mère, qui répond : « C'est le berger qui est mon père [5]. » Ici, le refus de répondre, comme on le doit, à sa mère entraîne une fausse accusation de paternité, qui ne peut être levée que par la parole d'un *infans,* d'un être qui n'est pas capable encore de parler.

Le légendaire chrétien apocryphe connaît aussi des enfants non encore nés qui se sentent dans l'obligation de prendre la parole. Jésus, dans des légendes orientales, proteste, du sein de sa mère, de l'innocence de celle-ci et reproche à Joseph son manque de foi. Et un récit rapporté par Jean d'Outre-Meuse, dans le *Miroir des histoires* raconte que, lors de la rencontre de la Vierge et d'Élisabeth, sa cousine enceinte du futur Jean Baptiste, c'est celui-ci qui prit la parole pour saluer son Seigneur. S'étant dressé, puis agenouillé, il dit : « Sires, bien venguiez tu qui m'as tant de vertus donneit que je me puy drecher chaens. Or sai-je bien que tu es venus por tes gens salver ? Et commenchat sains Johans à dire le *Magnificat anima mea Dominum ;* et si hault disoit tout chu que la vois en venoit fours de la bouche Élisabeth sa mère [6]. »

A ces récits il faudrait ajouter ceux où le motif de l'enfant qui parle avant sa naissance ou dès sa naissance, est exposé très brièvement et sert de présage, de signe, à un ou des événements ultérieurs. Notre intention était d'introduire ce thème mythique peu étudié et non d'en présenter le dossier complet. En l'état actuel il n'est pas facile d'en proposer une interprétation.

L'enfant parle pour quelqu'un d'autre. Il parle de paternité. Dans les mythes amérindiens il indique à sa mère, jusqu'au moment où il s'enferme dans le silence, le chemin qui devrait la mener jusqu'à son père : il s'agit non pas vraiment de trouver, mais de retrouver celui-ci. Dans l'histoire de l'ermite, il récuse le faux père et désigne le vrai. Jean Baptiste annonce précocement que Jésus est fils de Dieu et non pas d'un homme. Il faut remarquer également que le père est toujours dédoublé : deux hommes procréent deux enfants qui ont la même mère ou bien il y a un faux père et un vrai père. Aussi peut-on faire l'hypothèse que les deux pères sont les deux hommes présents dans les phantasmes des femmes enceintes : celui qui a procréé l'enfant qu'elle porte et celui qui l'a procréée elle-même ; l'époux et le père plus ou moins confondus. Dans cette hypothèse, les récits projettent sur l'enfant une perception, une appréhension de ce dédoublement, auquel il réagit par une parole d'interdiction. C'est là une direction de recherche éventuelle. Il en existe certainement bien d'autres.

Éléments de bibliographie

1. THEVET A. : *Les Français en Amérique pendant la deuxième moitié du XVIe siècle. Le Brésil et les Brésiliens,* Paris, PUF, 1953.
2. MÉTRAUX A. : *La Religion des Tupinamba,* Paris, E. Leroux, 1928, p. 32-43 ; CLASTRES P. : *Le Grand Parler. Mythes et chants sacrés des Indiens Guarani,* Paris, Le Seuil, 1974, p. 58-99.

3. PERRIN M. : *Le Chemin des Indiens morts,* Paris, Payot, 1976, p. 102-116.
4. BARTH A. : « L'Enfant qui parle avant d'être né », in *Mélusine,* t. IV, n° 12, 1888, col. 272-277.
5. *Mélusine,* t. V, n° 10, col. 257.
6. *Mélusine,* t. V, n° 1, col. 36.

LA PERCEPTION DU LANGAGE

Dans notre univers sonore, le langage occupe une place à part ; le traitement perceptif des sons de parole se fait selon un mode tout à fait particulier.

De la naissance à l'âge de la parole, on aurait pu s'attendre à un patient apprentissage des différents sons du langage... L'article de Juan Segui nous apprend qu'il n'en est rien et que l'on naît en sachant déjà beaucoup de choses.

En fait, cela dépasse la question précise de la perception du langage pour éclairer d'un jour nouveau l'ensemble du monde perceptif du nouveau-né.

La perception du langage et l'identification de la voix maternelle par le nourrisson

Juan Segui *

I. – CARACTÉRISTIQUES GÉNÉRALES DE LA PERCEPTION DE LA PAROLE

Le problème de l'acquisition du langage par l'enfant a intéressé depuis fort longtemps les psychologues et pédagogues. Savoir comment le jeune enfant dont les capacités cognitives générales commencent à se développer est capable d'acquérir, en un temps relativement bref, un objet d'une structure aussi complexe qu'une langue peut laisser rêveur, et il semble essentiel de s'interroger sur les capacités de base qui rendent possible un tel exploit.

Dans cet article, nous examinerons uniquement les capacités perceptives du très jeune enfant en ce qui concerne la perception des sons verbaux. L'étude « séparée » de ces capacités perceptives est justifiée par deux raisons principales :

1) Contrairement au système impliqué dans la production de sons verbaux, *le système auditif est largement fonctionnel à la naissance,* et il est donc possible de se poser des questions sur les capacités perceptives dès les premiers jours de la vie de l'enfant. On sait que le nouveau-né est sensible à diverses catégories de sons, et qu'il est capable de discriminer des sons qui ne diffèrent que

* Maître de recherche au CNRS – Laboratoire de psychologie expérimentale – 28, rue Serpente, 75006 Paris.

sur la base d'une seule dimension acoustique telle que l'intensité ou la fréquence. Le nouveau-né est donc en mesure de différencier des sons à partir de la prise en considération d'une simple dimension acoustique telle que la fréquence dont on sait, par ailleurs, qu'elle joue un rôle fondamental dans la perception de la parole.

2) *Le mode de traitement perceptif des sons du langage semble différer assez radicalement de celui mis en œuvre pour le traitement des sons non linguistiques.*

Ce point mérite une justification plus détaillée car il s'agit d'un problème controversé et central dans le domaine de la perception de la parole.

Commençons par souligner que les recherches effectuées chez l'adulte depuis plus de vingt ans, à l'aide des synthétiseurs de parole, ont permis de mettre en évidence la complexité de la relation existant entre les caractéristiques du signal physique (onde sonore) et la perception correspondante. *En particulier, il faut souligner que la manière dont les linguistes envisagent la représentation phonétique de la séquence sonore ne correspond nullement à la structure réelle (physique) ce celle-ci* [1].

C'est en raison de l'extrême complexité de la relation entre les caractéristiques du signal et celle de la perception correspondante que les chercheurs des laboratoires Haskins aux USA ont formulé l'hypothèse selon laquelle la perception des sons verbaux exige la mise en œuvre de capacités spécifiques : il existerait un « mode spécifique » de traitement perceptif des sons de parole. Cette hypothèse de spécificité pour la perception du langage a été renforcée par la mise en évidence de deux phé-

1. En effet, tandis que le phonéticien décrit la séquence sonore sous la forme d'une succession de sons distincts et bien différenciés, le signal physique est essentiellement continu. Ce décalage s'explique par le fait que le linguiste ne représente pas l'onde sonore *per se* mais plutôt notre perception de celle-ci, or cette perception est discrète. Notre système perceptif découpe la chaîne de paroles dans une séquence d'unités de son.

Le problème central pour l'étude de la perception de la parole est l'absence de correspondance précise entre les segments acoustiques du signal et les unités de son perçues par l'auditeur. Les composants de l'onde sonore qui donnent naissance à la perception d'un même son varient en fonction du contexte et un indice acoustique particulier peut donner lieu à la perception de différents sons selon le contexte dans lequel il apparaît. Soulignons enfin que les indices acoustiques responsables de la perception de deux sons successifs se chevauchent largement l'un l'autre dans la séquence temporelle.

nomènes particuliers : celui de la « dominance cérébrale » et celui de la « perception catégorielle ». De cette dernière notion a découlé l'hypothèse de certains détecteurs spécifiques pour le langage.

La dominance cérébrale

Il s'agit d'une asymétrie fonctionnelle des hémisphères cérébraux en ce qui concerne le traitement de l'information linguistique. En effet, un nombre important de données cliniques et expérimentales [1] suggère que l'information verbale est traitée d'une manière préférentielle par l'hémisphère gauche du cerveau.

Malgré les nombreux problèmes soulevés pour l'interprétation de ce phénomène, celui-ci constitue un support important pour l'hypothèse de la spécificité de traitement car il permet de lier la spécificité fonctionnelle à une structure nerveuse particulière.

Le phénomène de la perception catégorielle

Si l'on fait varier d'une manière continue une certaine dimension acoustique du signal, la perception correspondante ne varie pas d'une manière comparable mais par « sauts ». Autrement dit, la variation de cette dimension physique reste sans conséquence perceptive jusqu'à ce qu'elle ait atteint une valeur précise ou « seuil » au-delà de laquelle une très faible modification du signal détermine un changement radical du « percept » (c'est-à-dire de « ce » que le sujet perçoit). Nous pouvons illustrer ce phénomène à l'aide du schéma suivant :

1. En particulier, des études conduites chez des sujets qui présentent des troubles du langage à la suite d'une lésion du cortex (aphasiques) montrent que cette lésion est généralement localisée dans l'hémisphère gauche.

Des travaux effectués chez des sujets ayant subi une scissure du corps calleux (ce qui rend les hémisphères cérébraux fonctionnellement indépendants) ainsi que d'autres conduits chez des sujets normaux à l'aide de différentes procédures issues de la psychologie expérimentale (écoute dichotique et vision tachitoscopique, par exemple) sont venus confirmer la supériorité de l'hémisphère gauche pour le traitement de l'information linguistique.

Dimension acoustique σ
seuil
↓
Suite de sons 1 2 3 4 5 6 7 8 9 →
Réponses *x* (1 à 5) *y* (6 à 9)

Les sons 1, 2... 9 ne diffèrent que sur la dimension acoustique σ.

La présentation isolée des sons 1 à 5 donne lieu à l'identification du même son *x* (c'est-à-dire que le sujet auquel on fait entendre ces sons répond à chaque fois « j'ai entendu le son *x* »). De même, la présentation des sons 6 à 9 donne lieu à l'identification du son *y*. Si par la suite on fait entendre successivement au sujet deux sons appartenant à une même catégorie phonétique (donc deux sons ayant donné lieu à une même réponse d'identification) par exemple les sons 3 et 4 ou bien les sons 7 et 8, le sujet est incapable de discriminer entre eux, c'est-à-dire qu'il répond avoir entendu deux fois la « même » chose. En revanche, si l'on fait entendre au sujet deux sons appartenant à deux catégories phonétiques distinctes, par exemple les sons 5 et 6, il dit entendre deux sons « différents ». Les capacités de discrimination du sujet sont donc analogues à ses capacités d'identification.

Il faut remarquer que la différence physique existant entre les sons 5 et 6 est identique à celle existant entre les sons 3 et 4 ou 7 et 8 et que, par conséquent, ce n'est pas cette différence *en soi* qui est responsable du changement de perception constaté. Entre les sons 5 et 6 existe en réalité une frontière perceptive liée à une certaine propriété de notre système de perception auditive. C'est notre appareil perceptif qui segmente la dimension σ du signal d'une manière bien définie [1].

1. A propos d'un autre exemple de perception catégorielle, la perception des couleurs, voir É. Vurpillot, p. 73.

Des détecteurs spécifiques ?

Afin de rendre compte du caractère « catégoriel » de la perception des sons de parole, des chercheurs ont émis l'hypothèse de l'existence de certains « détecteurs spécifiques » pour le langage. Ainsi, si nous reprenons notre exemple illustratif, il existerait deux détecteurs complémentaires dont l'un répondrait aux sons 1 à 5, et l'autre aux sons 6 et 9. Ces détecteurs seraient spécifiques pour le langage, en ce sens qu'ils répondent à différentes valeurs de la dimension σ en tant que celle-ci a une pertinence linguistique, c'est-à-dire qu'elle est utilisée pour différencier les sons de la langue.

Nous reviendrons plus loin sur le statut que l'on peut attribuer à ces hypothétiques détecteurs. Pour le moment, nous pouvons examiner, à partir des phénomènes préalablement considérés, quelles sont les questions principales que nous pouvons nous poser sur les capacités perceptives du très jeune enfant.

Deux questions nous semblent centrales, d'une part, celle de savoir si l'enfant a une perception des sons verbaux analogue à celle de l'adulte et en particulier si la perception est « catégorielle » (comme pourrait le suggérer l'hypothèse des détecteurs spécifiques), et d'autre part, celle de l'existence éventuelle d'une asymétrie fonctionnelle pour le langage, asymétrie qui serait présente dès les premiers jours de la vie de l'enfant. Dans ce cas l'existence d'une prédisposition biologique pour le langage pourrait recevoir un support empirique considérable.

Bien entendu ces deux questions sont liées car, du moment où l'hypothèse des détecteurs spécifiques pour le langage fut formulée, il y a eu des propositions concernant le « siège » de ceux-ci, dans le système nerveux, et la plus naturelle a consisté à « localiser » ces détecteurs dans l'aire de l'hémisphère gauche du cerveau, qui est censée sous-tendre la perception des sons verbaux.

II. – LA PERCEPTION DES SONS VERBAUX CHEZ LE NOURRISSON : CARACTÉRISTIQUES FONCTIONNELLES

L'un des problèmes centraux soulevé par ce type d'étude concerne le « mode d'interrogation » de l'enfant, car il est clair que nous ne pouvons pas demander à un nouveau-né de nous dire « ce » qu'il entend quand nous lui présentons un stimulus auditif. Il faut avoir recours à des procédures expérimentales particulières susceptibles de nous renseigner d'une manière « indirecte » sur la perception de l'enfant. Un tel problème n'est pas nouveau en psychologie expérimentale, car il est comparable à celui posé pour l'étude des capacités perceptives chez l'animal ; toutefois, le répertoire des réponses « pertinentes » n'est pas le même, et les chercheurs travaillant chez le nouveau-né ont dû faire preuve de beaucoup d'imagination pour arriver à élaborer des procédures expérimentales fiables.

Le paradigme expérimental le plus fréquemment employé est celui de l'habituation. Celui-ci consiste à présenter au sujet un même stimulus 1 de manière repétée, pour passer ensuite, et sans interruption, à la présentation d'un nouveau stimulus. 2. On observe alors généralement que, dans le cas où le premier stimulus a une valeur de nouveauté pour l'enfant, celui-ci répond vivement à sa présentation. Toutefois, après un certain nombre de répétitions du même stimulus, la réponse de l'enfant s'affaiblit (comme si l'enfant se « désintéressait » du stimulus). Si, au moment où la réponse de l'enfant faiblit, on présente un nouveau stimulus, et que ce dernier soit « perçu » par l'enfant comme étant « différent » du précédent, son rythme de réponse s'accroît très rapidement. Ce changement du niveau de réponse est considéré par l'expérimentateur comme le signe que l'enfant a « perçu » la différence entre les deux stimuli. Il est donc possible, de cette manière, d'étudier d'une manière précise les capacités perceptives du jeune enfant.

Le type de réponse d'habituation étudié peut être très différent, allant des réponses directement observables telles que le taux de succion ou les mouvements des membres et/ou des yeux, jusqu'aux « réponses » beaucoup plus indirectes telles que celles obtenues par l'enregistrement du rythme cardiaque ou des potentiels évoqués du cortex cérébral.

Dans l'étude de la perception des sons verbaux, le choix s'est porté d'une façon très majoritaire sur l'étude de l'activité de succion. Celle-ci apparaît très précocement, et a un caractère tout à fait spontané et naturel.

Dans ces expériences, on donne à sucer à l'enfant une tétine de biberon reliée à un enregistreur de pression et de taux de succion, et l'enregistreur est à son tour connecté avec un système de présentation de stimuli auditifs. La présentation des sons (il s'agit généralement de syllabes) est conditionnée par le comportement de succion de l'enfant de manière telle que, sauf lors des premières présentations, le système ne délivre un stimulus que si le taux de succion a atteint un certain critère fixé à l'avance.

On observe généralement dans ces travaux que le taux de succion de l'enfant augmente assez rapidement après les premières présentations du stimulus d'habituation pour diminuer ensuite de manière progressive. Quand cette diminution atteint un certain niveau, le système de présentation délivre un nouveau stimulus, et si celui-ci entraîne une augmentation du taux de succion, l'expérimentateur considère que l'enfant a discriminé entre les stimuli sonores considérés.

Dans une série de recherches réalisées à l'aide de cette procédure expérimentale, Eimas et ses collaborateurs ont montré que les nourrissons sont capables de discriminer entre des syllabes qui ne diffèrent que sur une unique dimension acoustique.

Ainsi, par exemple, ils ont montré que les enfants sont capables de discriminer entres les syllabes /ba/ et /pa/, or celles-ci ne diffèrent que par le seul trait de « sonorité » de la consonne initiale ; */b/* étant « sonore », et */p/* étant « sourde ». Plus important encore a été la possibilité d'étudier ce point en faisant varier, d'une manière continue, la dimension physique du son qui sous-tend la perception de la sonorité. Cela a été possible grâce à des recherches précédentes effectuées chez l'adulte, qui ont permis de dégager la dimension acoustique particulière qui constitue un indice suffisant pour permettre une distinction entre les consonnes occlusives sonores et sourdes. Cette dimension acoustique est connue sous le nom de VOT (abréviation de *voice onset time*), et correspond, du point de vue articulatoire, au temps qui s'écoule entre le relâchement des articulateurs et la mise en vibration des cordes vocales. Un VOT court inférieur à + 35 m/s, est caractéristique des consonnes sonores : */b/ /d/ /g/,* tandis qu'un VOT supérieur à + 35 m/s, est caractéristique des consonnes sourdes : */p/ /l/ /k/.* La possibilité de faire varier d'une manière contrôlée la VOT de la consonne des syllabes composées d'une consonne et d'une voyelle (toujours la même) permet d'étudier chez le jeune enfant si sa perception de ce type de syllabes est comparable à celle observée chez l'adulte.

Les résultats montrent que la perception des enfants âgés de 2 mois est, en tout point, analogue à celle de l'adulte. En effet, l'enfant ne discrimine correctement qu'entre des sons appartenant à des catégories « distinctes » chez l'adulte ; autrement dit, sa perception est « catégorielle », et ses catégories sont les mêmes que celles constatées chez l'adulte.

Ces premiers résultats concernant la perception catégorielle des sons qui diffèrent sur la seule dimension de sonorité, ont été retrouvés pour d'autres dimensions acoustiques, comme celle qui sous-tend la distinction entre les consonnes selon leur point d'articulation (ex. les oppositions entre */p/* et */t/,* entre */t/* et */k/...*)

L'ensemble de ces résultats est conforme avec l'hypothèse des détecteurs phonétiques qui, étant fonctionnels dès la naissance, sembleraient faire partie de l'équipement biologique de base. Mais cette hypothèse, bien qu'elle s'accorde avec ces données expérimentales, soulève malgré tout des problèmes redoutables...

L'influence de l'environnement linguistique

Formulée sous une forme trop stricte, l'hypothèse des détecteurs spécifiques peut sembler incompatible avec le fait, bien établi, que la perception des sons verbaux est fortement conditionnée par notre environnement linguistique. En effet, il a été montré à plusieurs reprises que nous sommes incapables de percevoir certaines oppositions phonétiques quand celles-ci ne sont pas pertinentes dans notre langue. Ainsi, par exemple, un Coréen est incapable de discriminer entre les syllabes /la/ et /ra/, car, dans sa langue, l'opposition de son entre /l/ et /r/ n'est pas pertinente (c'est-à-dire que cette opposition ne permet pas de différencier entre des mots de cette langue). Afin de rendre l'hypothèse des détecteurs spécifiques compatible avec le rôle de l'environnement, on peut envisager la possibilité que les détecteurs spécifiques qui n'ont pas reçu la stimulation adéquate au moment requis sont devenus non fonctionnels par la suite, faute de celle-ci.

Autrement dit, l'enfant comporterait à la naissance un certain nombre de capacités perceptives, qui ne deviendraient fonctionnelles *que* si le milieu opère un « choix » parmi celles-ci (qui doivent nécessairement exister, car n'importe quel enfant est capable d'apprendre n'importe quelle langue naturelle).

Une deuxième possibilité de rendre l'hypothèse des détecteurs spécifiques compatible avec le rôle de l'environnement linguistique consiste à parler non pas en termes de « mise en œuvre » de systèmes préfixés, mais de « réglages » de ceux-ci. Ainsi, le rôle du langage environnant sera de « régler » le fonctionnement des détecteurs de façon telle que leur fonctionnement soit le plus adéquat, compte tenu du type d'oppositions phonétiques à traiter. Des recherches récentes sont en tout point compatibles avec cette hypothèse, car elles ont montré que la capacité de discriminer entre des sons linguistiques n'appartenant pas à la langue maternelle du sujet diminue de manière progressive avec l'âge. Le système de traitement perceptif deviendrait de moins en moins « flexible », ce qui s'accorde, par ailleurs, au fait que la deuxième langue diminue également avec l'âge.

Bien qu'elle soulève encore d'autres problèmes [1], l'hy-

1. En ce qui concerne par exemple le degré de « spécificité » de ces récepteurs. En effet s'agit-il de détecteurs « acoustiques » appartenant au système auditif général ou bien s'agit-il de détecteurs proprement « phonétiques »? La réponse à cette question n'est pas claire à l'heure actuelle, mais il semble plausible d'envisager ces détecteurs sous la forme de systèmes complexes d'analyse de l'onde sonore. En effet, il est possible de concevoir l'existence de systèmes de détecteurs organisés hiérarchiquement de façon telle qu'une même « propriété » du stimulus soit traitée d'une manière ou d'une autre, après une première évaluation de son caractère linguistique ou

pothèse des détecteurs spécifiques s'est avérée largement féconde non seulement du fait qu'elle a permis de proposer de nouveaux modèles généraux de la perception de la parole mais aussi parce qu'elle a donné lieu à des recherches précises sur les capacités perceptives de base du nourrisson. Ces études ont mis au jour des phénomènes jusqu'alors à peine soupçonnés, dont le plus spectaculaire est celui de la perception catégorielle chez le bébé de quelques jours de vie.

Ce dernier constat montre que dans le domaine de la perception de la parole, l'enfant vient au monde en possession d'un système fonctionnel d'analyse du continuum physique qui lui permet de structurer le réel d'une manière catégorielle. Le monde « verbal » de l'enfant nouveau-né semble être ainsi beaucoup moins flou et inorganisé que ce que l'on avait cru jusqu'à nos jours [1].

Après avoir donné une réponse positive à la question de savoir si l'enfant perçoit certains sons de parole d'une manière analogue à celle mise au jour chez l'adulte (et donc catégorielle), nous pouvons examiner, maintenant, la deuxième question soulevée et qui concerne la dominance cérébrale.

Sur ce point, le problème central est de savoir si l'asymétrie fonctionnelle des hémisphères cérébraux pour le traitement du langage est présente dès la naissance, ou bien si elle s'établit progressivement au cours du développement.

non linguistique. Les détecteurs les plus « élevés » ne répondraient pas aux propriétés acoustiques du son en tant que telles, mais en tant qu'indices du caractère verbal du son considéré.

Soulignons enfin qu'un troisième type de problème posé par l'hypothèse des détecteurs spécifiques provient de la mise en évidence récente, chez le très jeune enfant, de la perception catégorielle de certains sons *non linguistiques*. Cela soulève des difficultés car on ne comprend pas bien, dans l'économie générale du système, la diversification de détecteurs de dimensions acoustiques fort variées, dont seulement certaines seraient exploitées linguistiquement.

1. Les travaux récents de Bornstein sur la perception visuelle (perception des couleurs) conduisent aux mêmes conclusions (voir bibliographie et aussi p. 74-75).

III. – LA PERCEPTION DES SONS VERBAUX CHEZ LE NOURRISSON : LE PROBLÈME DE LA DOMINANCE CÉRÉBRALE

L'hypothèse la plus couramment admise, ces dernières années, à la suite des travaux effectués par Lenneberg, consiste à envisager la dominance cérébrale comme étant le « résultat » d'un lent processus de maturation. Selon cette théorie, les deux hémisphères cérébraux seraient au départ équipotentiels, en ce qui concerne le traitement du langage, et on assisterait ensuite à un « déplacement » et à une « concentration » de la représentation du langage dans l'hémisphère gauche du cerveau. A l'appui de cette thèse, on cite souvent des observations cliniques qui montrent qu'une lésion ou ablation de l'hémisphère gauche au cours des premières années de vie n'entraîne généralement pas un trouble permanent du langage. En fait, les conséquences des lésions ou ablations sur le comportement verbal semblent être indépendantes de l'hémisphère considéré quand celles-ci sont survenues avant une période critique qui varie selon les auteurs.

A l'encontre de cette thèse d'un développement progressif de l'asymétrie fonctionnelle des hémisphères cérébraux, certains chercheurs ont proposé l'hypothèse du caractère inné de celle-ci.

Deux sortes de données empiriques sont généralement avancées, afin d'étayer le bien-fondé de cette hypothèse ; d'une part, des données d'ordre anatomique qui mettent en évidence l'existence chez les nouveau-nés et même chez le fœtus d'une asymétrie anatomique au niveau de certaines formations nerveuses de l'aire du langage (en particulier du planum temporal) et, d'autre part, des résultats expérimentaux issus de procédures diverses.

Dans ce qui suit, nous pouvons examiner uniquement certaines de ces données expérimentales, car à l'heure actuelle, on ne connaît que très mal le rôle fonctionnel précis des formations corticales considérées. Commençons par souligner que les problèmes posés par l'étude de l'asymétrie hémisphérique chez le jeune enfant sont encore plus complexes à résoudre que ceux évoqués quand nous avons parlé du « mode » de perception du nouveau-né. Toutefois, une procédure mixte, qui intègre les techniques de l'habituation et de l'écoute dichotique a été élaborée et employée avec succès ces dernières années[1]. Les résultats obtenus chez de très jeunes enfants (âgés de 2 à 4 mois) montrent que pour les simuli verbaux (syllabes) une « discrimination » est obtenue uniquement quand le stimulus nouveau est présenté dans l'oreille droite (et donc traité par l'hémisphère gauche), dans le cas où ce stimulus est présenté dans l'oreille gauche, aucune réponse de discrimination n'est observée.

Ces résultats suggèrent l'existence d'une spécialisation hémisphérique innée pour le traitement du langage. Des données allant dans le même sens proviennent de certaines études génétiques qui mettent en évidence par le biais d'une procédure d'interférence entre la perception des sons verbaux et une activité manuelle de la main droite (et donc commandée par l'hémisphère gauche) ou de la main gauche (donc commandée par l'hémisphère droit), l'invariance de cette asymétrie au cours du développement de l'enfant. Il reste néanmoins que ces études conduites à l'aide de procédures de la psychologie expérimentale sont difficilement compatibles avec les observations cliniques préalablement considérées, et à l'heure actuelle, il n'est pas possible de donner une réponse définitive sur le caractère inné ou acquis de la spécialisation hémisphérique pour le traitement du langage.

Nous devons ici faire deux constats :

1° Bien qu'ayant fourni des informations précieuses concernant les domaines du mode spécifique de traitement de l'information verbale et de la spécialisation hémisphérique, les travaux effectués chez le jeune enfant n'ont pas permis d'apporter une inter-

1. Cette procédure est analogue à celle de l'habituation dont nous avons parlé précédemment, toutefois, dans ce cas, on fait varier de façon contrôlée le canal d'entrée du stimulus d'habituation et du stimulus nouveau. Ainsi, par exemple, après avoir présenté pendant 10 essais et d'une manière simultanée, la syllabe /ba/ dans l'oreille droite, et la syllabe /da/ dans l'oreille gauche, on présente à l'essai 11, un nouveau stimulus /ga/ dans une oreille (droite ou gauche), tandis que l'autre oreille continue à recevoir la syllabe d'habituation (/ba/ ou /da/). Ce qu'il importe de savoir dans ce cas, c'est si la réponse de « discrimination » va différer selon que le stimulus nouveau est présenté dans l'oreille droite ou bien dans l'oreille gauche.

prétation univoque et définitive de ces phénomènes.

2° Ces études ont révolutionné nos connaissances des capacités perceptives du très jeune enfant. Cette deuxième constatation suffit largement à justifier les efforts entrepris par les différents groupes de recherches qui se sont centrés sur l'étude des capacités de base du bébé.

Avant de conclure cet article, nous devons faire référence à une autre catégorie d'études consacrées à la perception du langage chez le nouveau-né.

IV. – LA VOIX MATERNELLE, LA LANGUE MATERNELLE ET LA PAROLE CONTINUE

Dans les paragraphes précédents nous avons montré que le jeune enfant est non seulement capable de discriminer d'une manière très fine entre les différents sons de parole mais encore que cette perception est de nature catégorielle. Afin de rendre compte de ces observations il a été proposé que l'enfant possède dès la naissance des capacités spécifiques pour le traitement des sons verbaux. Dans cette dernière partie nous évoquerons très succinctement d'autres performances du nourrisson, mises en évidence dans des travaux récents, qui s'accordent avec l'idée que celui-ci est en quelque sorte « prédisposé » à acquérir et à traiter le langage parlé.

a) Nombre d'études ont montré que le jeune bébé reconnaît la voix de sa mère et est attiré par celle-ci. Cette attirance pour la voix maternelle ne se manifeste cependant que si les énoncés présentés sont « naturels » ; la mère s'adresse à son enfant d'une manière habituelle du point de vue de la cadence et du contour d'intonation. Les indices intonatifs jouent donc un rôle essentiel car c'est à partir de ceux-ci que l'enfant peut identifier la voix de sa mère quand celle-ci n'est pas présente dans son champ visuel (Mehler et al., 1978).

b) Le bébé de quelques jours distingue les énoncés de

sa langue de ceux d'une langue étrangère et montre une préférence pour les premiers. Un tel résultat suggère que le nourrisson est en mesure d'extraire très précocement les propriétés phonologiques et prosodiques de base de la langue de son environnement. L'univers linguistique de l'enfant est ainsi rapidement organisé par référence à sa propre langue (Mehler et al., 1988).

c) L'intégration des informations intermodales visuelles et auditives prend place très tôt en ce qui concerne les stimuli verbaux. Ainsi par exemple, il a été montré qu'à quatre mois l'enfant regarde davantage les gestes articulatoires d'une bouche présentée sur un écran quand ces gestes correspondent aux sons de parole entendus, que quand il n'existe pas une telle correspondance entre son et image (Kuhl et Meltzoff, 1984).

d) Dans les conditions ordinaires de production du langage les pauses les plus importantes se placent généralement entre les unités linguistiques telles que les phrases ou les syntagmes. Les pauses reflètent donc la structure des énoncés. Si l'on présente à un très jeune enfant des énoncés naturels et des énoncés dans lesquels on a modifié d'une manière arbitraire la position des pauses, l'enfant montre une très nette préférence pour l'écoute des premiers. L'enfant est donc sensible à l'organisation hiérarchique des énoncés (Hirsh-Pasek et al., 1987).

Les travaux examinés dans ce chapitre montrent que, contrairement à une idée fort répandue, le très jeune enfant possède dès sa naissance des capacités très spécifiques et subtiles pour le traitement perceptif du langage. c'est à partir d'une connaissance adéquate de ces capacités qu'il est aujourd'hui possible de mieux comprendre l'étonnante facilité avec laquelle les enfants peuvent acquérir cet objet extraordinairement complexe qu'est le langage.

Éléments de bibliographie

Partie I :

JUSCZYK P. : « A review of speech perception research » in K. Boff, L. Kaufman, J. Thomas (eds), *Handbook of perception and Human Performance*, New York, Wiley, 1986.

SEGUI J. : « La perception du langage parlé » in C. Bonnet, R. Ghiglione, J.-F. Richard (eds), *Traité de Psychologie cognitive*, vol. I, Perception, Paris, Dunod, 1989.

Partie II :

BERTONCINI J. : « De la perception de la parole chez le nourrisson et le nouveau-né ; ou comment ordonner le désordre » in N. Zavialoff (ed.), *La Lecture*, vol. I, *De la pédagogie à la neurobiologie,* Paris, Harmattan (sous presse).

EIMAS P. : « Speech Perception : A View of the Initial State and Perceptuel Mechanisms ». *In :* J. Mehler, E.T.C. Walker, M. Garrett (eds), *Perspective in Mental Representation*, Hillsdale, Lawrence Erlbaum, 1982.

Parties III et IV :

HECAEN H. : *La Dominance cérébrale. Une anthologie*, Paris, Mouton, 1978.

HIRSH-PASEK K., KEMLER NELSON D.G., JUSCZYK P., WRIGHT CASSIDY K., DRUSS B., KENNEDY L. : « Clauses are perceptual units for infants ». *Cognition*, 26, 269-286, 1987.

KUHL P.K., MELTZOFF A.N. : « The Intermodal Representation of Speech in Infants ». *Infant Behavior and Development*, 7, 361-381, 1984.

MEHLER J., BERTONCINI J., BARRIÈRE M., JASSIC-GERSCHENFELD D. : « Infant Recognition of Mother's Voice ». *Perception*, 7, 491-497, 1978.

MEHLER J., JUSCZYK P., LAMBERTZ G., HALSTED N., BERTONCINI J., AMIEL-TISSON C. : « A Precursor of Language Acquisition in Young Infants ». *Cognition*, 29, 143-178, 1988.

JUSCZYK P., BERTONCINI J. : « Viewing the Development of Speech Perception as An Innately Guided Learning Process ». *Language and Speech*, 31 (3), 217-238, 1988.

LA PEAU ET LE TACT

Toucher, percevoir, communiquer, rassurer...

Quelques expressions imagées soulignent l'importance de certains organes sensoriels dans notre comportement intuitif, par exemple lorsqu'on dit de quelqu'un « qu'on ne peut pas le sentir ». (Mais parle-t-on de l'odeur ou du toucher ?)

Le tact est de tous les sens celui qui s'éveille le plus tôt : âgé de 2 mois, l'embryon réagit déjà quand on le touche[1]*...*

Nous n'avons malheureusement pas trouvé un physiologiste prêt à nous détailler dans un article de développement embryo-fœtal du sens tactile et l'importance de ses stimulations pour son épanouissement.

Les articles qui suivent ne sont pas des études techniques mais envisagent la peau et le tact d'un autre point de vue : en tant que moyen de contact, de rencontre, de communication avec les autres. La peau témoigne de certaines de nos réactions à autrui par ses rougeurs, sa chair de poule, son horripilation. Le toucher n'est pas neutre ; par lui passe la tonalité de nos émotions, de nos intentions. Le contact peut être calme, amical, affectueux, froid, agressif, enveloppant, étouffant ; il est rarement indifférent.

Tout cela concerne aussi ce qui entoure la naissance. La mère et son enfant sont en contact étroit, permanent, obligé, pendant neuf mois. Comme nous l'avons vu, l'embryon de deux mois montre les signes d'une sensibilité tac-

1. La référence se trouve p. 387.

tile qui se développera donc ensuite pendant sept mois. In utero *certains enfants bougent calmement ; d'autres plus brutalement et certaines mères disent que cela peut leur faire mal par instants. Du côté maternel il y a sans doute aussi des différences de tension musculaire. Or, lorsqu'on observe le comportement d'enfants nouveau-nés à qui on se dispense d'infliger des agressions inutiles, on constate qu'ils sont très sensibles à la tension musculaire du ventre maternel où on les a posés, qu'elle peut suffire à déterminer leur calme ou leurs cris. Comment penser alors que, quelques instants plus tôt, encore DANS ce ventre, ils seraient insensibles à sa tension ? Mais cette tension ne dépend pas rationnellement d'elle, elle dépend plutôt de son angoisse ou de sa confiance. Et nous passons là insensiblement du contact entre l'enfant et la mère à leur contact avec l'entourage. Dans ces moments violents de la grossesse et de l'accouchement, angoisse, confiance, tension, détente, dépendent beaucoup de l'entourage : entourage familial mais aussi médical : sage-femme, infirmière, médecin. Confiance, détente passent sans doute par ce qui se dit mais aussi par des voies plus subtiles, plus inapparentes, communication tactile justement et accords respiratoires. Une main qui se tend pour agripper, une main qui se pose, un contact peuvent tout changer...*

Mais les contacts ne vont pas de soi. Le contact professionnel de la sage-femme ou du médecin, celui qu'il a choisi et pour lequel il a été formé est un contact diagnostic, non pas un contact affectif, de communication. Ce dernier, impliquant, *s'entoure de barrières, de défenses dont certaines ont sans doute leur utilité, leur fonction. La capacité de calmer par le toucher dépend sans doute de la sécurité intérieure de cette sage-femme ou de ce médecin, variable selon les individus, évoluant selon les moments, avec le temps, avec la situation obstétricale plus ou moins angoissante, avec la personnalité de la femme qui accouche et celle de l'homme qui peut l'accompagner.*

*C'est tout cela qui fait sans doute l'intérêt de l'*haptonomie, *travail médical (médical au sens large) sur le toucher, sur ses effets sur le patient ou la patiente ; toucher en tant que communication, acte médical jusque-là peu abordé. On pressent déjà que l'haptonomie ne saurait être une série de recettes mais passe par un travail en profondeur dont le « thérapeute » ne peut faire l'économie.*

Dans deux articles sera abordé cet aspect particulier de l'haptonomie qui concerne la grossesse, l'accouchement et la prime enfance. Ce qui en sera dit n'est certainement pas suffisant pour tout comprendre – cela ne peut sans doute se faire qu'en le vivant – mais c'est une introduction qui donnera peut-être à certains le désir d'aller plus loin.

Mais auparavant, et c'est en rapport étroit, Anne Bouchart nous donne un texte captivant linéaire, qui se vit à mesure qu'on le lit, où se perçoit la mise en place d'une cohésion de l'ensemble de l'individu par l'ensemble de sa surface cutanée qui, si tout va bien, est le fond paisible qui nous construit.

E.H. (1981)

Une peau sensible

Anne Bouchart-Godard*

Le monde sensoriel du bébé, du nouveau-né, du fœtus même, est riche : nous le découvrons au travers de ce numéro. Non seulement il voit dès sa naissance, mais il entend, goûte avant de naître, tandis que sa peau est déjà sensible. Les différents sens, non encore organisés ni discriminés, procurent déjà des expérience diffuses, fondamentales pour l'être. L'état actuel des recherches à ce sujet nous amène à réviser nos conceptions de la naissance et du nouveau-né.

La venue au monde extérieur constitue un bouleversement radical, certes, mais non le moment originaire de la vie sensorielle. La question qui m'occupe est celle de la peau qui sera ici abordée comme organe sensoriel particulier, étendu à toute la surface corporelle. Lieu privilégié du moi-corps par lequel commence à s'articuler une ouverture structurante au monde extérieur, médiatisé par le moi-auxiliaire de la mère, la peau constituerait le premier contenant des émois de l'*infans* supporté par une mère qui y imprègne concrètement et métaphoriquement ses propres émotions partagées : c'est le moi-peau selon la formulation d'Anzieu [1], représentation aux multiples fonctions d'enveloppe protectrice, différenciatrice d'un intérieur-extérieur, de limite garantissant l'intégrité corporelle, régulatrice des échanges, reliant entre elles les

* Psychanalyste. Maître de conférence à l'UER des sciences humaines cliniques, université de Paris VII.

différentes parties du corps en un « tout unificateur ». Celle à laquelle on tient est métaphore de vie, d'unité de la personne ; abri de l'être. Lorsqu'on change de peau, quand on fait peau neuve, c'est pour (re)trouver une peau plus conforme à notre véritable identité. Empruntée, comme celle de Peau d'Ane, elle est destinée à cacher la fascinante beauté de l'objet incestueux, et maintenir ainsi l'identité des partenaires. Cette peau dans laquelle on se sent bien ou mal, marquée d'une cicatrice ombilicale, des rides de la vie, se souvient du monde perdu dont elle porte les traces et se constitue comme lieu d'une première identification à l'entourage humain plus ou moins personnifié par la mère.

D'où vient l'oubli si fréquent dont elle est l'objet parmi les différents sens ouverts sur le monde extérieur ? Ce sont les zones érogènes qui ont retenu jusqu'à présent une attention privilégiée, alors que la peau semble constituer le fond sur lequel les formes d'échange érotique surgissent rythmiquement à la manière de « catastrophes ». Témoin vivant et issu du deuil de la mère utérine, le moi-peau assure la continuité nécessaire au maintien de l'être qui traverse le cataclysme de la naissance et les tempêtes instinctuelles, dès qu'il est né.

Les théories de l'attachement, notamment autour de Bowlby [2], en Angleterre et de Harlow [3] aux USA, ont attiré notre attention depuis quelques années, à la suite de I. Hermann [4], sur ce qui constituerait un besoin primaire du nouveau-né, indépendant du besoin d'être nourri : le besoin de s'attacher à un être vivant autre que soi. Il s'agirait d'un besoin de contact étroit pour maintenir la vie.

Les recherches portant sur des singes d'une part, les observations de Lorenz et celles portant sur ce qu'on appelle les enfants sauvages d'autre part, me suggèrent une hypothèse plus fondamentale : ce contact dans la période périnatale devrait être assuré avec un objet de son espèce pour que le sujet puisse, par cette identification primaire décisive, accéder aux caractéristiques de cette espèce et s'intégrer à ses lois d'échange. La guenon, séparée de sa mère dès la naissance, ainsi que de ses congénères, évite les contacts sociaux ultérieurs et l'accouplement avec un mâle de son espèce. Fécondée artificiellement, elle rejette ses petits. Mais si l'un de ses petits s'accroche plus vigoureusement malgré les coups, s'il maintient malgré elle un contact de fourrure à fourrure, progressivement, il permettra que s'installe chez sa mère une attitude maternelle. Nous connaissons chez l'humain les effets d'une maternité récente et d'un contact avec le nouveau-né comme effets de réouverture en la mère au bébé qu'elle fut, toujours vivant, facilitant une répétition mais aussi une *réparation* de ce bébé, notamment sur le plan des échanges de peau. Hermann supposait que le nouveau-né humain avait, lui aussi, d'intenses besoins de contact qu'il ne pouvait satisfaire par lui-même, incapable qu'il était de s'accrocher physiquement à la mère dépourvue de fourrure, bien qu'il soit en mesure de s'agripper solidement à un support qui lui serait offert, par les mains *(grasping reflexe)*. On sait que dans certaines cultures les mères compensent cette impuissance de l'enfant à s'agripper en les portant contre elles à l'aide de châles, jusqu'à un âge parfois avancé ; cela leur permet de rester en contact étroit corporel avec la mère tout en bénéficiant de la grande richesse sociale et sensorielle qu'offrent ses différentes activités. Enveloppe corporelle et enveloppe sociale s'associent, continûment, paisiblement, grâce au support de la mère.

Dans notre culture, l'enveloppe maternelle est plus rapidement métaphorisée et déplacée sur l'entourage par l'intermédiaire des vêtements, du berceau, des qualités de la pièce dans laquelle vit l'enfant ; toutes ces qualités tactiles, odorantes, visuelles, sonores, de température et d'humidité de l'air... seront mises au compte d'une « mère-entourage » qui les personnifie pour l'enfant, si toutefois les échanges avec la personne de la mère sont suffisants, quantitativement et qualitativement, en dehors des soins d'allaitement et de propreté. La manière dont la mère porte l'enfant (*holding* de Winnicott), celle dont elle le manipule (*handling* de Winnicott), la façon dont elle est présente et anime le bain, le bercement du bébé, l'attente de la tétée... constituent les moments forts quant à la rencontre avec la mère-entourage, et quant à l'enveloppe qui se constitue par identification à cette mère-entourage. Il s'agit d'un échange vivant, animé de désirs, et non d'un entourage inerte. Ce que l'enfant a l'occasion d'intérioriser dans ces contacts n'est pas pure sensation du corps, mais, par le corps, des signaux chargés de sens, chargés d'affects, venant de la mère en réponse à l'enfant qui y apprend ce qu'il est. Habillé, couvert d'un drap, blotti dans un berceau à sa dimension, la mère-entourage continue à vivre et à faire vivre le moi-peau. La continuité d'être se poursuit... jusqu'à ce que la sensation de faim surgisse, monte, menace de tout faire éclater... Avec les besoins instinctuels violents, rythmés, discontinus, centrés sur le fonctionnement alimentaire, apparaissent un « autre bébé » sauvage, violent, et une « autre mère à attaquer ». Le fonctionnement de l'enveloppe est paisible et continu ; le fonctionnement des orifices, lieux érogènes, lieux de désir articulés à l'absence, lieux de plaisir intense, est violent et mène inexorablement à la disparition de ces lieux et des objets de désir, quand la tension qui les faisait exister a disparu. Reste l'enveloppe, le contenant, qui peut alors abriter le précieux contenu, l'objet avalé, qui pèse bon et chaud.

La différence, installée au cœur même de l'être, ne surgit véritablement qu'avec la naissance et la discontinuité qu'elle introduit, radicalement irréversible. Maintenu à l'abri de tensions excessives susceptibles de rompre la continuité, le fœtus vit pourtant des variations subjectives. Déjà *in utero,* la surface cutanée reçoit quantités de messages, organisant un certain rythme en fonction de celui de la mère. Ses périodes de veille active, ses allées et venues, ses intervalles et répits, ses moments de sommeil qui la laissent immobile et détendue... constituent une alternance de bercement et de stabilité du milieu, obéissant à certaines règles ; cela laisse place à des concordances et des différences entre le fœtus et sa mère, les mouvements spontanés du fœtus trouvant à s'y distinguer de ceux de la mère.

Le terme avançant, les parois utérines se font plus proches, tandis que les contractions en sont plus fréquentes. Le contact et la chaleur sont stables et permanents *in utero* ; l'apport de nourriture et d'oxygène l'est également si tout va bien. La vie s'y poursuit dans la continuité. Cependant, sur cette base continue et, de ce fait, maintenue inconsciente, des différences apparaissent déjà, laissant place à une possible aperception, permettant à la notion de qualité d'émerger sur ce fond constant. La peau stimulée en même temps que les organes labyrinthiques [1] par les mouvements que nous évoquions précédemment, opère un début de liaison entre l'interne et la surface. Il ne s'agit pas encore d'une organisation dans l'espace et dans le temps, pas encore d'un repérage distinguant soi du non-soi [5], mais de premières expériences corporelles offrant une qualité, du fait de la différence sur lesquelles elles s'appuient. « Ça bouge », « ça vibre », constitueraient de tels événements de qualité subjective de vie.

Avec le processus de la naissance qui s'engage, les sources de sollicitations de la surface cutanée se multiplient et s'intensifient considérablement. La position de l'enfant a changé plusieurs fois déjà. Les contractions utérines massent vigoureusement son corps. Le liquide constituant son milieu coutumier s'écroule. Le contact des chairs introduit alors ce que seront les échanges corporels ultérieurs. L'enveloppe utérine se fait sentir plus que jamais au moment où elle se fait expulsante, juste avant d'être irrémédiablement perdue, avant de laisser le petit d'homme nu pour la première fois, livré au froid encore jamais ressenti.

Montagu [6], comme Winnicott [5], considère cette expérience de naissance comme une éventuelle occasion de maturation. En effet, la mère, se sentant massante et expulsante, tandis que l'enfant se sent massé et expulsé, dans une étroite communication des corps, cette expérience commune et complémentaire à la mère et à l'enfant prépare l'accès à la réalité nouvelle pour chacun des deux. L'enfant naissant reçoit, dans son être et sur toute sa surface corporelle, qu'une distinction des corps s'opère. La mère qui agit l'expulsion, qui met l'enfant au monde et l'aide à naître, sera plus à même de renoncer au contact avec l'enfant, de l'intérieur, au profit d'un contact peau à peau, sein à bouche. Le processus naturel de l'accouchement initie la nouvelle extériorité coïncidant avec une nouvelle discontinuité.

Dès la naissance, la peau du nouveau-né doit reprendre à son compte certaines fonctions antérieurement assurées par l'enveloppe maternelle, notamment le maintien du corps qu'elle abrite à une température stable et différente du milieu ambiant extérieur. C'est par les échanges avec

1. Synonyme : vestibulaire (voir p. 295 et suiv.)

ce milieu ambiant qu'elle pourra assurer la permanence thermique, par la respiration, par la transpiration... l'adaptation de cette fonction n'est pas acquise d'emblée ; les massages tels que Leboyer [7], à la suite de nombreuses cultures, les pratique, dès la naissance, ne favoriseraient-ils pas une meilleure respiration pulmonaire et cutanée, évitant un refroidissement trop important ? En tout cas, ils stimulent l'enveloppe propre à l'enfant. Notons que les massages comme le bain constituent aussi des premiers gestes, symboliques, par lesquels le nouveau-né est accueilli et introduit à la communauté humaine. Le massage utérin, vigoureux au cours de l'accouchement ne peut encore être dit geste symbolique puisqu'il émane du « corps viscéral » individuel, échappant partiellement à la socialisation et au contrôle maternel : ça se passe en elle, mais cela la dépasse. Les gestes qui vont suivre la naissance prennent une autre dimension, alors que pour la première fois l'enfant est visible et voyant, vêtu de sa seule peau. La coupure du cordon (dont les modalités peuvent varier de façon signifiante) ferme l'enveloppe corporelle sur elle-même et ouvre du même coup, pleinement, les zones d'échange biologiquement vitales, qui sont aussi les zones érogènes privilégiées. La bouche est ainsi le lieu du premier cri (reçu comme signe de vie et appel) et celui de l'expérience de satisfaction. Ces zones s'ouvrent et se ferment, mues par le désir de retrouver l'expérience de satisfaction, lui-même articulé, dans un premier temps, à une rythmicité biologique. L'enveloppe cutanée *ne se ferme pas* aux échanges. Substitut de l'enveloppe utérine perdue, par et dans ses échanges permanents avec ce qui lui est extérieur et intérieur, constamment mais discrètement sensible, elle assure la continuité de l'Être en relation et de ses limites. Par l'enveloppe toujours réceptive et ce qu'elle permet de garder à l'intérieur, la vie se poursuit, à bas bruit, malgré le silence apparent du corps rassasié. A la naissance, la peau est le premier lieu du corps, le plus externe, où vient à manquer ce dont la présence allait de soi : l'enveloppe utérine. Ce premier dépouillement, non d'objet (comme le sein pour la bouche) mais d'enveloppe, introduit une toute première identification à la personne humaine parlante (re)trouvée à l'extérieur. Sur ce fond d'attachement, d'amour primaire, l'alternance du vide et du plein, de la présence et de l'absence, de l'extérieur et de l'intérieur, instaure une relation d'objet.

Avant la naissance, la communication des corps de l'enfant et de la mère est directe et constante ; les informations qu'ils échangent passent par des modifications sensibles des corps, des viscères, lieux privilégiés des émotions. Après la naissance, cette communication directe est interrompue et un autre mode de communication sera initié. L'interruption momentanée de ce contact, qui sera retrouvé périodiquement, laisse place à la *création* d'une permanence par l'enfant lui-même : à l'aide des traces laissées par l'enveloppement antérieur réellement constant, et avec ce qu'apportent les contacts épisodiques plus ou moins chaleureux et harmonieux, un premier travail psychique tente de reconstruire l'état précédent dans sa continuité et son adaptation, utilisant les éléments réels en les idéalisant, dans le temps et l'espace. L'embrassement maternel du nourrisson, si riche et complet soit-il, ne peut couvrir l'ensemble de la surface corporelle ni se maintenir jour et nuit sans interruption ; mais elle offre, à la place, des paroles ; l'enfant, grâce à ses possibilités psychiques, comble, autant qu'il le peut, ces vides d'espace et de temps.

Nous devons cependant considérer combien fragiles et précaires sont, à la naissance, les possibilités psychiques de l'enfant à idéaliser ce que la réalité lui offre ; les limites corporelles de l'enfant, encore tout récemment porté par l'utérus, ne résistent pas longtemps au défaut de cette « mère omniprésente » si aucun support vivant et parlant ne vient se substituer à l'enveloppe utérine : la membrane naissante de l'enfant se détériore. Non soutenue et animée par une personne humaine pour qui porter l'enfant, s'occuper de son corps *et y penser,* aurait du sens, la peau que l'enfant a commencé à élaborer en communication avec le corps de la mère, *in utero,* se trouve désinvestie, privée de sa valeur partagée ; l'essentiel de l'investissement se tourne alors vers la relation orale, sans qu'une pleine satisfaction puisse y être trouvée puisque les capacités de contenir et de garder en soi sont compromises ; le nourrissage ne devrait jamais s'interrompre ; le nourrisson ne parvient pas à trouver un nouvel équilibre et reste attaché narcissiquement à ce qu'il était comme fœtus. On dit de ces bébés, incapables de se faire contenants parce qu'insuffisamment contenus, qu'ils sont « insupportables », jamais contents, jamais comblés, ils pleurent toujours... Entre l'enfant porté constamment par sa mère ou une autre femme, à la manière traditionnelle, et l'enfant livré à lui-même seul dans son lit en dehors des repas, toute une gamme de portage, aux sens propre et figuré, comme en parle Winnicott [5], constitue l'individualisation de l'enveloppe. Les variations sont quantitatives et qualitatives ; lorsque l'enfant rencontre un corps maternel tendu, crispé, aux gestes saccadés, ou un corps d'où la mère est absente en tant que personne affective vivant des émotions, l'enveloppe bien que présente dans la rencontre des corps ne peut être investie agréablement, de façon vivante et paisible. Il ne s'agit pas de restreindre les contacts corporels à des contacts d'où toute agressivité serait absente, pour être bons et structurants, loin de là. Il paraît, en effet, nécessaire que ces contacts de peau puissent précisément donner lieu à des échanges à la fois amoureux-tendres et agressifs-tendres. L'accent mis sur la tendresse dans les deux cas signifie que les échanges de peau, pour remplir la fonction globalisante de l'enveloppe, ne doivent pas comporter une quantité d'excitation trop importante, ni trop localisée.

Le caractère défectueux qualitativement et quantitativement des échanges peau à peau précoces peut apparaître clairement dans ses effets pathogènes chez l'enfant plus âgé ou chez l'adulte présentant une pathologie des limites. On les appelle Cas limites, États limites, Borderlines, du fait qu'ils n'entrent pas dans le cadre des pathologies différenciées classiquement, mais se situent aux frontières mêmes de ces différentes pathologies. Ils souffrent d'une difficulté à établir et sentir des limites d'eux-mêmes, corps et psychisme, assortie d'une difficulté à garder en eux, à penser plutôt qu'à agir, à différencier pensée et action ; ce qu'on appelle « se retenir » leur est difficile. Ils souffrent de ne pas « se sentir exister », de ne pas savoir qui ils sont. Toute absence d'excitation intense les laisse comme inconsistants. Parfois la pathologie s'installe au lieu même, la peau, où les échanges sont insatisfaisants. C'est le cas pour l'eczéma infantile qui n'apparaît jamais dans les premières semaines mais un peu plus tardivement, donnant à comprendre qu'une relation avec une personne s'est établie, mais sur un mode particulier, déséquilibré ; comme si l'enveloppe cutanée elle-même devait être prise par l'enfant comme objet de décharge érotique et agressive, non seulement de façon diffuse et paisible, mais avec une excitation importante : « ça gratte ». Ce qui ne peut être gardé en soi, ni être déposé sur et dans une personne, s'accumule à la surface. Processus de vie et processus de mort s'y activent excessivement, produisant, au propre et au figuré, une abondance de cellules mortes, croûtes... donnant lieu à une cicatrisation répétée mais constamment annulée. Rappelons à cette occasion qu'une peau saine est couverte dans sa partie la plus externe de cellules mortes constituant l'épiderme, qui protègent les cellules vivantes sous-jacentes. De fait, il semble que les mères d'enfants eczémateux ne s'abstiennent pas de contacts corporels avec l'enfant ; mais les contacts proposés, initiés par elle ou en réponse à l'incitation de l'enfant, ne parviennent jamais à être paisibles et confiants. Du fait de l'angoisse qu'ils suscitent chez la mère, pour des raisons diverses, ces contacts de corps semblent voués à l'excès de stimulations, aussi bien d'origine amoureuse qu'agressive. L'excitation spécifique aux zones érogènes délimitées semble être déplacée sur les contacts cutanés, rendant impossible la sensation d'une peau globale, continue, paisible, ainsi que l'intériorisation d'une telle image.

Ainsi, comme l'écrivait Anzieu [8], la peau serait ce qui permet au nourrisson de passer « du plaisir à la pensée », mais les plaisirs de peau se distinguent des plaisirs de bouche, se distinguent des plaisirs d'orifices ; la fonction du plaisir de peau réside dans son pouvoir de liaison des différents organes sensoriels et érogènes externes ; liaison amenant la construction d'une enveloppe sensible dont certains points localisés entretiennent des échanges rythmiques et intenses avec l'extérieur ; l'ouverture, résultat d'une motion interne désirante, est suivie d'une fermeture laissant place au travail interne d'assimilation ; cela survient avec la possession interne de l'objet auquel le Soi s'unit à l'abri d'une peau dont la sensibilité ne s'éteint ni ne se ferme au gré des tempêtes et des accalmies.

Le regard peut se faire percutant, dévorant, absent, les paupières peuvent se clore... le nez et les oreilles ne le peuvent ; davantage voués à la réceptivité non maîtrisable, ils sont des lieux de communication privilégiés, mais aussi et du même coup, des lieux de persécution privilégiés ; l'odeur peut se faire insidieuse, tandis que les sons peuvent se faire perçants et les paroles blessantes... les différents organes sensoriels sont inégalement pourvus de protection autonome. Certains requièrent de ce fait des modes de défense par la pensée, pour compenser la défaillance organique ; la peau est de ceux-là la plus défavorisée, ne possédant pour armure qu'une mince couche insensible parce que morte.

Lieu d'échange de l'Être qu'elle abrite avec le monde extérieur auquel elle est exposée, elle s'adapte, incapable de se fermer, aux formidables transformations, fidèle, et maintient notre nécessaire illusion, depuis la naissance jusqu'à la mort, qu'elle est toujours la même malgré les inscriptions qui la marquent, elle à qui nous tenons et qui nous tient... notre peau sensible.

Janvier 1980.

Éléments de bibliographie

1. Anzieu D. : « Le Moi-Peau », *Nouvelle Revue de psychanalyse,* n° 9, printemps 74, Gallimard. (Repris dans : *Le moi-peau,* Dunod, 1985.)
2. Bowlby J. : « The nature of the child's tie to his mother », *Int. J. Psycho-anal.,* 1958, *39,* 350-373 ; – Bowlby J. : Attachement et perte, tome 1 : *L'Attachement,* tome 2 : *La Séparation angoisse et colère,* coll. « Le fil rouge », PUF, 1978.
3. Harlow H.-F. : « The nature of love », *Amer. Psychologist,* 1958, *13,* 673-685 ; – Harlow H.-F. : « Les affectivités », in *L'Attachement,* coll. Zeitos, Delachaux et Niestlé, 1974.
4. Hermann I. : *Az ember ösi ösztönei,* Budapest, Éd. Panthéon, 1943 ; – Hermann I. : *L'Instinct filial,* Denoël, 1972.
5. Winnicott D.-W. : *Jeu et Réalité,* Gallimard, 1975.
6. Montagu A. : *Touching : the human signifiance of the skin,*

Columbia University Press, 1971 (traduction française : *La Peau et le Toucher)*, Le Seuil, 1979.
7. LEBOYER F. : *Pour une naissance sans violence,* Le Seuil, 1974.
8. ANZIEU D. : « La peau : du plaisir à la pensée », in *L'Attachement, op. cit.*

L'haptonomie a été inventée aux Pays-Bas par Frans Veldman qui a fondé l'Institut d'haptonomie et de kinésionomie [1].

Pour ce « Cahier », Frans Veldman avait écrit un article, « Le sens sensé [2] *» ; mais les difficultés de langue n'aidant pas, nous nous étions mal compris et cet article était trop théorique, s'adressant à des praticiens déjà familiarisés avec la pratique, supposant cette pratique connue.*

Nous avons alors demandé à Bernard This qui, dans le cadre du Grenn, avait travaillé avec Veldman, de nous décrire ce qu'il avait trouvé, perçu, senti, dans ces réunions de travail.

Voici son texte. Veldmann l'a lu et a donné son accord. Catherine Dolto nous donnera aussi, plus loin, son impression.

1. Instituten voor Haptonomische Communicatie en voor Haptotherapie, Schoonenburgseweg 31, Overasselt 6849, Pays-Bas.
2. Voir les références à la suite de l'article de Bernard This.

Fœtologie... Fête au logis

Un article sur Frans Veldman,
sur ce qu'il fait
et sur ce qu'il a fondé :
l'haptonomie

Bernard This*

Les parents ont toujours aimé caresser leur enfant à travers la paroi abdominale, mais ce contact superficiel ne déclenchait pas les mouvements de l'enfant.

Avec F. Veldman, il ne s'agit pas seulement de percevoir l'activité motrice de l'enfant de façon passive quand il bouge, il s'agit surtout d'entrer en contact physique avec lui, de façon délibérée, *active.*

Pour comprendre l'haptonomie obstétricale, nous avons, dans le cadre du Grenn [1], organisé à Paris deux journées de travail, réunissant des obstétriciens et des femmes enceintes (de 4 mois, 6 mois, 8 mois) et nous avons vu comment Veldman entrait en contact avec les enfants ; nous avons observé l'émerveillement des mères et des pères découvrant la possibilité de prendre facilement contact, eux aussi, avec leur enfant, qui répond aux plus légères pressions et « joue » avec ses parents.

Mais pour que ce contact soit possible, il faut que la mère, allongée, soit en contact haptonomique avec celui qui veut s'adresser à l'enfant.

Qu'est-ce qu'un contact haptonomique ? Tout est là, comment le faire percevoir au lecteur !

Et d'abord, qu'est-ce que l'haptonomie ?

* Psychanalyste, Paris.

1. Pour plus de renseignements sur le Grenn, voir le n° 1-2 des « Cahiers du nouveau-né » : *Naître... et ensuite ?*, p. 9 et suiv.

En grec *hapsis* c'est le *toucher*, le *tact*, la *sensation de contact*, le fait de prendre contact mais aussi la *sensibilité*, la *sensivité*, le *sentiment. Nomos* étant la règle, la loi, la norme, nous pouvons définir l'*haptonomie* comme la *science du toucher*, du tact, du contact.

Toucher c'est *prendre contact pour sentir*, c'est *éprouver une sensation ou un sentiment.* Celui qui touche éprouve une sensation, mais celui qui est touché l'éprouve également. Le toucher est le premier organe des sens, le plus fondamental : il « unit » celui qui touche et celui qui est touché. Vous commencez à comprendre l'importance de l'haptonomie : nous sommes ici dans un domaine où la subjectivité de celui qui intervient ne peut ignorer la subjectivité de celui qui est contacté.

C'est pourquoi nous parlerons d'haptonomie plus que d'haptologie : n'étudiant le toucher que *selon certaines normes* ou règles, dans *certaines conditions.*

Si l'haptonomie est, selon Veldman, « La science du toucher et du sentir, dans sa dimension intime et affective », il est évident que la lecture de cet article ne peut remplacer l'*expérience* du toucher haptonomique. Cependant, il devrait être possible, dans le cadre de ce « Cahier », de rendre compte de ce que nous avons pu observer quand Veldman est venu nous apprendre comment il travaillait.

A celui ou à celle qui s'allongeait, sur le ventre par exemple, il donnait la consigne, apparemment bien simple, de percevoir sa main posée sur le bas du dos.

« Vous sentez ma main, mes doigts, ma paume ? »

Comment ne pas la sentir cette main, largement ouverte, calme, chaleureuse ? Un signe de tête indiquait l'accord de celui qui était allongé.

« Bon, maintenant, percevez mon poignet, sentez ma main et mon poignet. » Un observateur attentif pouvait déjà noter qu'à ce moment-là la respiration devenait plus calme et plus régulière.

« Bon, voilà, maintenant, venez jusqu'à mon coude... oui... et maintenant montez jusqu'à mon épaule. »

Une respiration encore plus lente, parfois même un léger soupir, signalait que le travail de « remontée » avait eu lieu.

Avec un peu d'habitude, il est possible de percevoir ce qui se passe entre celui qui pose sa main et celui qui fait le travail de remontée, de la main à l'épaule. Veldman ne propose aucune modification du rythme respiratoire mais, justement, nous percevons aussitôt que la respiration exprime parfaitement ce que ressent celui qui est touché. La respiration des deux personnes se synchronisent harmonieusement. Les respirations « vont ensemble ».

Et le résultat de ce travail est évident : celui qui remonte ainsi « jusqu'à l'épaule » se place dans ce que nous pouvons appeler son *« corps de contact ».* Il n'est plus dans un *corps de combat*, de fuite, d'anxiété. Il se sent libre, détendu, *en sécurité.*

Manifestement l'expérience était agréable. Il était d'ailleurs possible de quitter volontairement cet état de détente pour revenir à l'état antérieur : en ce cas celui qui n'était plus dans son « corps de contact » se tortillait sur place dès qu'il était chatouillé, alors que précédemment cette stimulation inhabituelle le laissait parfaitement indifférent.

Dans le « corps de contact » les réflexes de défense disparaissent.

L'expérience de ce travail haptonomique nous a montré que ceux qui s'allongeaient sur la table, tendus, sur leurs gardes, voyaient fondre rapidement leur appréhension. Ils pouvaient témoigner ensuite de ce qu'ils avaient éprouvé : « En m'allongeant, j'avais froid, mais rapidement j'ai senti un " bon chaud " agréable ; je me sentais en sécurité, *confirmé.* J'étais bien. J'ai senti que je prenais contact, activement, dans ce travail, réalisé au contact d'une main qui, au début, m'était étrangère, mais qui, peu à peu, devenait familière, amicale. Je me sentais contenu mais libre. J'avais le sentiment d'une présence qui me reconnaissait vivant dans mon corps, et je me sentais accueilli. » Il s'était développé une qualité du toucher, reproductible et vérifiable, que Veldman décrit sous le nom de *persensus.*

Voilà, très rapidement esquissé, ce que nous avons perçu du travail haptonomique. Si la consigne et les méthodes paraissent simples, il faut cependant plusieurs années d'études intensives à l'Académie néerlandaise d'haptonomie et kinésionomie pour devenir « thérapeute ». Dans cette communication tactile immédiate et impliquante, pour que « l'autre » soit sécurisé il faut *d'abord* que le thérapeute soit lui-même en totale sécurité intérieure.

Quoi qu'il en soit, quels sont, sur une femme enceinte, les effets de cette sécurisation ?

Quand une femme enceinte est ainsi détendue, il est possible de prendre en main son utérus, non pas du bout des doigts, mais à pleine main, comme un ballon, pour prendre contact avec l'enfant : une légère pression d'un doigt fait *appel* et aussitôt l'enfant réagit et se mobilise : la mère perçoit la légère pression du doigt de l'expérimentateur et elle sent la réponse de son enfant. Aussitôt son regard s'illumine : « Il répond, il est sensible ! »

Elle demande si elle peut, *elle aussi*, prendre contact avec son enfant. Bien entendu ! Mais il faut lui apprendre à prendre son utérus à pleine main : « Oui, placez la main de cette façon, prenez votre enfant dans vos mains. Voilà faites vous-mêmes cet appel. » Et aussitôt, sourire merveilleux de la mère, son enfant vient de lui répondre.

Je regarde le père qui est là, à côté de sa femme, tout regard, tout sourire. Devant l'émotion de sa femme, il s'est penché sur elle, il vient de l'embrasser.

Et aussitôt, il s'interroge : « Et moi je peux aussi ? – Si vous voulez ! »

Il faut lui apprendre, à lui aussi... et l'enfant répond. Sourire émerveillé de la mère qui paraît si heureuse. Ils viennent de découvrir ensemble quelque chose d'important, leur enfant qui est là, sensible à leurs caresses, vivant, se déplaçant, réagissant (dirais-je percevant leur émotion ?). Qu'il s'agisse d'une femme enceinte, de 4 mois ou de 6 mois c'est la même découverte, le même émerveillement, la même émotion. Quand la grossesse est plus avancée, 8 mois par exemple, l'enfant ne se déplace plus sous la main de la même façon, ses mouvements, et les différentes parties de son corps, sont perçus par les parents : « Tiens, ce sont ses pieds, mais oui, *tes* petits pieds oui, *tes* petits pieds qui bougent ! » Et la mère parle à son enfant, spontanément, en notre présence.

Veldman, à ce moment, s'adressant à la mère, lui a dit : « *Placez votre enfant sur votre cœur.* » Phrase insolite ; que va-t-il se passer ? J'ai vu l'utérus modifier sa forme et l'enfant remonter vers la poitrine. Veldman ensuite, ayant placé sa main entre les jambes de cette mère, lui a dit : « *Faites descendre votre enfant*, mettez-le dans ma main », et aussitôt il a ajouté : « Vous n'en n'êtes qu'au huitième mois, il ne sortira pas, rassurez-vous. » Nous avons vu l'utérus se contracter à nouveau, changer sa forme, et l'enfant descendre, comme s'il allait s'engager ; la mère a bien senti qu'elle pouvait laisser travailler son utérus et *ouvrir le chemin* devant son enfant.

Une femme qui est attentive aux mouvements de son enfant, apprend à modifier ses poitions et sa tension abdominale pour harmoniser son tonus, en fonction d'un but bien précis : elle est à l'écoute de ce qui vit dans son corps. Et au moment de la mise au monde, *elle ne fait pas obstacle à la progression de son enfant.*

Nous avons tout à découvrir en ce qui concerne les possibilités de l'*accouchement haptonomique*, mais notre but n'est pas de traiter de ce problème, les modifications du seuil de perception douloureuse ne seront donc ici qu'évoquées.

Voilà ce que nous avons perçu, vécu lors de ces deux journées de rencontre et de travail avec Frans Veldman. Expérience à la fois très riche et très incomplète.

Que dit Veldman de cette expérience ? Voici un extrait de l'article qu'il avait écrit pour nous, « Le sens sensé » :

> « A partir du moment où les premiers mouvements sont perceptibles, moment variable suivant qu'il s'agit d'une primipare ou d'une multipare, habituellement autour du 4e ou 5e mois de grossesse, la mère oriente son affectivité, avec une sensivité accrue, vers son enfant ; elle le prend, à la lettre, dans ses mains, l'enveloppant affectivement. La stimulation perceptive, ressentie par l'enfant, l'invite à répondre de façon réflexive, de plus en plus anticipante. Et peu à peu se développe, entre la mère et l'enfant, une interaction communicative qui, lorsqu'elle se répète régulièrement, se résume rapidement en un moment de récréation réjouissante. Il est souhaitable que le père, autant que possible, participe à ce "jeu" où ils se rencontrent, à partir des mouvements primaires du fœtus, et en des temps réguliers. Il s'apercevra que, pour lui aussi, il est relativement facile de communiquer avec son enfant dans l'utérus, comme la mère, en jouant avec lui, formant avec la mère une trinité affective sereine. Il est chaque fois aussi surprenant et émouvant de constater

l'étonnement heureux de cette réunion, et de voir comment la mère renaît, quand le fait de se savoir enceinte, d'abord purement intellectuel, se transforme alors en cette réalité affective, profondément sentie d'avoir un enfant, son enfant, qu'elle peut rencontrer en jouant. Dans cette relation intime, affective et fonctionnelle, avec son enfant, la mère apprend à l'accompagner et à le diriger, à chaque moment de son développement en elle. Dans la plupart des cas, cela mène à un renouveau de ferveur et à un approfondissement de la relation des parents ; ainsi se créent les meilleures conditions de milieu réceptif vivant, affectivo-positif, donc *affirmatif.* Les variations de régulation du tonus musculaire, liées à cette approche " haptonomique " se montrent visiblement, sensiblement, de manière palpable au niveau de la paroi abdominale et au niveau du périnée, donnant à la musculature une élasticité, une tonicité, une extensibilité qui procurent au fœtus espace et liberté. Les contacts de " jeu " avec le fœtus se modifient et s'étendent progressivement selon les étapes du développement. Le fœtus, en réagissant, montre clairement s'il y a plaisir, agrément, délice, ou au contraire, déplaisir, désagrément, aversion. Il fait percevoir à sa mère ses sentiments ; c'est visible et sensible : dans cette relation tactile, à travers la paroi abdominale, le fœtus va à la rencontre des mains de sa mère ou de son père ; à partir de ce contact se développe un jeu de mouvements, créant un fort attachement prénatal. La mère apprend à avoir une conduite anticipante quand, par exemple, le fœtus manifeste des signes de désagrément ou d'incommodité, par de forts trépignements ; elle répond par un contact tactile et une régulation du tonus musculaire de la paroi abdominale et du périnée, tout en éliminant la cause de cette réaction. Presque aussitôt le fœtus réagit par des mouvements calmes ou se tient tranquille, signe de bien-être. La mère et son enfant se trouvant en syntonie... La mère peut être *sensitivement ouverte* aux besoins de l'enfant. Une telle présence sensitive et syntone est la condition d'une naissance naturelle : l'enfant se fraye un passage dans le monde extérieur, poussé par les contractions de l'utérus... il est encouragé, accompagné, dirigé par sa mère, dans cette épreuve essentielle. C'est ainsi que la mère, par sa perception sensitive, sait préparer la route que son enfant doit suivre... elle sait ouvrir la porte à cette vie par une eutonisation adéquate de la musculature du périnée. »

Quels sont les résultats de cette expérience de *guidance haptonomique* pendant la grossesse et en cours de l'accouchement ?

L'enfant répond aux plus légères pressions ou stimulations tactiles venant du monde extérieur et, selon les termes de Frans Veldman, cette réponse témoigne d'une « conscience affective prérationnelle et prélogique » qui dépasse la simple réponse réflexe motrice. Cette « conscience affective » répond aux stimuli venant du monde extérieur ou de la corporalité maternelle : elle s'éveille progressivement, elle se laisse activer, influencer par l'existence affective de la mère, elle semble même parfois anticiper, appeler les jeux avec les parents, lorsqu'il commence à y être habitué, à un moment bien précis de la journée, le soir si c'est la coutume, l'enfant attend ces caresses et ces jeux. La conduite d'attachement postnatal se prépare bien avant la naissance, et il faut noter que la mère, le père, le couple, se trouvent profondément modifiés par l'expérience de ces *contacts* avec l'enfant.

L'attachement n'est pas à sens unique, c'est une interaction qui va de l'enfant aux parents et des parents à l'enfant. C'est ainsi que petit à petit se construit *l'attachement affectif prénatal* qui se développera ultérieurement. C'est ainsi que, selon l'expression de F. Veldman, le *feeling state of safety* [1] qui fonde son existence est prénatalement vécu, en tant que tel, enregistré dans la « conscience affective », conservé dans la mémoire. Ce sentiment de sécurité deviendra *sa sécurité de base*, le sentiment de se savoir accepté, accueilli comme un « bien en soi ». Cela permet une première « affirmation vitale » dont on devine l'importance, en ce qui concerne le développement et l'épanouissement harmonieux de l'enfant.

F. Veldman note que ces stimuli affectifs manquent

1. Impression de sécurité ; sentiment d'état de bien-être. Se reporter à Sandler dans la bibliographie.

dans la plupart des grossesses et signale que ce déficit peut avoir des conséquences : certaines conduites autistiques ne seraient-elles pas induites dès la vie prénatale, des « engrammations » positives ou négatives pouvant apparaître, « archives mentales du sentiment », bien plus tôt que l'on ne le pense généralement :

« Plus les enfants reçoivent des stimuli significatifs, adaptés et conformes à la destination de l'être humain, déjà humain avant la naissance, plus le "moule" de l'existence acquiert ses contours. L'affirmation existentielle, pour être efficace, au stade prénatal, doit être présentée au moment où la vie est déjà réceptive ; elle doit être poursuivie régulièrement, de façon appropriée, durant tout le développement intra-utérin. Elle n'aura besoin, au moment de la naissance que d'une *confirmation* dès les premiers moments de l'existence postnatale, par un contact *affirmatif* tactile-affectif, l'enfant embrassé, recevant avec la tendresse, la sécurité qui lui permet de vivre à l'air libre, avec le sentiment heureux de sentir accepté comme "bien", l'*affirmation* tactile affective étant un "*besoin vital primaire*", absolument nécessaire au développement de la vie affective... des moments d'une grande importance étant les premières minutes, heures et jours qui suivant la naissance. »

Veldman souligne à nouveau l'importance des stimulations tactiles et affectives :

« Il ne faut, et c'est assez surprenant, que de faibles stimuli pour accoupler les perceptions *somatosensorielles psychosensorielles*, en les intégrant dans une intentionnalité affective, basée sur une *affectivité pleine de sens...* Nos observations montrent que les fœtus, guidés ainsi, ont un épanouissement postnatal plus harmonieux et plus rapide. En outre, ils se développent très tôt, sur le plan moteur, et ils sont plus vifs que des nouveau-nés à qui a manqué cette approche haptonomique affective. »

Enthousiasmés par ce que nous avons vécu en travaillant avec lui, il est possible que, dans cet article, nous n'ayons pas clairement rendu la pratique et la pensée de F. Veldman ; mais nous reviendrons sur ce sujet essentiel...

En ces temps d'information rapide, le lecteur pourra s'étonner qu'il ait fallu plus de dix ans pour que l'activité de Frans Veldman soit connue en France, mais il conviendra avec nous qu'il n'est pas simple de former sérieusement ceux qui peuvent aider les parents à prendre contact avec leurs enfants amicalement. C'est tout le problème des « Cahiers du nouveau-né » qui découvrent de jour en jour l'immensité et l'importance de leur tâche : accueillir amicalement l'enfant.

Éléments de bibliographie

1. Bastiaans J. : « Doorbraak van Isolement », in *Raakvlak heel de Mens*, S.M.D. Leiden, 1976, 11-24.
2. Bastiaans J.* : « Verlating », in *Haptonomisch Perspectief* 3, 1976, 21-38.
3. Dijkhuis J.J.* : « Relatie en contact », *Ned. T.v. Physioth.*, 1978, 2, 34.
4. Pollmann-Wardenier W.* : « Het haptonomisch-affectieve contact », in *Haptonomisch Perspectief* 3, 1976, 68-79.
5. Pollmann-Wardinier W.* : « The importance of good mothering in haptonomic perspective », in Internat. Symp. Ande and Postnatal Education, Amsterdam, 1976.
6. Pollmann-Wardinier W.* : « De affirmatieve betekenis van het haptonomisch contact », *Ned. T.v. Physioth.*, 1978, 2, 45.
7. Sandler J. : « The background of safety », *Int. J. Psychoanal,* 1960, 41, 352.
8. Terruwe A.A.A. : « Affectiviteit en Effectiviteit », in *Raakvlak heel de Mens,* S.M.D. Leiden, 1976, 33, 38.
9. Veldman F. : « Tasten naar zinvol contact », in S.M.D. Leiden, 1977.
10. Veldman F. : « Lichte Lasten », in S.M.D. Leiden 1970, 2e herziene druk.
11. Veldman F.* : « In en op Schoot ». « Fenomenale facette van pré- en post-natale invloeden op de ontplooiing van het gevoelsleven », in *Haptonomisch Perspectief* 3, 1976, 101-185.

12. Veldman F.* : « Bevestigd leven », 1976.
13. Veldman F. : « Introduction to the haptonomic approach and guidance in ante and Postnatal care », in *Internat. Symp. Ante and postnatal Education,* Amsterdam, 1976.
14. Veldman F.* : « Vriendschap en persoonlijke vrijheid », 1979.
15. Veldman F.* : « Bevrijding », in *Haptonomisch Perspectief* 3, 1976, 39-49.
16. Veldman F.* : « Médemens of mede-Méns », in *Haptonomisch Perspectief* 3, 1976, 198-227.
17. Veldman F.* : « Le sens sensé », 1980.

* Informations sur cette édition : Société internationale de recherche et de développement de l'haptonomie, 66400 OMS, France.

En 1980, deux amis participent aux mêmes rencontrent de travail avec Veldman : Bernard This, psychanalyste, et Catherine Dolto, médecin généraliste. Tous deux font partie du Grenn, tous deux s'enthousiasment (parmi bien d'autres !).

Vous venez de lire le témoignage de Bernard This.

Après l'avoir lu, Catherine Dolto a eu envie d'écrire quelques lignes sur son expérience des mêmes événements.

Les voici...

L'haptonomie, révolution tranquille

Catherine Dolto*

Nous avons rencontré deux fois Frans Veldman au Grenn (en août et en mars 1980) et une fois chez lui pour quelques journées passionnantes.

Témoigner de ces rencontres est extrêmement difficile car l'haptonomie est en soi un monde. Veldman le construit et le travaille depuis des années et il n'a pu nous en donner qu'un aperçu : ce qui, de l'haptonomie concerne la préparation à la naissance, l'accouchement et les premiers mois de la vie. Nous avons eu le sentiment d'entrevoir un paysage immense à travers une fenêtre entrouverte, mais cela suffit pour provoquer une émotion forte. Je dirais que pour moi, en tant que praticien qui touche au corps, c'est un tournant décisif dans ma vie professionnelle. Depuis la rencontre avec Frans Veldman il m'est impossible de toucher un patient comme je le faisait avant. Même si je suis encore loin de maîtriser quoi que ce soit de l'haptonomie, les questions posées, les réponses apportées sont passées dans mes mains ; elles ne travaillent plus de la même façon et moi non plus.

Mais n'allez pas imaginer qu'il s'agit d'un bouleversement visible de l'extérieur. Il n'y a pas beaucoup de technique dans tout cela, c'est seulement une façon profondément différente d'aborder le corps, le sien comme celui de l'autre. Il me semble trouver, rassemblés dans l'haptonomie, des bribes, des éléments, que je remarquais ici et

* Médecin généraliste. Paris.

là dans la pratique de thérapeutes qui, le plus souvent, fonctionnaient comme des gourous. Rien de tout cela chez Frans Veldman bien que sa fréquentation soit tout aussi fascinante que celle de bien des gourous.

Je ne tenterai pas de décrire ou de raconter ce qui s'est passé pendant ces journées. Bien sûr j'ai senti une très grande émotion en voyant des parents prendre un premier contact tactile avec leur enfant, mais sans pour autant méconnaître l'angoisse qui peut s'attacher, aussi, à cette rencontre. Pour moi la préservation du droit à l'ambivalence à l'intérieur des trios père - mère - enfant reste essentielle. Il me semble que, pour la première fois, avec la préparation haptonomique et la naissance haptonomique, les pères ont enfin une vraie place qui n'est pas un semblant de place, ce qui me paraît capital dans le contexte actuel.

Mais s'il y a dans le travail que montre Frans Veldman pour faire découvrir l'haptonomie une part indispensable de démonstration, je pense qu'il faut se garder de trahir Veldman en privilégiant cet aspect spectaculaire des choses. La marge est étroite qui sépare le spectaculaire de la déformation des idées.

Ce qui m'a semblé capital en tant que médecin généraliste c'est qu'il y a dans l'haptonomie un abord du corps radicalement différent de celui auquel nous sommes habitués dans notre routine. Nous avons découvert que nous utilisions tous, par moments et sans le savoir, le toucher haptonomique ; mais ce que Veldman peut nous apprendre c'est une maîtrise de ces attitudes empiriques.

Nous avons découvert et surtout redécouvert le toucher, sens structurant, sens éminemment thérapeutique quand il est utilisé dans le transfert, prenant totalement en compte l'affectivité *dans une relation totalement chaste.* Le toucher, sens oublié (ou refusé) par notre civilisation, permet, sans passer par le cortex, d'obtenir des changements de niveau de conscience, des changements de tonus muculaire qui modifient complètement l'examen clinique. L'abord de la douleur, de la contraction, de la contracture, en est totalement modifié. Il ne s'agit plus d'éviter ou de dénier la douleur mais au contraire de l'affronter, de « rentrer dedans », comme dit Veldman, pour l'empêcher de devenir maîtresse du corps et de tout ce qui s'y passe.

La qualité du tonus chez les nouveau-nés est elle aussi modifiée par le toucher, notion pour le moins surprenante pour des médecins formés classiquement. Nous avons vu plusieurs nourrissons d'environ 7 semaines, qui, ayant reçu une préparation haptonomique à la naissance, avaient un tonus et une présence tout à fait étonnants.

Mais n'oublions pas que l'haptonomie est un champ immense. Aux Pays-Bas, c'est une science reconnue, et toutes les infirmières reçoivent une formation haptonomique. Frans Veldman, pour sa part, en dehors de ses activités d'enseignement, se consacre à l'haptopsychothérapie qui semble tout à fait passionnante pour le peu que nous en avons vu.

Je pense qu'il est important de saisir son travail avec les femmes enceintes et les nouveau-nés comme s'inscrivant dans un tout, dans une éthique médicale et je serai même tentée de dire dans une esthétique. Il s'agit d'une prophylaxie globale : mentale et physique, puisque pour lui cela forme véritablement un tout. L'haptonomie est une pratique médicale qui prend en compte d'une manière évidente le « ça », en tant qu'il s'exprime sans cesse tout au long de l'histoire d'un individu au fil des événements somatiques les plus bénins. Il y a bien des discours et des réflexions sur le « ça » s'exprimant dans le corps, mais il n'y avait jusqu'à présent aucune *pratique* (du moins dans la médecine occidentale) qui intègre le discours. C'est une des choses qui me passionnent dans l'haptonomie.

Ce n'est pas le fait du hasard ou de l'injustice si les travaux de Frans Veldman sont si peu connus dans le monde mais l'effet de sa prudence et même de sa méfiance vis-à-vis d'une utilisation un peu magique que l'on pourrait faire de son travail. Je crois que nous lui devons d'être prudents à ses côtés, de marcher pas à pas, de ne pas nous précipiter pour « faire » avant d'avoir saisi, d'accepter d'apprendre à sentir avant de comprendre (les mains avant le cerveau), d'accepter aussi cette réalité qui est que nous ne savons encore que bien peu de chose de l'haptonomie après deux ou trois rencontres (alors que ses principales publications théoriques, publiées en néerlandais, n'ont pas encore été traduites). Mais cette prudence sera difficile à observer car notre enthousiasme nous rendrait volontiers prosélytes. Veldman est un grand thérapeute et un grand médecin ; on en rencontre peu. A nous de veiller à ce que ces qualités ne se retournent pas contre lui en en faisant un gourou, ce qu'il ne veut surtout pas être (lui qui répète inlassablement que son travail n'a rien de magique). Grâce à lui nous avons découvert l'haptonomie... patience... patience... peu à peu nous comprendrons mieux de quoi il s'agit.

2 mai 1981.

AUX ORIGINES DE L'ÉQUILIBRE

L'appareil vestibulaire

Jacques Lannou et Jean Caston font le point des connaissances scientifiques actuelles sur l'appareil vestibulaire.

L'appareil vestibulaire ?

Lorsqu'on énumère les « cinq sens », on l'oublie, n'en ayant précisément conscience que lorsqu'il fonctionne mal, provoquant un grand vertige.

Et pourtant, lors de la vie prénatale, les perceptions vestibulaires pourraient être parmi les rares repères du monde extérieur, rythmant la journée selon que la mère s'allonge, dort, se dresse, marche...

C'est sur cette importance que Michel Odent, praticien de la naissance, attire d'abord notre attention...

Et le système vestibulaire ?

Michel Odent*

Prenez l'autobus à une heure de pointe et vous comprendrez comment fonctionne le système vestibulaire. Lorsque l'autobus démarre les passagers tendent à être projetés vers l'arrière. Si le chauffeur freine les passagers se sentent attirés vers l'avant. Ils se sentent attirés vers la droite si l'autobus tourne à gauche, et inversement s'il tourne à droite.

Le système vestibulaire, situé dans l'oreille interne, est fait de canaux emplis de liquides qui se comportent comme les passagers de l'autobus. Le mouvement des liquides est transmis à de minuscules cils dont les mouvements stimulent des cellules nerveuses. Ainsi sont décelées et transmises au système nerveux central les accélérations linéaires (la pesanteur) et les accélérations angulaires (mouvement de la tête).

Voici ce que l'« honnête homme » du xxe siècle se devait de connaître il y a une ou deux décennies. En fait, le système vestibulaire a été jusqu'à présent le système sensoriel le plus souvent oublié. Le toucher, l'audition, l'odorat, le goût et la vue constituent une liste bien établie. Et, lorsqu'on parle du « sixième sens », ce n'est pas au sens de l'équilibre que l'on pense. D'où la conjonction de fin d'énumération et le point d'interrogation inclus dans notre titre.

* Jadis à l'hôpital de Pithiviers. Actuellement « head of research » of the Primal Health Research Center, 59, Roderick Road, Londres NW3 2NP.

Quant à l'« honnête homme » de la fin de ce siècle, il s'intéresse non seulement au fonctionnement des organes des sens, mais aussi, et de plus en plus, à leur développement. Il s'interroge sur l'« aube des sens »...

Ainsi est-il amené à comprendre que les organes sensibles à la pesanteur représentent en fait, malgré notre tendance à les oublier, les plus primitifs et les plus universels des organes sensoriels.

Si l'on considère l'histoire de la vie, les statocystes des coelenterata sont apparus il y a quelque 600 millions d'années, et les poissons sont doués d'organes sophistiqués.

Si l'on considère l'ontologie humaine, le système vestibulaire est mature avant tous les autres (le sens tactile mis à part). Après huit semaines de gestation l'oreille interne a atteint sa forme définitive et est partiellement innervée. Après six mois l'oreille interne est le seul organe qui ait déjà atteint sa taille adulte et qui soit complètement innervé.

Non seulement le système vestibulaire est mature précocement, mais de plus les interactions avec les autres organes des sens, et en particulier la vue, semblent déjà partiellement établies à la naissance. C'est ce qu'ont démontré Margaret Lawrence et Carl Feind avec des nouveau-nés âgés de 3 heures à 10 jours.

Ils ont placé les bébés sur un petit manège tournant à la vitesse d'un phonographe. Tandis que la tête et le corps s'orientaient vers l'avant, les yeux se tournaient vers l'arrière comme pour suivre un objet fixe, puis brusquement se tournaient vers l'avant. Ce « nystagnus », même s'il n'est pas aussi rapide que chez l'adulte, est un signe de coordination entre les fonctions vestibulaires et les fonctions oculaires. La même expérience (discutable sur le plan éthique) a provoqué chez ces bébés tous les signes du mal de mer, ce qui traduit également la maturation du système vestibulaire, et aussi un certain degré d'interaction avec le sens de la vue.

Ces faits ont été confirmés par les travaux de François Jouen, à Rouen.

Les mouvements de la tête d'un bébé sont influencés par la possibilité ou non de voir des bandes noires et blanches verticales. N'oublions pas que la vision à la naissance serait un processus essentiellement sous cortical. C'est ce que tendent à démontrer des études comportementales et électrophysiologiques menées chez des prématurés au cortex occipital fortement endommagé et fonctionnellement absent.

Lorsqu'on a pris conscience de la précocité du développement du système vestibulaire, et lorsqu'on connaît la règle générale selon laquelle les stimulations sensorielles influencent les fonctions correspondantes, et même les organes..., une multitude de questions surgissent. Ces questions sont d'autant plus particulières au système vestibulaire que les modalités et l'intensité des stimulations auquel il peut être soumis sont d'une disparité infinie en fonction du milieu culturel, et même d'un individu à l'autre à l'intérieur d'un milieu culturel.

Ainsi on peut se demander s'il n'y a pas des déprivations sensorielles particulières aux sociétés industrialisées.

Certaines formes traditionnelles de stimulations fœtales rythmées tendent en effet à disparaître. Ainsi la danse tient très peu de place dans notre société. Or il s'agit là de la forme la plus primitive et la plus universelle des expressions artistiques. Ces considérations m'ont été inspirées par les groupes de chant qu'animait Marie-Louise Aucher à Pithiviers [1], et qui se terminaient volontiers en groupes dansants. Danser semblait satisfaire un *véritable besoin* pour certaines femmes enceintes. De même notre société tend à oublier le bercement et les berceuses et à remplacer le portage du bébé par le landau, la poussette, ou l'automobile.

A l'intérieur de notre société, les différences peuvent être extrêmes entre une majorité de femmes enceintes sédentaires, voire confinées au lit, et celles qui ont une activité physique ou sportive quotidienne et intense.

Elles sont extrêmes également entre un bébé qui séjourne en incubateur et un « bébé kangourou » [2].

Il semble paradoxal que les conséquences lointaines d'une telle disparité n'aient guère fait l'objet d'études.

1. Voir p. 185 et suiv.
2. Voir : « A l'autre bout du monde : accueillir le prématuré » par E.R. Samabria in : *Un enfant prématurément*, « Les Cahiers du nouveau-né » n° 6, p. 197 et suiv.

C'est pour combler ce hiatus que notre « Primal Health Research Center » envisage des études rétrospectives et des études prospectives. Les études rétrospectives consistent à sélectionner des adolescents ou adultes qui ont fait la preuve des qualités exceptionnelles de leurs systèmes d'équilibration (individus qui excellent en patinage artistique, en ski, en sport motocycliste, etc.). L'enquête cherche à établir des corrélations avec ce qui a caractérisé la période de gestation et les périodes périnatale et néonatale. Dans les études prospectives, le point commun se situe pendant la « période primale » (de la conception à la fin de la prime enfance). Le point commun peut être d'avoir une mère danseuse, ou d'avoir une mère à qui le repos au lit a été ordonné pendant la grossesse. Il peut être aussi, par exemple, d'avoir été un « bébé nageur ». On sait que le fait de flotter entraîne une dissociation des fonctions de l'utricule et du saccule, partie de l'appareil vestibulaire sensible aux accélérations linéaires (pesanteur), et des fonctions des canaux semicirculaires, sensibles aux accélérations angulaires. Il s'agit ensuite d'établir des corrélations avec ce qui caractérise ces individus à l'âge adulte (santé, rythmes de sommeil, vie sexuelle, capacités physiques et intellectuelles, dons artistiques, etc.).

Les observations préliminaires sont prometteuses...

Les résultats définitifs seront vraisemblablement établis pour la énième édition de *L'Aube des sens* (celle de l'an 2000 !).

Peut-être pourrons-nous alors conclure que l'expression « être équilibré » mérite son double sens.

1990.

Éléments de bibliographie

BESON A.J. : « The Vestibular Sensory System », in *The Sens,* Barlow H.B. and Mollon J.D. éd., Cambridge University Press, 1982, p. 333-368.

BALASHAVO E. : « Development of The Vestibular Apparatus », in *The Development of The Brain and Its Disturbance by Harmful Factors,* Klosovskii éd., MacMillan, N.Y. 1963, p. 106-121.

LAWRENCE M., FEIND C. : « Vestibular Responses to Rotation in The Newborn Infant », *Pediatrics,* 1953, 12 : 300-305.

ORMITZ E. : « Normal and Pathological Maturation of Vestibular Function in The Human Child », in *Development of Auditory and Vestibular Systems,* Roman R. éd., 1983, New York, Academic Press.

CLARK D.L., KRENTZBERG J.R., CHEE F.K.W. : « Vestibular Stimulation Influence on Motor Development in Infants », *Science,* 1977, 196 : 1228-1229.

THOMAU E.B., KORNER A.F. : « Effects of Vestibular Stimulation on The Behaviour and Development of Infant Rats », *Developmental Psychology,* 1971, 5, 92-98.

JOUEN F. : « Visual Vestibular Interactions in Infancy. Infant Behaviour and Development », 7 : 135-145.

DUBOWITZ L.M.S. et al. : « Visual Function in the Newborn Infant : is it cortically mediated ? », *Lancet,* 1986, mai 17, p. 1139-1141.

« Vestibular Function in Microgravity », *Lancet,* éditorial. sept. 8, 1984, p. 561.

ODENT M. : « Prématuré et créativité », in *Un enfant, prématurément,* « Les Cahiers du nouveau-né », n° 6, 1983, Stock Paris.

Maturation de l'appareil vestibulaire et des fonctions d'équilibration

Jacques Lannou* et Jean Caston*

L'appareil vestibulaire comprend plusieurs récepteurs sensoriels situés dans l'oreille interne à proximité de l'organe de l'audition, qui sont sensibles aux accélérations (tous nos mouvements, qu'ils soient actifs ou passifs, résultent de l'application d'une accélération en un point de notre masse corporelle). Les informations provenant de la stimulation des récepteurs vestibulaires sont intégrées par le système nerveux central et participent au contrôle des réactions réflexes assurant notre équilibration ainsi que de certains mouvements oculaires servant à stabiliser notre vision lorsque nous nous déplaçons.

L'appareil vestibulaire est constitué, de chaque côté de la tête, de trois canaux semi-circulaires disposés dans des plans précis (un canal est horizontal et les deux autres sont verticaux lorsque la tête est en position normale) sensibles aux accélérations angulaires ; ils sont donc stimulés par des rotations de la tête. Il comporte également deux récepteurs otolithiques, l'utricule et le saccule, qui sont sensibles aux accélérations linéaires ; ils sont donc sensibles aux translations de la tête et, pour l'utricule au moins, à son inclinaison.

Canaux semi-circulaires et récepteurs otolithiques contiennent chacun un épithélium [1] sensoriel formé de

* Laboratoire de neurophysiologie sensorielle, faculté des sciences de Rouen, BP 118, 76134 Mont-Saint-Aignan, Cedex.

1. Un épithélium est un tissu composé de cellules juxtaposées qui tapisse la surface externe du corps ou l'intérieur des organes creux.

cellules ciliées et de cellules de soutien. Les cellules ciliées sont en contact synaptique [1] avec des fibres nerveuses sensitives qui se groupent pour former le nerf vestibulaire (qui, avec le nerf auditif, constitue le VIIIe nerf crânien). Le nerf vestibulaire pénètre dans le bulbe rachidien où ses fibres forment des synapses avec les neurones des noyaux vestibulaires du même côté. Ceux-ci émettent des axones, groupés en faisceaux, qui se rendent vers différents centres nerveux, en particulier les noyaux moteurs des muscles oculaires, les motoneurones de la moelle épinière et le cervelet. Les noyaux vestibulaires ne sont pas de simples relais car ils reçoivent, outre les messages d'origine vestibulaire, des informations diverses, en particulier visuelles et proprioceptives [2] (fig. 1) ; ils sont par ailleurs contrôlés par d'autres centres nerveux : formation réticulée [3] et cervelet principalement.

La maturation vestibulaire, qui concerne spécifiquement les récepteurs, voies et noyaux vestibulaires, est donc importante à considérer dans l'acquisition et le contrôle de certaines coordinations motrices, en particulier des réactions réflexes directement mises en jeu par la stimulation des récepteurs vestibulaires. Il faut cependant insister sur le fait que la réalisation de ces réactions motrices ne dépend pas que de la maturation vestibulaire mais aussi de celle d'autres systèmes sensoriels (vision, proprioception), du système nerveux en général (principalement centres et faisceaux moteurs) ainsi que des muscles eux-mêmes.

1. On appelle synapse la région de contact qui est située entre une cellule sensorielle et un neurone, ou entre deux neurones ou encore entre un neurone et une fibre musculaire ; cette région, très différenciée sur le plan ultrastructural, permet la transmission de l'influx nerveux.

2. La proprioception est l'ensemble de la sensibilité musculaire, tendineuse et articulaire. Les récepteurs proprioceptifs fournissent des informations sur la tension des muscles, des tendons et sur la position des articulations.

3. La formation réticulée, structure formée d'un réseau complexe de neurones situés dans la profondeur du tronc cérébral, joue un rôle important dans la régulation de nombreuses fonctions, en particulier niveaux de vigilance et tonus musculaire.

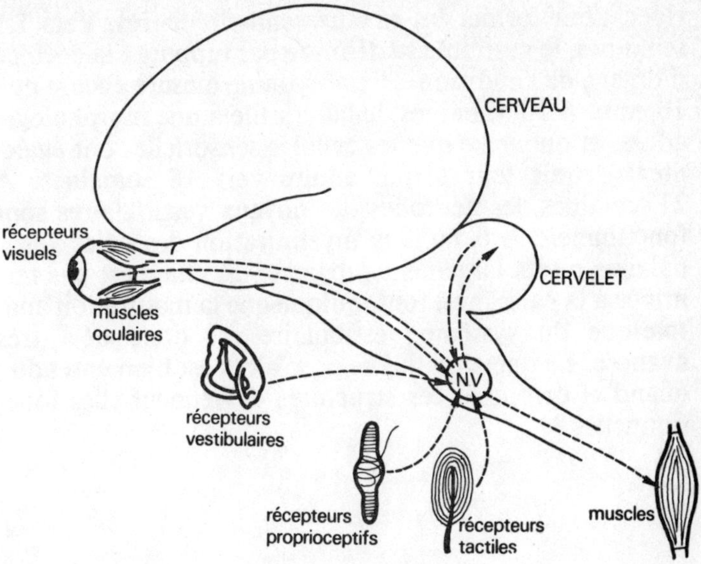

FIG. 1. — Schéma des connections nerveuses des noyaux vestibulaires.

MISE EN PLACE DES STRUCTURES

Une description détaillée des principales étapes que l'on reconnaît dans la maturation de l'appareil vestibulaire chez les différentes espèces étudiées serait hors de propos ici. Tous les travaux concordent sur l'ordre chronologique et la remarquable précocité du développement de l'appareil vestibulaire puisque, même chez les animaux très immatures à la naissance, tel le rat, l'étape organogénétique est déjà terminée avant celle-ci. Il en est bien sûr de même dans l'espèce humaine pour laquelle nous rappellerons les « grandes dates ».

L'appareil vestibulaire commence à se mettre en place vers le 20e jour après la fécondation, mais ce n'est que vers 5 semaines (l'embryon mesure alors 8 à 9 mm) que cette ébauche commence à s'organiser, à se plisser, se rider, pour former les canaux semi-circulaires. Vers 7,5 semaines, le vestibule se délimite par rapport à la cochlée (l'organe de l'audition) ; l'embryon ne mesure encore que 20 mm. A 10 semaines, le labyrinthe a une morphologie adulte et on pense que les cellules sensorielles ont également acquis leur forme adulte vers 18 semaines. A 21 semaines, les neurones des noyaux vestibulaires sont fonctionnels. A 6 mois la myélinisation des voies vestibulaires a très largement progressé. Si elle n'est pas terminée à la naissance, tout indique que la maturation anatomique du système vestibulaire est donc déjà très avancée. La question qui se pose alors est bien entendu : quand et comment ces structures deviennent-elles fonctionnelles ?

DES STRUCTURES AUX FONCTIONS

C'est par les réflexes qu'ils déclenchent quand ils sont stimulés que l'on peut le mieux étudier le fonctionnement des récepteurs vestibulaires. On peut aussi, mais c'est une technique uniquement applicable au cours d'expériences chez l'animal, enregistrer l'activité de neurones dans les nerfs ou les noyaux vestibulaires. Cette méthode électrophysiologique a montré, *chez le rat,* que tant au niveau des fibres afférentes provenant des canaux semi-circulaires horizontaux que des neurones vestibulaires centraux qui reçoivent les messages transmis par ces fibres (Lannou et coll., 1979), il est possible d'enregistrer, dès le premier jour postnatal, des réponses à la stimulation naturelle des canaux horizontaux. L'amplitude des réponses qui est faible et irrégulière à la naissance, augmente avec l'âge ; par ailleurs, leur seuil diminue pour atteindre des valeurs proches de celles de l'adulte vers l'âge de 1 mois. Il est évident que cette évolution des réponses est à mettre en relation avec l'augmentation de la taille de l'appareil vestibulaire périphérique et l'achèvement de la différenciation des différentes parties du système vestibulaire.

Parmi tous les réflexes [1] déclenchées par la stimulation de l'appareil vestibulaire, l'un d'entre eux, le réflexe vestibulo-oculaire (VOR), se prête particulièrement bien à des études quantitatives : on peut enregistrer facilement le VOR et mesurer des paramètres représentatifs du fonctionnement des récepteurs mis en jeu.

Le VOR consiste en une déviation lente des globes oculaires dans la direction opposée à une rotation de la tête. La rotation de chaque œil se faisant à la même vitesse que la rotation de la tête, son axe optique conserve la même orientation dans l'espace et l'image du monde extérieur sur la rétine reste fixe. On dit que le rôle du VOR est de stabiliser la vision ; le VOR horizontal, déclenché par la stimulation des canaux semi-circulaires horizontaux, est de loin le mieux connu.

Dans les conditions d'enregistrement courantes, le VOR prend un aspect particulier que l'on appelle *nystagmus vestibulaire* ; en effet, la déviation lente, compensatrice des yeux est interrompue plus ou moins régulièrement par des mouvements rapides (des saccades oculaires) de direction opposée qui « recentrent » l'œil. Ces saccades de recentrage sont engendrées par la formation réticulée.

Chez l'homme, le nystagmus vestibulaire est présent à la naissance et même chez des *prématurés* (Eviatar et coll., 1979), montrant ainsi que l'appareil vestibulaire est fonctionnel bien avant la naissance. Cette réponse est liée à l'âge conceptionnel mais dépend aussi de facteurs individuels de maturation. En effet, les enfants ayant à la naissance (qu'elle soit à terme ou prématurée) un regard global de maturation montrent à 45 semaines (âge conceptionnel) significativement moins de réponses nystagmiques positives que des enfants de même âge ayant

1. La stimulation appropriée des récepteurs vestibulaires déclenche d'autres réflexes dont le développement, surtout chez l'homme, a été peu (ou pas) étudié. Il s'agit du réflexe vestibulo-céphalique qui se manifeste par une incurvation de la tête lorsque les canaux semi-circulaires sont stimulés ainsi que des réflexes vestibulo-spinaux : réflexes posturaux et de redressement qui visent à maintenir et à rétablir l'équilibre lorsque l'orientation du sujet dans l'espace est modifiée ; ces derniers réflexes sont surtout d'origine otolithique. Il faut enfin signaler que, pour tous ces réflexes, le système vestibulaire est plus ou moins « assisté » par d'autres systèmes sensoriel, visuel et proprioceptif en particulier.

un stade de maturation normal. Cela semble être lié aux conditions de gestation qui ont pu provoquer un retard de maturation de certains neurones cérébraux ainsi que des déficits nerveux (taux de lipides cérébraux, nombre de synapses) ; ces déficits sont très souvent compensés (plasticité du système nerveux) au cours de la croissance postnatale et n'entraînent alors aucun handicap. A 5-6 mois, il n'existera plus aucune différence entre les prématurés (ou des enfants petits pour leur âge gestationnel) et des enfants normaux nés à terme.

L'absence de réponse chez certains prématurés est donc attribuable à leur immaturité et aux difficultés qu'il y a à les maintenir suffisamment éveillés, et non à une quelconque pathologie.

Par ailleurs, toujours à 45 semaines, parmi tous les enfants ayant un stade de maturation identique et normal, ceux qui ont eu une longue durée de vie extra-utérine (naissance à 38-39 semaines) présentent significativement plus de réponses positives que ceux qui ont eu une durée de vie extra-utérine plus courte (naissance à 41-42 semaines). Cela montre que les stimulations délivrées au cours des premières semaines de la vie extra-utérine pourraient accélérer les processus de sélection et de stabilisation des synapses, qui sont vraisemblablement l'aspect le plus important de la maturation nerveuse, mais cela pourrait aussi être le résultat d'une vigilance plus élevée chez les premiers.

Les modifications postnatales du nystagmus vestibulaire ont été étudiées par plusieurs auteurs (notamment Eviatar et coll., 1979). Tous ont montré que les paramètres qui servent à le quantifier évoluent jusqu'à l'âge de 7 ans environ, mais les modifications les plus importantes se déroulent avant l'âge de 30 mois.

Il est d'ailleurs intéressant de noter que c'est pendant la première année (vers le 6ᵉ mois environ) que les réponses vestibulaires ont leur amplitude la plus grande, indiquant qu'à cet âge la sensibilité vestibulaire est maximale. C'est aussi vers cet âge que les enfants s'engagent spontanément dans des comportements d'autostimulation vestibulaire : balancement du corps, sautillements, balancement de la tête, voire percussion de la tête contre une surface. Ces comportements, tout à fait normaux, peuvent persister jusqu'à 3, 4 ans.

De 6 mois à 30 mois, la réactivité vestibulaire diminue rapidement, puis plus lentement après 30 mois, et c'est entre 7 et 10 ans que des valeurs adultes sont atteintes.

Les réactions d'équilibration sont facilitées par l'apprentissage et, chez l'enfant, les stimulations vestibulaires accélèrent le développement des réactions réflexes mais surtout celui des performances motrices plus complexes. Une expérience particulièrement démonstrative a été réalisée chez des jumeaux vrais âgés de 3 mois et ayant, avant l'expérience, des performances motrices identiques ; l'un a été soumis à des stimulations vestibulaires à raison de 16 séances de rotation de 10 minutes en 4 semaines ; l'autre servait de témoin. A la fin de l'expérience, le jumeau stimulé avait acquis un contrôle correct des mouvements de la tête et pouvait se tenir assis alors que l'autre en était encore incapable (Clark et coll., 1977).

On sait que le développement précoce de nombreux systèmes sensoriels est étroitement lié aux stimulations provenant du milieu extérieur. Il paraît en être de même pour l'appareil vestibulaire puisque l'on observe des altérations morphologiques de l'épithélium sensoriel vestibulaire lorsque des œufs de grenouille sont soumis à une apesanteur simulée pendant les 3 premiers jours de leur développement (Neubert, 1979). Il n'est donc pas surprenant que, dans la mesure où des stimulations vestibulaires précoces faciliteraient la maturation vestibulaire, de telles stimulations accélèrent le développement moteur, mais rien ne nous permet de penser qu'une telle accélération du développement se manifeste, chez l'enfant plus âgé, par des performances motrices supérieures à la moyenne.

CONCLUSION

Les observations anatomiques, les expériences électrophysiologiques chez le rat, ainsi que l'analyse du réflexe vestibulo-oculaire chez l'homme montrent que la maturation de l'appareil vestibulaire est déjà bien avancée à la naissance.

Cette maturation va se poursuivre et s'achever au cours des semaines ou des mois postnataux et les réactions qui sont essentiellement engendrées par la stimulation des récepteurs vestibulaires vont alors acquérir leurs caractéristiques adultes (vers l'âge de 7 ans chez l'homme) après être passées par une phase d'hyperréactivité à 6 mois.

L'observation des prématurés humains âgés de 31 semaines (âge gestationnel) montre que l'appareil vestibulaire est fonctionnel à ce stade et que donc, *in utero,* le fœtus, bien que « flottant » dans le liquide amniotique et qui n'est pas réellement dans des conditions d'apesanteur, a son appareil vestibulaire stimulé en permanence par la pesanteur, ainsi que par des accélérations linéaires et angulaires provoquées par ses propres mouvements ou par les déplacements de sa mère (Bradley et Mistretta, 1975).

Cependant – pour répondre à une question posée – il est assez peu probable que le fait de maintenir longtemps au lit des femmes enceintes, menacées d'accouchement prématuré par exemple, puisse présenter des inconvénients en ce qui concerne la fonction vestibulaire de l'enfant.

Par ailleurs, le fœtus humain pourrait, parmi d'autres facteurs possibles, utiliser des informations vestibulaires pour acquérir la position adéquate lors de la naissance. Il est un fait que, pendant les 20 premières semaines de la gestation, la position du fœtus est aléatoire. Selon Elliott et Elliott, cités par Bradley et Mistretta (1975), c'est au cours du 5e mois (alors que la maturation structurale de l'appareil s'achève) que le fœtus commence à s'orienter en poussant avec ses pieds ; selon les mêmes auteurs, de mauvaises présentations à la naissance peuvent être liées à un déficit du système vestibulaire *in utero* [1].

Le système vestibulaire fournit des informations sur la position et les déplacements de la tête qui sont nécessaires à l'équilibration statique et dynamique du corps ainsi qu'au contrôle de l'oculomotricité. Chez l'adulte, la

1. L'orientation du fœtus *in utero* dépend aussi probablement d'autres facteurs, notamment morphologiques, plus anciennement connus. (NDLR)

déficience partielle ou totale de l'appareil vestibulaire est palliée par des mécanismes de restructuration nerveuse (compensation vestibulaire qui succède à la destruction des récepteurs vestibulaires d'un côté) ainsi que par les autres systèmes sensoriels (visuel, proprioceptif et tactile, notamment).

L'appareil vestibulaire ne semble donc pas être indispensable, dans les conditions de vie courante, à la réalisation normale des fonctions d'équilibration chez l'adulte ; mais on peut supposer qu'il joue un rôle très important au cours de la période postnatale où s'établissent les principales coordinations sensorimotrices. Les résultats des expériences d'« exercices » vestibulaires précoces vont dans ce sens (Clark et coll., 1977).

Dans le même ordre d'idées, il est possible que le bercement postnatal ajoute, aux relations affectives entre la mère et l'enfant, un enrichissement sensoriel favorable au développement moteur de celui-ci.

1990.

Éléments de bibliographie

Ouvrages généraux

GRIBENSKI A. et CASTON J. : *La Posture et l'Équilibration,* coll. « Que sais-je ? », PUF, 1973.

MEISAMI E. and TIMIRAS P.S. : *Handbook of Human Growth and Developmental Biology,* vol. 1, Part, Eds, CRC Press, Boca Raton, Florida, USA, 1988.

Publications spécialisées

BRADLEY R.M. et MISTRETTA C.M. : « Fetal Sensory Receptors », *Physiol. Rev.,* 55, 352-382, 1975.

CLARK D.L., KREUTZBERG J.R. et CHEE F.K.W. : « Vestibular

Stimulation Influence on Motor Development in Infants », *Science,* 196, 1228-1229, 1977.

EVIATAR L., MIRANDA S., EVIATAR A., FREEMAN K. ET BORKOWSKI M. : « Dévelopment of Nystagmus in Response to Vestibular Stimulation in Infants », *Ann. neurol.,* 5, 508-514, 1979.

LANNOU J., PRECHT W. et CAZIN L. : « The Postnatal Development of Functional Properties of The Central Vestibular Neurons in The Rat », *Brain Res.,* 175, 219-232, 1979.

NEUBERT J. : « Ultrastructural Development of The Vestibular System Under Conditions of Simulated Weightlessness », *Aviat. Space Environ. Med.,* 50, 1058-1061, 1979.

Une liste bibliographique détaillée sera envoyée par les auteurs sur demande.

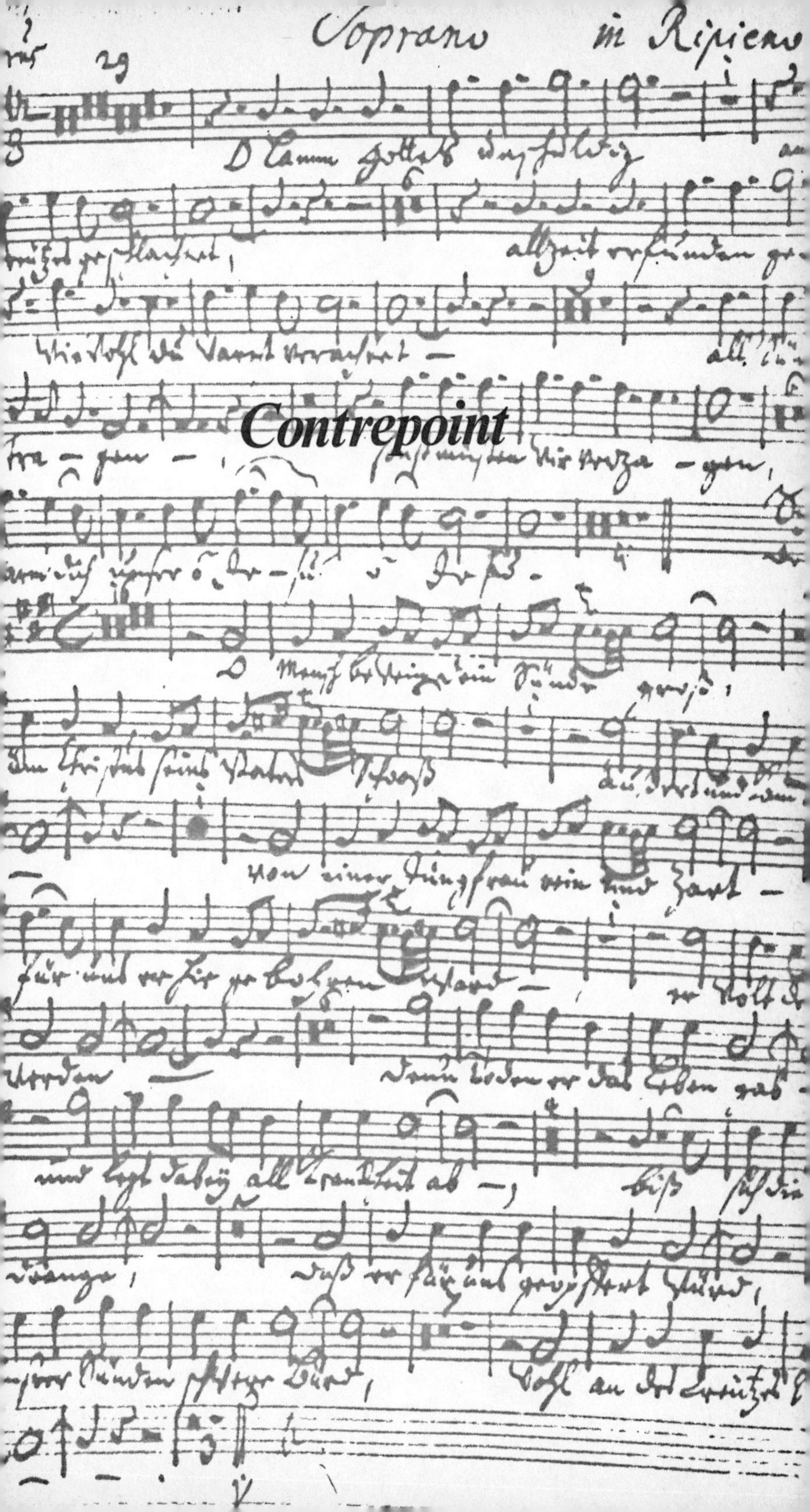
Soprano in Ripieno
O Lamm gottes unschuldig
Contrepoint

De la musique avant toute chose

Bernard This *

Étudiant l'angoisse « comme une reproduction du traumatisme de la naissance » Freud [1] écrivait en 1926 : « Nous sommes malheureusement trop peu renseignés sur la constitution psychique du nouveau-né » et il ajoutait : « La mère qui d'abord avait satisfait tous les besoins du fœtus par les dispositions somatiques de la grossesse, continue après la naissance à remplir cette fonction... La vie intra-utérine et la première enfance sont bien plus en continuité que ne nous le laisse croire la césure frappante de l'acte de naissance. »

On pourrait en conclure qu'il faut étudier attentivement la vie fœtale, mais curieusement l'investigation analytique veut l'ignorer ; elle se bloque sur le sein en tant que premier objet qui nourrit : « L'amour à ses débuts est lié à la satisfaction du besoin de nourriture. » La théorie analytique s'arrête au seuil de la maternité, et avant la naissance il n'y a, dirait-on, qu'un corps végétatif, insensible. Tout se passe comme si le ventre maternel devait rester clos : « On est prié de fermer les yeux ! »

Et cependant Freud était un biologiste averti : il n'ignorait pas les bases biologiques dans lesquelles s'enracinent les pulsions de la vie psychique. En 1877, il avait étudié l'appareil reproducteur des anguilles ; en 1882 le système nerveux des écrevisses. L'amnocète,

* Psychanalyste, Paris.

1. S. FREUD : *Inhibition, symptôme et angoisse.*

larve de lamproie, n'avait plus de secret pour lui. Il avait, en 1885, découvert les racines du nerf acoustique, puis il s'était consacré à l'étude de l'aphasie. A cette époque W. Preyer, après avoir publié, en 1882, une étude du développement mental de son jeune fils, *L'Esprit de l'enfant,* en prenant appui sur des considérations embryologiques, avait fait paraître, en 1885, un livre *Specielle Physiologie des Embryo,* dans lequel il étudiait la respiration, la circulation, la nutrition, la thermorégulation, la mobilité et la sensibilité des fœtus animaux et humains. Coghill, Minkowski, Hoocker, Gesell, Needham, Spemann développeront ses travaux, mais les analystes qui prétendent s'occuper des premiers stades du développement affectif de l'être humain ignoreront pendant longtemps leurs études. Quand ils les utiliseront (Spitz, *L'Embryogénèse du moi*), ce sera dans un contexte bien particulier : tout est « purement réflexe » chez le nouveau-né, puisque la parole n'intervient que tardivement, « troisième organisateur psychique », à partir du moment où l'enfant est capable de parler.

Bowlby s'insurgea contre cette théorisation analytique centrée sur le sein maternel, bon ou mauvais. Il affirmera, péremptoirement, que les éthologues distinguent cinq patterns comportementaux spécifiques de l'espèce humaine : la succion, le réflexe de suite, l'agrippement, les pleurs, le sourire. (On lui souffla que le babil ne devait pas être oublié !)

Pour sortir de l'ornière où le behaviorisme et le comportementalisme nous avaient précipités, il fallut attendre le « discours de Rome » (1954) : Jacques Lacan [1] y rappelait que la parole nous détermine à notre insu, bien avant que nous ne soyons capables de parler. Françoise Dolto, attentive aux modalités expressives de l'enfant quel que soit son âge, mit en acte l'intuition lacanienne. Qu'il s'agisse de son travail « à la recherche des images du corps et de leur investissement symbolique dans les stades primitifs du développement infantile [2] » ou de son article « Personnologie et image du corps [3] »,

1. J. Lacan : « Fonction et champ de la parole et du langage en psychanalyse », *Les Écrits.*
2. F. Dolto, art. cité dans la revue *La Psychanalyse,* n° 3, 1957.
3. F. Dolto, art. cité *Ibid.,* n° 6, 1961.

c'est toujours la même capacité d'accueil, la même écoute, la même certitude que ce qui s'exprime dans le transfert, mimique, geste, modelage, dessin, c'est ce qu'il faut accueillir, sans souci de théorisation, pour que le sujet se libère des effets de parole. Pour F. Dolto, l'enfant, dès sa naissance, est un être de désir, et il n'est pas question de le réduire à son tube digestif ou sa réflexivité archaïque ; sa vie ne se limite pas à des besoins et, « cire vierge », il enregistre beaucoup plus et beaucoup plus tôt qu'on ne pouvait le penser.

En 1960, dans un livre intitulé *La Psychanalyse, science de l'homme en devenir,* j'ai posé la question du psychisme prénatal. Dans un chapitre intitulé « De l'embryon au nourrisson », je m'interrogeais : « A partir de quand allons-nous étudier le psychisme humain ? Avant la naissance bien sûr, car nous ne voyons pas pourquoi nous mépriserions ces neuf mois de vie intra-utérine. De nombreuses motivations inconscientes interdisant de pénétrer, fût-ce imaginairement, à l'intérieur du ventre maternel, le séjour intra-utérin resta pendant des siècles un mystère absolu. Craignait-on de déranger l'enfant dans son développement, était-ce la dernière trace du tabou de l'inceste, avait-on peur de réveiller la cicatrice douloureuse des premières séparations ? Mener l'étude de la libido jusqu'en la vie embryonnaire apparaîtra peut-être audacieux. »

« Ce n'est pas sérieux », le discours scientifique exige que tout souci de subjectivité soit banni, toute considération psychologisante éliminée. Il *ne parle pas,* donc *ce n'est pas un sujet.* La science ne doit s'occuper que du corps biologique pour produire expérimentalement du savoir. C'est un « ensemble de cellules » qui ne s'exprime pas et qui n'a pas son mot à dire. Comment le ferait-il, puisqu'il ne parle pas et puisqu'il est « aveugle – sourd – insensible » ?

Les mythes s'opposent à cette conception d'un fœtus qui ne serait que « chose » contenue dans un ventre ; ils nous présentent l'enfant comme un être capable de ressentir et d'entrer en communication avec sa mère. Thevet, au XVIe siècle, avait recueilli, en Amérique, un récit des Indiens Tupi, où la femme, enceinte du dieu civilisateur, voyageait seule, l'enfant qu'elle portait dans son ventre conversant avec elle, lui indiquant le chemin.

Comme sa mère refusait de « lui donner des petits légumes qui estoient par les chemins », il résolut de bouder et ne dit plus un mot. La femme s'étant perdue, arriva à la demeure d'un homme appelé Sarigoys ; pendant la nuit, il abusa d'elle « si bien qu'il l'engrossit encore d'un autre fils ; lequel tint au ventre compagnie au premier [1] ». De tels récits se retrouvent chez les Urubu, Terempe, Shipaia, Warrau, Guarani [2]. Dans le mythe borodo, une femme est fécondée par le sang d'un boa, tué par son mari : le « fils du sang », au giron, dialogue avec sa mère, et lui propose de l'aider à cueillir des fruits sauvages ; il sort du ventre sous la forme d'un serpent, grimpe à un arbre, cueille les fruits que sa mère ramasse puis regagne son abri utérin.

Dans les mythes américains, la mère parle à l'enfant mais la communication s'interrompt quand elle refuse de satisfaire les « envies » de l'enfant. Dans un récit warrau, l'enfant demande à sa mère de lui cueillir des fleurs, mais une guêpe la pique au-dessous de la taille. Elle essaye de la tuer, la manque, se frappe elle-même ; l'enfant reçoit le coup, se croit visé ; vexé, il refuse de guider sa mère.

Dans les mythes, l'enfant s'exprime, manifeste ses envies, fait preuve de susceptibilité, entend et comprend ce que sa mère lui dit. Nous savons que l'enfant ne parle pas, mais nous en avions conclu que l'enfant, *in utero*, n'entendait pas. Les sons se transmettent dans l'air et dans l'eau ; « le monde de la mer » n'est pas « le monde du silence » : quand les techniciens de la marine immergèrent des microphones pour déceler la présence de sous-marins, ils perçurent, à leur grande stupéfaction, les sons produits par les requins et les cétacés. Dans l'eau, les vibrations sont détectées par la peau. Nous voulons ignorer que notre peau est sensible aux vibrations sonores : une voix prend contact « touche », « caresse », *s'incorpore*. La peau est une oreille sensible, capable de percevoir les vibrations. Comment l'enfant ressent-il les paroles qui lui sont adressées ?

Dans ses *Trois Essais*, Freud avait rapporté l'histoire

1. Le récit détaillé de ce mythe peut être trouvé dans l'article de Nicole Belmont, p. 232.
2. Cf. Lévi-Strauss : *Mythologiques, I, II, III, IV*.

d'un enfant qui disait : « Tante, dis-moi quelque chose, j'ai peur parce qu'il fait noir. » La tante lui répondit : « A quoi cela te servirait-il, puisque tu ne peux pas me voir ? – Ça ne fait rien, quand quelqu'un me parle, il fait clair. » Il faut rappeler qu'en 1553, pour que l'enfant à naître ne soit pas « rechigné », c'est-à-dire de mauvaise humeur, une dame de la Cour exécutait, tous les matins, un air de musique. Et le résultat ne fut pas négligeable, dit la chronique, puisque celui qui devint plus tard Henri IV ne se départit jamais de sa jovialité. Précisons que sa mère, au moment de sa naissance, chantait *Notre Dame du bout du pont, secourez-moi à l'heure qu'il est.* Quand Jeanne d'Albret cessa de chanter pour enfanter, « le roi de Navarre continua les paroles du cantique et ne les eut pas plutôt achevées que sa fille accoucha du Prince qui commande aujourd'hui à la France ». L'eutocie par incantation, charme, effet d'un chant magique ! De la musique avant toute chose ! Des sons graves pour sécuriser l'enfant... la voix du père, incorporée, à l'origine.

L'oreille et la naissance ont une certaine affinité : Gargantua naquit par l'oreille de Gargamelle. Dans l'*Aitaraya Brahmana,* il est précisé que « le siège de Brahma est dans l'ouïe ». « C'est la voix qui m'ouvre les yeux, sa lumière m'ouvre la bouche, me fait crier. Et j'en vais », écrira H. Cixous, dans *Souffles* [1]. En acupuncture auriculaire, la disposition des points réflexes, soulageant la douleur, au niveau de l'oreille externe, correspond à la position d'un embryon couché, tête en bas [2]. N'en déplaise à Spitz [3] qui « tient à se dissocier énergiquement de certains auteurs qui soutiennent que le fœtus exprime déjà du déplaisir dans l'utérus », nous ne pouvons accepter l'hypothèse d'une activité fœtale « purement réflexe », à partir du moment où l'audition fœtale est établie : l'enfant perçoit les voix et les sons, et il les reconnaît « après le cataclysme de la naissance [4] ». Il n'attend même pas d'être sorti du ventre maternel pour s'exprimer parfois

1. Cité par P. CULLARD dans sa thèse : *Voix, désir, délire et structures,* Strasbourg, 1978.
2. Cité par G. GRABER : « L'embryon et l'oreille », congrès international de psychologie prénatale, Bâle, sept. 1979.
3. SPITZ : *De la naissance à la parole,* PUF, p. 28.
4. F. DOLTO : « Au jeu du désir les dés sont pipés », *Bulletin de la Société de philosophie,* 1972.

vigoureusement. Liley et Day [1] ont décrit les vagissements et les cris d'un bébé, dans l'utérus, après injection d'air dans la poche des eaux. D'après Illingworth [2] il y a dans la littérature de nombreux exemples d'enfants qui auraient crié *in utero,* après rupture de la poche des eaux. C'est ce que l'on appelait le *vagitus uterinus.* King et Bourgeois avaient en 1947 rassemblé 125 cas publiés avant 1800. Antoine d'Usinguis [3], en 1659, avait longuement décrit les vagissements, pleurs et rires du fœtus dans la cavité utérine, mais son travail n'avait pas retenu l'attention des médecins. Selon Parviainen (1949), le *vagitus uterinus* était mentionné dans les fables et légendes babyloniennes, assyriennes, hindoues, grecques et romaines. Saint Barthélemy et Mahomet auraient crié *in utero.* Mac Farlane rapporte un cas en 1933 : le cri, en salle d'accouchement, fut entendu par tout le monde et une infirmière superstitieuse passa le reste du temps agenouillée, à prier. Cotty et Kuchnle reprirent ce sujet en 1948 : pour que le cri puisse se produire, il faut que les membranes aient été rompues et que l'air soit parvenu dans la cavité utérine.

Le *vagitus uterinus* était associé à une grande mortalité fœtale ; Field (1943) pense qu'elle était due à la panique consécutive au cri et aux manœuvres précipitées pour délivrer l'enfant, supposé en détresse [4]. Le cri a une fonction d'appel, et les mères savent bien qu'il ne s'agit pas d'un simple réflexe : il suffit parfois de prendre l'enfant dans les bras pour qu'il se calme. Niché contre la poitrine maternelle, retrouvant le bruit des battements du cœur, le rythme respiratoire, l'odeur de sa mère, le son de sa voix, il s'endort, sécurisé, sans même avoir tété, si sa mère peut lui parler [5]. Le *désir* ne doit pas être confondu avec le *besoin ;* le désir est en relation avec la voix, cet objet, non spécularisable, perçu *in utero,* objet que l'enfant, spontanément, veut retrouver.

1. M. Liley et B. Day : *L'Expérience de la naissance,* Robert Laffont, 1965, p. 70.
2. Illingworth : « Crying in infants and children », *Brit., méd. J., 8,* 1955.
3. Cité par Pillement : *Observatio singularis mussipontana fœtus extra uterum in abdomine retenti tandemque lapisdescentis,* 1659.
4. Cité par P. Cullard dans sa thèse, *op. cit.,* p. 42.
5. F. Dolto : « Au jeu du désir les dés sont pipés », *op. cit.,* p. 111.

On raconte que le pharaon Psammetique, voulant savoir quelle langue parlerait un nouveau-né spontanément, fit enfermer deux enfants, hors de tout contact vocal, dans une caverne où rien d'autre ne leur manquait : il eut la surprise d'apprendre que ces deux enfants avaient prononcé le mot *bécos*, ce qui permit aux savants de l'époque de conclure que la langue originaire était le phrygien. Cette histoire, rapportée d'Égypte par Hérodote, inspira Frédéric II : « Il voulut savoir quel genre de langage et quelle manière de parler auraient les enfants lorsqu'ils auraient grandi, s'ils n'avaient parlé à personne auparavant. Il ordonna donc aux nourrices d'allaiter, baigner et laver les enfants, mais de ne leur parler d'aucune façon, car il voulait savoir si ces enfants parleraient l'hébreu qui était le plus ancien, le grec, le latin ou l'arabe, ou peut-être la langue de leurs parents... Mais il chercha en vain car tous les enfants moururent. »

C'est cela la science, l'expérimentation qui, sans souci de la subjectivité, ne s'occupe des corps que pour produire du savoir ! En l'occurrence, ces expériences voulaient oublier que l'enfant perçoit la voix humaine quand il est dans le ventre de sa mère, le babil pouvant être considéré comme une tentative, en l'absence de la mère, d'en retrouver la voix. Les lallations sont pour l'enfant « un moyen de présentifier la mère par la voix. Crier, c'est essayer de la faire revenir ; ça ne prend pas toujours, ça prend quelquefois. Mais les lallations, ça prend toujours puisque c'est l'illusion qu'elle est là », nous explique F. Dolto [1]. Saint Augustin nommait *jubilus* la capacité expressive de la joie, par la musique vocale « sans parole ». C'est ce que l'enfant répète sans se lasser, ce qu'il exprime dès son réveil. Quand il émerge de sa prématurité dans l'écoute de son babil, « s'ingéniant, dans son berceau, lorsqu'il est réveillé sans être affamé, à retrouver son lien vocal avec sa mère... il tente de donner à ses propres oreilles l'illusion des paroles entendues [2] »... « et c'est tellement précoce ce désir d'entendre à nouveau les paroles de la mère, que les phénomènes qui ne sont pas inclus dans la langue maternelle sont très rapidement

1. F. Dolto, « Au jeu du désir les dés sont pipés », *op. cit.*
2. Pour plus de détails, voir p. 255. (NDLR.)

impossibles à prononcer pour la plupart des êtres humains d'une région du globe, alors qu'à l'origine n'importe quel enfant, né dans n'importe quelle langue humaine, pourrait prononcer les phonèmes de toutes ces langues »[1].

Tout cela semble privilégier la voix de la mère, mais les recherches actuelles montrent que les graves sont perçus avant les aigus : la voix du père, entendue par l'enfant *in utero,* sera liée à la sécurité fœtale, si la mère est en « bonne relation » avec son conjoint. Les parents se parlent, et l'enfant est attentif à leur dialogue : il participe et vit en fonction des émotions de sa mère, dans un espace où la voix maternelle est liée au plus proche, la voix paternelle au plus lointain. Précisons qu'il n'y a pas que le père qui s'adresse à la mère ou à l'enfant, le monde extérieur intervient, bruits, sons, musique, paroles des autres humains.

Un exemple nous permettra de comprendre comment l'enfant réagit aux événements qui angoissent la mère : une jeune femme enceinte, en analyse, m'annonce que son enfant « veut sortir »... « Il cogne, il pousse. – Qu'est-ce que vous ressentez ? – En bas, c'est régulier, comme s'il voulait ouvrir une porte. » Elle se replie sur elle-même pour m'indiquer avec ses bras et ses jambes le rythme des mouvements de son enfant. « Mais ce que vous me décrivez, c'est un hoquet ; c'est le hoquet fœtal. Quand avez-vous ressenti ces mouvements ? – Il y a une demi-heure environ. – Que faisiez-vous ? – Rien... Je mangeais. – Que mangiez-vous ? Des pâtes, du fromage. – Avec qui étiez-vous ? – Avec mon mari. – Que disiez-vous ? – Rien, on regardait la télévision. – Et alors ? Que disait-on ? – On vient de tuer Chesmann ! »

Cet homme avait été condamné à mort après avoir violé plusieurs femmes. La semaine précédente, cette jeune femme m'avait longuement parlé de sa mère qui la forçait à manger et, par des lavements répétés, la forçait à « faire sur le pot ». Du viol digestif et du viol génital, elle en avait longuement parlé. Quand, avec beaucoup d'émotion, elle m'eut parlé de Chesmann, je lui demandai si son enfant avait toujours le hoquet. « Au moment

1. Pour plus de détails, voir p. 77 et p. 255 et suiv. de ce numéro. (NDLR.)

où vous m'avez posé cette question, mon enfant a cessé de s'agiter, il est calme maintenant. » On voit comment l'émotion de la mère a pu s'exprimer et se verbaliser : le hoquet fœtal a disparu aussitôt. Miracle ? Dans la mesure où le miracle est l'effet de l'intrusion du symbolique dans le réel, dans la mesure où le non-dit exerce des effets à l'insu du sujet. S'exprimer, c'est libérer, délivrer, dénouer (ανα - λυειν disaient les Grecs), le *psuchos,* c'est-à-dire le *souffle,* et avec lui, l'émoi *(psuchoanalysis).*

Je ne peux ici multiplier les preuves de cette relation archaïque établie par l'enfant *in utero,* mais il suffit d'observer un enfant au sein pour comprendre que le désir ne doit pas être confondu avec le besoin : si un nourrisson tète, quand son père lui parle, il peut cesser de téter pour écouter les paroles qui lui sont adressées. La voix n'est pas seulement maternelle « voix lactée », elle est aussi paternelle, profondément liée au sentiment de sécurité éprouvé pendant la vie fœtale, au moment où la déglutition du liquide amniotique mettait en jeu le « clavier digestif ». Quand, après la naissance, l'olfaction, avec la respiration, passera au premier plan, dans ce que j'appelle le stade de la *dominance respiratoire* [1], c'est par l'odeur que le nouveau-né reconnaîtra son père et sa mère, même s'il ne les voit pas. Il y a l'odeur et il y a l'audition. « Je crois que c'est le croisement, dans le temps, de ces deux perceptions... qui crée l'origine de l'espace de son corps, par à la fois, le contact de la masse du corps de la mère et les perceptions situées dans le cavum autour de sa bouche. L'approche de la mère lui signalise l'odeur de la mère, et l'éloignement de la mère engage l'audition : l'audition perçoit la mère plus loin que l'olfaction. C'est par cette différence entre l'audition et l'olfaction que l'enfant reconnaît l'espace, et c'est par la rencontre de l'audition et de l'olfaction puissantes en intensité qu'il reconnaît le corps de la mère [2] », nous précise F. Dolto qui sait utiliser le linge de corps d'une mère, séparée de son bébé, pour l'entourer sur le biberon que l'enfant se met alors à téter.

1. B. This : *La Psychanalyse, science de l'homme en devenir,* Casterman, 1960, p. 93. Ou dans *Naître,* Aubier-Montaigne, 1972, p. 190.

2. Il nous semble très intéressant de rapprocher de cette phrase écrite par une psychanalyste le paragraphe « le premier maillon de la chaîne des perceptions » de M. Mac Leod, physiologiste (voir p. 357). (NDLR.)

Quelle est la spécificité de la voix paternelle ? Je ne peux ici que poser cette question qui trouvera sa réponse dans *Le Père : acte de naissance*[1]. L'attachement postnatal de l'enfant à sa mère, et à son père, tout comme l'attachement des parents à leur enfant, se prépare petit à petit, au cours de la vie fœtale : l'empreinte auditive prénatale est indispensable pour l'établissement d'une relation trinifiée vivifiante, ce qui ne veut pas dire que les premières heures d'intimité heureuse de la triade, mère-enfant-père, ne soient pas, après la naissance, irremplaçables, pour l'établissement du lien symbolique et du sentiment de *sécurité* postnatale[2].

1. B. This : *Le Père : acte de naissance*, Le Seuil, 1980.
2. Mais n'oublions pas cependant que cette « sécurité de base » s'établit avant la naissance, et même bien avant les premières perceptions auditives : la peau est une oreille sensible. Le *contact* corporel joue un rôle essentiel dans *l'attachement* de l'enfant à ses parents. Nous avons déjà souligné à ce sujet l'importance des travaux de F. Veldman (p. 277 et suiv.).

DES GOÛTS ET DES ODEURS...

A table, chacun a ses goûts. La précocité des préférences et aversions alimentaires peut étonner : les nouveau-nés ont déjà les leurs qui se diversifient encore ensuite.

Deux cliniciens : Véronique Barrois, responsable du Lactarium de Paris, et Bernard Larouzé posent d'abord le problème : les laits maternels ont un goût prononcé (ils le savent pour les avoir goûtés), variables selon les femmes, selon ce qu'elles mangent, selon qu'il s'agit du début ou de la fin de la tétée.

Cela constituerait-il un premier apprentissage contribuant à déterminer pour toujours les goûts ultérieurs de l'enfant ?

Cette question est alors posée à Jacques Le Magnen qui nous donne les réponses actuelles d'un physiologiste et qui tente de faire la part de ce qui, dans nos comportements alimentaires, est appris, et de ce qui pourrait ne pas l'être.

Le goût du lait...

Véronique Barrois *
Bernard Larouzé **

Lorsque l'on vante les mérites d'un lait artificiel, on décrit ses qualités nutritionnelles, son degré d'acidité... en s'efforçant de montrer qu'il est aussi proche que possible du lait maternel. L'appellation « lait maternisé » traduit cette préoccupation : il s'agit en fait de lait de vache écrémé auquel différents produits (huiles végétales notamment) ont été ajoutés pour se rapprocher de la formule du lait de femme. La saveur de ces préparations n'est jamais mentionnée et nul ne semble s'en soucier. L'importance du goût serait-elle secondaire ?

Pourtant, le développement des bourgeons gustatifs, siège des cellules sensorielles, est très précoce. Chez l'adulte ces cellules sont localisées surtout sur la langue ; chez le nouveau-né ces cellules sont beaucoup plus nombreuses et tapissent pratiquement toute la cavité buccale. D'ailleurs, le nourrisson confronté expérimentalement aux saveurs de base (sucré, salé, acide, amer) manifeste son plaisir ou son déplaisir par des mimiques que les psychophysiologistes ont pu longuement observer.

La saveur des laits proposés dans le commerce varie plus ou moins d'un produit à l'autre mais l'enfant reçoit toujours le même lait pendant de longues périodes. En

* Médecin responsable du Lactarium de Paris, et présidente de l'Association « Solidarilait », 26, bd Brune, 75014 Paris.
** Directeur de recherche à l'Inserm, U 13, hôpital Claude-Bernard, Paris.

revanche lorsque le bébé est au sein le goût du lait varie à chaque tétée en fonction des différents aliments ingérés par la mère. Dans certaines civilisations traditionnelles comme en Inde ou en Afrique, la femme qui allaite connaît des « recettes » pour donner une saveur agréable à son lait. Le lait devenant plus appétissant pour l'enfant, il tétera alors avec plus d'avidité, stimulant de ce fait, par voie réflexe, la sécrétion lactée. En Europe, certains aromates sont utilisés comme plantes galactogènes : le cumin, le fenouil, l'anis vert sont connus pour leurs vertus gustative et olfactive. A l'inverse, certaines plantes sont traditionnellement proscrites chez la femme qui allaite (ail, asperge, oignon, chou...) ; elles donneraient au lait une saveur qui pourrait être perçue comme désagréable par le nourrisson.

Avec l'équipe du Dr Baum (banque de lait d'Oxford), nous nous sommes livrés à une curieuse expérience : des biberons dont on ne connaissait pas le contenu nous ont été proposés. Il nous a été facile de différencier le lait de femme frais et le même lait soit bouilli soit tyndallisé (chauffé à 65° pendant 20 minutes). Ce dernier procédé modifie moins la saveur du lait que l'ébullition et les banques de lait maternel pourraient tenir compte de ce paramètre lorsqu'elles doivent choisir une méthode de stérilisation. Parmi les laits que nous avions goûtés, celui d'une femme indienne qui consommait régulièrement du curry était facile à reconnaître, de même que les « laits maternisés » qui sont particulièrement insipides.

Les saveurs auxquelles l'enfant au sein est confronté dès la naissance ne sont peut-être pas nouvelles pour lui. Un obstétricien anglais a été extrêmement surpris par l'odeur de curry que dégageait un bébé indien à la naissance. Le liquide amniotique n'aurait-il pas aussi une saveur ? L'enfant en tétant ne retrouverait-il pas dans le lait des saveurs du liquide amniotique ?

Les saveurs perçues au cours de l'allaitement, voire *in utero,* ont-elles un rôle dans la stimulation de l'appétit du nourrisson ?

Peuvent-elles contribuer à déterminer ses choix alimentaires ultérieurs ?

Ce sont sans doute deux questions importantes, tant pour les mères... que pour les pédiatres.

Éléments de bibliographie

1. Chiva M. : « Comment la personne se construit en mangeant », *Communications,* 1979, 31 : 106-118.
2. De Parseval G., Lallemand S. : *L'Art d'accommoder les bébés,* Le Seuil, 1980.
3. Beidler L.M. : *Handbook of sensory physiology,* vol. 2, Berlin, Springer Verlag, 1971.
4. Fournier P. : *Le Livre des plantes médicinales et vénéneuses de France,* tome I, II, III, Paul Lechevalier, 1948.

Préférences et aversions alimentaires chez le nouveau-né

Entretien avec Jacques Le Magnen *

Propos recueillis par
Charles Cohen-Salmon

• *Henri Piéron, qui fut – je crois – votre maître au Collège de France, intitulait l'un de ses livres* La Sensation, guide de vie... *guide des comportements qui font la vie d'un homme. L'aube des sens, chez le nouveau-né et le jeune enfant, est aussi l'aube de ses comportements et, parmi d'autres, de son comportement alimentaire, requête prioritaire pour sa survie et sa croissance. Que sait-on aujourd'hui de l'éveil de ce comportement de survie chez l'enfant, de ses préférences et aversions alimentaires que guident ses perceptions sensorielles de l'aliment ?*

• Il est utile de dire tout d'abord ce que l'on entend par « préférences et aversions alimentaires ». Il s'agit de la réponse comportementale d'acceptation ou de rejet des aliments offerts et de la régulation de la quantité ingérée jusqu'à la satiété, réponse stimulée et contrôlée par l'activité des aliments sur les récepteurs sensoriels oro-pharyngés : gustatifs, olfactifs, etc. Cette réponse du « manger » ou « ne pas manger », associée chez l'homme aux états subjectifs de plaisir et déplaisir, au « j'aime » ou « je n'aime pas » ne doit pas être confondue avec l'activité sensorielle elle-même, le goût, l'arôme d'un aliment qui la provoquent.

* Directeur de recherche au CNRS – Directeur de laboratoire à l'EPHE – Collège de France, 11, place Marcellin-Berthelot – 75231 Paris Cedex 05.

Il y a (dans le sens large du mot) « le goût » d'un aliment et le goût « pour » cet aliment. L'emploi de ce mot de « goût » dans le langage courant en français comme celui de « taste » en anglais est le plus équivoque qui soit et il est la source de multiples confusions.

• *Qu'entend-on, alors, lorsqu'on parle du « goût d'un aliment » et est-il, chez un nouveau-né et un jeune enfant, ce qu'il est chez l'adulte ?*

• Un aliment concret, liquide ou solide, stimule durant son passage dans la bouche et avant sa déglutition des réponses sensorielles multiples. Il stimule l'appareil gustatif lingual, le « goût » proprement dit limité à la perception du sucré, salé, acide et amer. Il stimule aussi – et c'est l'essentiel du « goût global » – l'appareil olfactif. En bouche, les fractions volatiles émanant de l'aliment stimulent en expiration les récepteurs olfactifs par la communication entre pharynx et fosses nasales. Cette odeur de l'aliment perçue par cette voie est ce que l'on appelle « l'arôme » de cet aliment. Dans le complexe de sensations qu'évoque l'aliment, il y a encore (associés et plus ou moins discriminés des précédentes composantes) le chaud, le froid, la consistance, perceptions issues à la fois des récepteurs tactiles et musculaires ; enfin, le piquant et l'astringent issus de la stimulation des fibres du nerf trijumeau. L'une de ces perceptions n'intervient pratiquement jamais à elle seule. Lorsqu'un enfant boit une eau sucrée, il ressent à la fois le goût sucré et la sensation tactile du liquide.

• *Ce complexe de sensations est-il le même chez tous ? Autrement dit, ce qui est pour moi le « goût » d'un aliment est-il le même chez mon voisin ? Sera-t-il le même chez un nouveau-né, un enfant et un adulte ?*

• La réponse est oui... avec quelques nuances cependant. Sauf quelques différences pour les amers, les seuils gustatifs sont à peu près les mêmes chez nous tous et, bien entendu, ce qui est perçu sucré par moi n'est pas salé pour mon voisin. Ce que je sens comme un arôme de café est reconnu comme tel par tous... à condition cependant d'une même éducation perceptive et sémantique. On sait bien que la discrimination des odeurs et leur identification sont l'objet d'une éducation qui atteint des sommets chez les dégustateurs de vin ou les « nez » des parfumeurs. Ces sensations sont non seulement identiques à peu de chose près chez tous les individus, mais elles y sont aussi stables, indépendantes de l'état physiologique (faim ou satiété) et du « goût pour », de la préférence ou l'aversion. Un goût sucré dans un aliment où il devient détestable reste un goût sucré.

Chez le nouveau-né et l'enfant, il y a toutes raisons de penser que les appareils gustatif et olfactif sont matures et fonctionnels, et qu'ils le sont même dès la vie fœtale ; nous le reverrons. Le fonctionnement sensoriel est dépendant de la mise en place des structures nerveuses, expression du code génétique. Même si cette expression est l'objet d'une maturation embryonnaire et post-embryonnaire, il est suggéré que les capacités sensorielles sont entières dès la naissance et que cette « capacité » sera progressivement exploitée et raffinée par l'éducation perceptive et celle du langage qui permettra à un jeune enfant de désigner « sucrés » les corps qu'il perçoit identiquement sucrés.

• *Qu'en est-il des préférences et aversions, du « j'aime » ou « je n'aime pas » basés sur ces perceptions ? Sont-ils aussi génétiquement programmés, unanimes et manifestés dès la naissance ou sont-ils au contraire appris et variables ? Ne retrouve-t-on pas ici l'éternel problème de l'inné et de l'acquis ?*

• Comme disent les Américains, c'est la question à 10 000 dollars et la réponse n'est pas simple.

Le nouveau-né manifeste *dès le premier jour de la vie* des préférences et aversions gustatives. De nombreux auteurs (Desor, Beauchamp, Lipsitt et autres) ont enregistré le rythme de succion du bébé sur un biberon contenant de l'eau sucrée à diverses concentrations. Ils constatent que le rythme s'accélère en fonction de la concentration et donc de l'intensité du goût et, spécifiquement pour ce goût, des corps perçus et désignés sucrés par un adulte. L'addition d'un corps amer bloque immédiatement la succion. La stimulation de l'ingestion par le sucré et son inhibition par l'amertume sont donc présentes dès la naissance et on peut affirmer qu'elles sont une expression du code génétique car il paraît exclu qu'elles puissent être le résultat d'un conditionnement prénatal du fœtus. Ce déterminisme génétique n'exclut pas, on le verra, que ces réponses puissent être ultérieurement, dès la petite enfance, largement modifiées et même renversées par apprentissage.

En ce qui concerne la *composante olfactive* (qui sera prépondérante dans l'identification du lait maternel chez le nouveau-né puis dans l'acceptation des aliments solides après le sevrage), la part respective de l'inné et de l'acquis est difficile à déterminer. Le premier, Jacob Steiner, a apporté un élément de réponse par la mise en œuvre d'une méthode expérimentale originale. Il stimule des nourrissons par la voie nasale par des odeurs variées, de tonalités généralement agréables ou repoussantes chez l'adulte. L'enregistrement vidéo de la mimique oro-faciale de plaisir ou de dégoût du bébé lui permet de distinguer, dès le premier jour postnatal, la présence de ces réponses et leur dichotomie pour la plupart des stimuli odorants utilisés. Ceci supporte la notion que la forte tonalité affective, dite « hédonique », des odeurs est génétiquement organisée. Les enquêtes sur des populations adultes sont en accord avec cette suggestion. En effet, lorsqu'on demande à des sujets appartenant à différentes cultures (Européens et Japonais, par exemple) de noter « agréable », « très agréable », « désagréable », « très désagréable » l'odeur d'une centaine de corps odorants, on constate – malgré les différences culturelles – une très faible variance des réponses entre les deux populations et une quasi-unanimité des réponses pour les odeurs très agréables et très désagréables [1].

1. Ce déterminisme génétique de réponses hédoniques conduit à une importante suggestion en termes de génétique moléculaire et de génétique des comportements. Puisque le génome ne code que des protéines, on est obligé de penser que la transcription dans un réseau neuronal cérébral d'une protéine spécifique exprimant un ou plusieurs gènes particuliers est le substrat non seulement d'une mémoire héréditaire mais aussi des stimulations et inhibitions comportementales inséparables de la trace mnésique que dirige ce réseau neuronal.

Cependant, ces réponses olfactives, innées chez les nouveau-nés étudiées par Steiner, comme celles des adultes ne sont pas spécifiquement alimentaires. Dans les enquêtes, les plus fortes variances intra- et inter-groupes portent sur des odeurs alimentaires où l'impact des habitudes et, par conséquent, des apprentissages semble prépondérant.

● *Et pour le chaud et le froid, le rejet d'un aliment trop chaud ou trop froid ? Et sur le rôle de la consistance que sait-on des réponses de l'enfant ?*

● Curieusement, très peu de chose. Il paraît évident qu'au-delà d'une certaine marge autour des 37°, le bébé refuse le biberon ou plus tard l'aliment solide. Mais on connaît mal cette marge et comment s'établit – si elle s'établit – sa spécificité pour divers aliments. On dispose de très peu de données sur les réponses à la texture : dureté et mollesse, croquant, etc., des aliments, chez l'enfant comme chez l'adulte. Dans la période nourricière, il est évident qu'avant la dentition, seuls les aliments liquides sont acceptés et tout aliment solide rejeté. Au sevrage, les réponses de préférences et aversions basées sur la consistance et les facilités ou difficultés de mastication, leur innéité ou leur acquisition n'ont fait l'objet d'aucune étude expérimentale étendue.

● *Tout ce que vous venez de nous dire suggère que des réponses innées existent, que l'on n'apprend que ce que les structures nerveuses génétiquement déterminées vous permettent d'apprendre mais que néanmoins l'essentiel de ce que l'on appelle les « habitudes alimentaires », dès le premier âge, est appris.*

● C'est exact et un nombre de données expérimentales, principalement apportées par moi-même et mes collaborateurs, l'ont confirmé. L'essentiel de ces données ont été apportées sur un modèle animal, le rat. Elles ont pu être étendues au jeune enfant et à l'homme adulte avec, chez eux, l'addition d'un facteur d'apprentissage (on dit aussi de « renforcement ») que sont le milieu social et le contexte socio-culturel.

Il est clairement démontré chez le rat que les préférences ou aversions pour un aliment, basées sur un stimulus olfactif ou gustatif ajouté à cet aliment, sont conditionnées, et que ce stimulus est donc un stimulus conditionné de la prise alimentaire. Il est aussi clairement démontré que le « renforcement » établissant cet apprentissage est l'effet post-ingestif, c'est-à-dire la capacité des propriétés nutritives de l'aliment de lever le déséquilibre métabolique présent. Dans le cas des aversions, c'est à l'inverse une intolérance pour l'aliment ou sa toxicité qui constitue le renforcement. Si l'on offre à un rat une solution sucrée de saccharine et que l'on associe sa consommation avide de cette solution sucrée à l'administration intrapéritonéale d'un léger poison, le rat, après une seule association, refusera désormais de boire une solution de saccharine. Il refusera aussi de boire toute autre solution sucrée. Son appétit génétiquement déterminé pour le sucré aura donc été renversé. Cette même préférence pour le sucré peut disparaître si la solution sucrée n'a pas de valeur calorique, comme c'est le cas avec un édulcorant. Si on lui offre de boire de façon répétée la solution de saccharine, il s'en « dégoûtera » progressivement. On empêche cette « extinction » si l'on accompagne l'ingestion de saccharine de la mise en place simultanée dans l'estomac, par tubage, d'un sucre ayant, lui, une valeur calorique.

J'ai montré, dès les années 60, qu'un tel apprentissage alimentaire était en œuvre *chez le jeune animal* dès la période de lactation : on injecte quotidiennement à la mère allaitante une petite dose d'un corps odorant arbitrairement choisi, en l'occurrence le citral. Cet odorant passant dans le lait, les petits sont allaités par un lait flavorisé par l'odeur citronnée. Au sevrage, on offre aux petits et à des témoins le choix entre deux échantillons d'un aliment synthétique, l'un d'eux étant odorisé par une trace de citral. Les premiers manifestent une forte préférence pour la version aromatisée ; les témoins, allaités par une mère qui n'a reçu que des injections d'une solution saline, refusent l'aliment odorisé et préfèrent l'aliment inchangé.

Galef, dans une série de belles expériences, a étendu ce

résultat. Il démontre que le jeune rat acquiert une préférence manifestée après le sevrage pour les aliments ingérés par sa mère durant la lactation. Si on lui fait boire du lait prélevé sur sa mère ou sur une autre femelle lactante et que l'on accompagne sa consommation par l'administration d'un léger poison, il refusera au sevrage l'aliment que mangeait la mère donneuse du lait. Mieux, le même auteur et d'autres ont montré plus récemment un conditionnement prénatal de la préférence alimentaire. L'injection *in utero* dans le liquide amniotique (qui, on le sait, est constamment dégluti par le fœtus) d'essence de pomme ou d'extrait d'ail induit au sevrage une préférence des petits pour l'aliment odorisé à la pomme ou à l'ail.

• *Est-ce extrapolable au jeune enfant ? L'attachement de l'enfant à sa mère et sa reconnaissance de son odeur pourraient-ils être liés à l'allaitement maternel ?*

• La répétition de ces expériences chez l'homme n'est évidemment pas facile et n'a pas été tentée. Une extrapolation rapide peut être fantaisiste. A la suite de mes expériences, un humoriste a prétendu qu'il était démontré que les populations du midi de la France acquièrent leur goût prononcé pour l'ail au sein de leur mère.

Cependant, le conditionnement très précoce non de préférences mais d'aversions a été démontré. Chez des enfants gravement malades, l'injection d'un médicament passant dans la salive et s'accompagnant de la perception de l'odeur de ce médicament établit une phobie durable pour cette odeur. On cite communément des cas où la prise par la bouche, chez l'enfant, d'un antibiotique aromatisé par un arôme fruité entraîne une phobie persistante jusqu'à l'âge adulte pour le fruit considéré, la banane par exemple. On ne peut pas exclure que de telles aversions pour un fruit, un légume, durant toute une vie, aient pu être engendrées par de telles expériences précoces, même mineures (comme indigestion), expériences totalement oubliées par le sujet.

Quant à l'attachement mère-enfant, on ignore si cet attachement affectif envers la mère ou la nourrice est influencé par l'allaitement au sein. Je ne crois pas que les auteurs qui ont étudié la reconnaissance précoce par l'enfant de l'odeur de sa mère aient fait la distinction entre les enfants allaités au sein ou au biberon.

Sur le versant des préférences, il n'est pas exclu que la « palatabilité » quasi générale du lait et des produits laitiers ait un rapport avec l'allaitement au cours de la période nourricière. Notons en passant que l'intolérance au lactose de certains Asiatiques entraîne leur consommation faible ou nulle de produits laitiers.

• *Il semble donc que la somme des réponses innées et des apprentissages olfacto-gustatifs aient atteint un niveau élevé d'adaptation chez le mammifère, y compris chez l'homme.*

• En effet, le comportement nourricier, chez les mammifères, est une sorte de chef-d'œuvre de la sélection naturelle. Le comportement que nécessitent la recherche de l'aliment et la sélection de cet aliment est d'emblée établi chez certaines espèces d'oiseaux qui, dès la sortie de l'œuf, picorent et distinguent ce qui est grain de ce qui ne l'est pas. Le mammifère, au contraire, naît, pour la plupart des espèces, à l'état immature ; il est dans l'incapacité totale de s'alimenter par son propre comportement. L'établissement de cette capacité à s'alimenter tout seul est lié à une maturation de son système nerveux central qui, elle-même, est dépendante de son alimentation. Il y a donc là une espèce de cercle vicieux : il ne peut pas se nourrir parce que son système nerveux n'est pas mature et ce système nerveux ne peut devenir mature que s'il s'alimente bien. La sélection naturelle a résolu le dilemme en introduisant l'alimentation par le lait maternel.

Mais, comment le nouveau-né animal découvre-t-il le téton de sa mère ? Comment se produit la répartition d'une portée de 8 à 10 petits rats sur un nombre limité de tétons ? Comment se fait l'attachement à la mamelle ? Il ne faut pas oublier que le rat, le chat, le chien, etc., n'ouvrent les yeux que 4, 5 ou 8 jours après la naissance. On pouvait se demander si la mère ne jouerait pas un rôle en guidant ses petits, en les aidant à découvrir la mamelle... Une équipe de Philadelphie (Blass, Teicher,

Hall...) a montré que le stimulus olfactif était déterminant dès la première heure pour la découverte du téton et durant les 6 ou 7 premiers jours pour l'« attachement » permanent du petit à ce téton. Pour éliminer le rôle de l'assistance par la mère, les auteurs ont travaillé sur les mères anesthésiées. L'origine de cet attachement est maintenant bien claire : on s'est aperçu qu'il s'agissait d'un stimulus olfactif lié à la présence sur les tétons de substances (phéromones) existant dans la salive de la mère. Le léchage par la mère de ses propres tétons fait partie du comportement de la parturition. Si on lave le téton, le raton ne s'y attache pas. Si on remet le distillat de lavage à nouveau sur les tétons, l'attachement se rétablit. Un rat anosmique [1] est incapable de s'attacher. Si on rend un rat anosmique par ablation du bulbe olfactif dans les premières heures, il meurt par inanition (toujours si la mère est anesthésiée). On vient de montrer que la sécrétion de ces facteurs phéromonaux, qui sont donc à l'origine de l'attachement du petit à la mamelle, sont sous la dépendance de l'ocytocine. Cette hormone hypophysaire, qui contribue à déclencher la parturition, détermine également la production de ces facteurs phéromonaux. Ces facteurs n'existent dans la salive de l'animal qu'*au moment de la parturition.*

• *Mais l'homme n'est pas un rat...*

• Certes, chez lui et chez l'enfant, l'apprentissage des préférences et aversions alimentaires est le produit de l'éducation parentale combinée aux conditionnements physiologiques dont j'ai parlé. Les deux processus ne sont pas fondamentalement différents. L'imitation, les récompenses et punitions que reçoit l'enfant pour manger ceci et ne pas manger cela sont des facteurs de renforcements externes qui introduisent des préférences et aversions de la même manière que les renforcements internes par les activités nutritives de l'aliment. L'enfant apprend à trouver bon ce qu'on lui dit être bon pour se nourrir et à détester ce qu'on lui apprend à ne pas manger ; il apprend à manger comme il apprend à parler.

1. Anosmie : perte complète de l'odorat.

L'enfant (comme le jeune animal) manifeste une néophobie initiale, c'est-à-dire un rejet de tout aliment d'un goût nouveau. Puis, la consommation de cet aliment lui étant plus ou moins imposée, il développe une préférence qui est fonction du nombre d'expositions à cet aliment (Rozin, Birch). Il apprend aussi de ses parents à refuser (après les avoir goûtés ou non) les non-aliments ou les matières sources d'un danger ou, enfin, les aliments que les rites sociaux ou religieux interdisent.

On a montré (Beauchamp et coll.) que dès l'âge de trois à quatre ans, l'enfant apprend à différencier sa réponse à un stimulus gustatif ou olfactif suivant l'aliment qui le porte (et en conformité avec les habitudes alimentaires de l'adulte), à préférer par exemple une soupe salée à une soupe sucrée et un gâteau sucré à un gâteau salé. Son aversion héritée pour l'amertume le fera résister longtemps à trouver « délicieux », comme l'adulte, un aliment amer ou le café.

Les similarités de préférences étudiées chez des jumeaux homo- et hétérozygotes confirment le poids du déterminisme génétique par rapport à l'apprentissage social dans l'établissement du spectre de préférences et aversions (Rozin). Ce fait est confirmé dans une large étude statistique sur 84 familles et 120 aliments courants. Les scores de préférences et aversions sont comparés entre frères et sœurs d'une même famille, entre ceux-ci et leurs parents et entre les familles entre elles (Pliner). On constate une plus grande ressemblance des scores de préférences entre frères et sœurs qu'entre leurs scores et ceux des parents, ces doubles ressemblances étant supérieures à celles des membres équivalents d'autres familles. L'imitation, l'exposition plus fréquente à un aliment au sein d'une même famille, la proximité génétique seraient, selon l'auteur, les causes multiples et complexes de ces ressemblances familiales. Cependant, un degré élevé de similarités entre familles dans la population étudiée indique le rôle important du contexte socio-culturel que devraient confirmer certaines dissimilarités dans une étude comparable entre populations de cultures différentes.

1990.

Le Dr Auroux nous a conté la mise en place, pendant le temps d'une gestation et aussi la longue durée de l'évolution des espèces, du cerveau, lieu du traitement central des informations sensorielles.

Sous le prétexte du goût et de l'odorat, le Dr Mac Leod nous montre ici le cheminement de ces informations, depuis la cellule sensorielle périphérique jusqu'à l'émergence à la conscience.

Texte étrange et captivant où la rigueur neurobiologique passe par la dimension du plaisir, où le cheminement quasi électronique de l'information aboutit à l'inconscient théorisé par les psychanalystes.

Et voilà que sa conclusion, surprenante, noue, sans l'avoir voulu, un lien avec des articles de psychanalystes : celui d'Anne Bouchart sur le moi-peau, celui de Bernard This sur l'haptonomie.

La formation d'une image chimio-sensorielle

Du périphérique au central, comment l'information olfacto-gustative est-elle intégrée ?

Patrick Mac Leod *

Il est devenu habituel de considérer un être vivant comme un système en interaction permanente avec le monde extérieur : le traitement des informations qu'il en reçoit aboutit à l'élaboration d'un comportement, c'est-à-dire d'une action en retour sur l'environnement, d'une réponse. Le versant comportemental de ce processus n'entre pas dans le cadre de ce chapitre.

Le versant sensoriel, lui, peut être divisé en trois étapes : la formation, à la périphérie [1] d'une image sensorielle primaire, floue, redondante [2] et instable, sa réduction automatique par les premiers relais nerveux en une image stable et contrastée, son intégration enfin dans les fonctions cognitives et décisionnelles. Ce n'est qu'après cette dernière étape que l'émergence à la conscience peut éventuellement se produire. On sait, en effet, combien sont fréquents les passages directs à l'acte, sans intervention du moi conscient.

Les précisions et l'étendue de nos connaissances décroissent à mesure qu'on s'éloigne de la périphérie. Or

* Directeur du laboratoire de neurobiologie sensorielle de l'École pratique des hautes études, Cenfar, BP 4, 92260 Fontenay-aux-Roses.

1. On oppose, dans un système sensoriel, la partie *périphérique* située au contact du monde extérieur dont elle capte les informations et la partie *centrale* située dans le cerveau, qui traite ces informations.

2. Redondant : surabondant, plein de répétitions superflues. Il est bien connu, dans le domaine des télécommunications, que la répétition améliore l'intelligibilité d'un message.

c'est l'intégration qui est la plus fascinante car elle correspond au passage insensible du mécanique au vivant, de la logique à l'intelligence. Elle est la plus complexe aussi, c'est pourquoi son étude expérimentale progresse si lentement.

Deux événements survenus au cours de la dernière décennie contribuent cependant à lever un coin du voile : ce sont, d'une part, l'avènement d'une authentique neurophysiologie du plaisir et, d'autre part, la découverte des périodes critiques dans l'ontogenèse des systèmes sensoriels, au cours desquelles des structures qui n'existaient qu'en « pointillé » sont définitivement consolidées si – et seulement si – elles sont adéquatement stimulées. Il reste que l'ignorance à peu près complète où nous sommes des mécanismes de la mémoire nous interdit encore d'aborder l'étude expérimentale directe du processus de reconnaissance de forme qui est, de toute évidence, impliqué dans l'intégration sensorielle.

Comment fonctionne un système sensoriel et comment se développe-t-il ?

L'image périphérique : quanta et surabondance

Le premier maillon de la chaîne sensorielle est toujours une portion d'épithélium [1] différencié, une placode [2] dont les cellules ont acquis la possibilité d'être stimulées par les signaux physiques ou chimiques venus de l'extérieur. C'est d'abord au niveau moléculaire au sein de la membrane même de la cellule sensorielle, que le signal est reconnu par un récepteur approprié. L'événement, qui était d'abord à l'échelle moléculaire passe, grâce à une amplification en cascade, à l'échelle cellulaire en devenant électrique, puis à l'échelle du corps entier en se

1. Epithélium : tissu formé de cellules juxtaposées ou superposées qui tapisse la surface du corps et des organes creux. Il n'est pas surprenant que cet interface entre l'organisme et le milieu extérieur soit muni de propriétés sensitives et sensorielles qui viennent s'ajouter à sa fonction fondamentale d'enveloppe protectrice.

2. Placode : ébauche embryonnaire d'un organe sensoriel, identifiable très précocement au cours du développement embryonnaire, sous la forme d'un épaississement ou d'une invagination du tégument.

propageant le long des nerfs. Le niveau initialement moléculaire de la transduction [1] explique la remarquable sensibilité des systèmes sensoriels : ils atteignent tous, au moins dans les conditions optimales, le niveau quantique, c'est-à-dire qu'ils sont capables de réagir au minimum théorique d'énergie transmissible. Bien des appareils physiques n'y parviennent pas encore. Un appareil sensoriel est formé de dizaines de milliers, voire de millions, de canaux fonctionnant en parallèle. Chacun de ces canaux, pris isolément, ne transmet qu'une information intensitive, modulée dans le temps. De plus, chaque canal, étant relié à une cellule transductive différente, véhicule une information différente. Il en résulte que l'ensemble des canaux transmet un message modulé dans l'espace aussi bien que dans le temps.

En d'autres termes, on peut dire que les deux dimensions de toute sensation, la qualité et l'intensité, sont simultanément codées dans le message transmis au cerveau : au niveau d'un nerf sensoriel, la qualité de la sensation, sa nature, ce qui la rend identifiable, est représentée, à chaque instant, par la distribution spatiale de l'excitation ; l'intensité de la sensation est traduite par la fréquence instantanée des potentiels d'action [2] du nerf considéré dans son ensemble. On voit se constituer ainsi une image sensorielle brute du monde extérieur dont le contenu en information est impressionnant. Un million de fibres nerveuses transmettant chacune en moyenne dix potentiels d'action par seconde équivalent à un débit d'information de 10 mégabits par seconde [3], de quoi saturer rapidement le plus gros des ordinateurs. Une telle surabondance, conséquence obligée d'une grande sensibilité, confère à l'image sensorielle périphérique un taux de redondance élevé et par suite, une fiabilité excellente,

1. Transduction : néologisme technique désignant la transformation d'un signal sans perte de l'information ; par exemple : transformation d'un signal sonore en signal électrique au moyen d'un microphone.

2. Potentiel d'action : réponse électrique par tout-ou-rien propagée à vitesse constante et sans décrément le long d'une fibre nerveuse. Un potentiel d'action peut être considéré comme un *quantum* d'information nerveuse.

3. Mégabit par seconde : un million de bits par seconde ; le bit (contraction des deux mots anglais *b(inary un)it* représente la plus petite quantité d'information qu'il est théoriquement possible de transmettre. On assimile ici le potentiel d'action nerveux à un événement binaire (0 = absence ; 1 = présence d'un potentiel d'action).

mais aussi un encombrement inadmissible. Si le nerf optique transmet sans erreur au cerveau l'image d'une page entière, ce dernier ne peut déchiffrer qu'un mot à la fois.

Il est donc indispensable de réduire le volume du message sans perdre sa signification ; c'est le rôle des deux ou trois relais centraux qui sont interposés entre l'organe périphérique et les centres corticaux et sous-corticaux de l'intégration.

La réduction de l'information : une image allégée, stabilisée et contrastée

Les relais intermédiaires des voies sensorielles ont en commun deux caractères fondamentaux : la structure convergente-divergente du cheminement de l'information et la présence de très nombreux interneurones inhibiteurs.

La convergence permet la réduction du nombre de canaux fonctionnant en parallèle par un facteur qui peut atteindre 1 000 dans le cas de l'olfaction.

La divergence répartit l'information de chaque point de l'image périphérique sur l'ensemble des aires de projection centrale, de telle façon que la représentation stigmatique [1], qui prévaut à la périphérie devient plutôt holographique [2] au niveau des centres.

Un câblage extrêmement simple [3] produit deux effets remarquables, le premier est une compression de dynamique [4] du neurone présynaptique : une excitation faible de ce neurone ne met pas en jeu l'inhibition et se trouve ainsi transmise intégralement ; une excitation forte, au contraire, déclenche une inhibition proportionnelle et se trouve donc d'autant plus atténuée qu'elle est plus

1. Stigmatique : se dit d'une image dont chaque point représente un point de l'objet, comme dans le cas d'une photographie ordinaire.

2. Holographique : se dit d'une image dont chaque partie contient une information relative à l'ensemble de l'objet. Si on divise un hologramme en plusieurs fragments, chaque fragment donne la même image de l'objet entier ; seule la définition de l'image est réduite.

3. Des interneurones inhibiteurs sont excités par les branches collatérales des axones efférents et répercutent leur inhibition aussi bien sur les neurones présynaptiques que sur leurs voisins immédiats.

4. Dynamique : en acoustique, rapport entre les intensités extrêmes des signaux sonores transmis par un système.

importante. L'intensité du signal de sortie tend ainsi à devenir indépendante de l'intensité du signal d'entrée : l'image sensorielle est stabilisée. Le deuxième effet est une amplification des contrastes : l'inhibition de voisinage étant réciproque, si deux canaux sensoriels voisins sont inégalement excités, ils verront cette inégalité s'accentuer. En effet, le plus fortement excité inhibe fortement l'autre, qui ne peut guère l'inhiber en retour puisqu'il se trouve presque réduit au silence.

Ces effets s'additionnent de relais en relais, si bien que l'image qui parvient au diencéphale est réduite à l'essentiel : pratiquement indépendante de l'intensité du stimulus causal, une topographie par tout-ou-rien a remplacé par de simples contours linéaires l'image initiale tout en surfaces. Une gravure en noir sur fond blanc est aussi intelligible qu'une photographie peu contrastée du même objet, bien que son contenu en information soit de quelques centaines de bits au lieu de quelques millions.

L'intégration : complexité et mémoire

A son arrivée dans les centres supérieurs, l'image sensorielle est prise en compte par un nouveau type de cellules qu'on appelle cellules complexes ou même hypercomplexes. Elles sont ainsi nommées en raison de leur aptitude à répondre de façon spécifique à certaines caractéristiques de l'image sensorielle indépendamment de leur contexte positionnel dans le champ récepteur : cellules sensibles à la direction ou à la binocularité en vision, aux glissements de fréquence ou aux différences de phase en audition, pour ne parler que des mieux connues. On voit ici l'abstrait émerger du concret. L'image sensorielle ainsi formée, au présent, c'est-à-dire environ 50 millisecondes après le stimulus causal, ne peut guère servir qu'à des comportements très simples, entièrement automatiques : par exemple, la fermeture des yeux à l'approche rapide d'un objet. Il lui manque encore une dimension essentielle pour qu'elle puisse servir de base à un comportement finalisé, c'est la référence au vécu mémorisé qui, seule, peut permettre l'identification du stimulus, point de départ d'une réaction appropriée.

Contournant cette *terra incognita* que représente la mémoire, bornons-nous à constater que la plupart des comportements sont appris et présentent toujours un degré plus ou moins élevé de plasticité : selon le contexte passé ou présent, un même stimulus peut provoquer des réponses bien différentes.

La dimension hédonique [1] : sensorialité ou sensualité ?

Si la notion que « le plaisir gouverne nos sens » était jusqu'à présent d'ordre philosophique et contestable, elle vient de basculer dans le neurophysiologique et le mesurable depuis la découverte récente de cellules situées dans l'hypothalamus latéral et qui semblent bien signaler spécifiquement l'intensité du plaisir associé à une sensation. Les cellules sont excitées aussi bien par la vision que par la consommation d'aliments si l'animal est modérément affamé et si leur goût est attractif (goût sucré par exemple) et préalablement connu. De plus, si l'animal a la possibilité de stimuler électriquement ces cellules, il abandonne tout autre comportement pour se consacrer entièrement à cette suprême masturbation.

Il est solidement établi que la principale référence mémorisée qui détermine le choix d'un comportement en réponse à une stimulation donnée, est la note hédonique associée à cette stimulation. Une note positive entraîne un comportement de recherche et d'entretien de la stimulation ; à l'inverse, une note négative détermine un comportement d'évitement.

Les données expérimentales obtenues à partir du modèle animal ont une portée assez générale pour s'appliquer aux humains : elles apportent une base concrète au discours psychanalytique. Elles aident à mieux comprendre comment l'activité ludique engendre la joie de vivre par filtrage hédonique de l'aléatoire provoqué. Elles offrent un schéma d'une solide simplicité pour expliquer comment le succès ou l'échec des relations affectives et sensuelles entre la mère et l'enfant, conditionnent fatalement celles de l'adulte avec les autres.

1. Hédonisme (du grec *hédoné :* plaisir) : doctrine qui fait du plaisir le but de la vie.

Les périodes critiques de l'ontogenèse

La découverte de l'existence des cellules complexes s'est bientôt doublée d'une autre découverte tout aussi importante : ces cellules n'apparaissent que sous une forme immature et transitoire à un certain stade, souvent fort tardif, du développement. Pour qu'elles deviennent complètement et définitivement fonctionnelles, il est indispensable de les stimuler de façon appropriée : ici, « la fonction crée l'organe » au plein sens du terme. Si un chaton ne voit que des lignes horizontales entre la 3ᵉ et la 4ᵉ semaine de sa vie, son cortex visuel est très appauvri en cellules sensibles à la direction verticale et il perd à jamais la possibilité d'apprendre à ne pas se cogner dans les portes. S'il est élevé pendant la même période dans un décor de lignes verticales, il devient définitivement incapable de franchir adroitement les marches.

Dans quelle mesure le schéma général s'applique-t-il aux sens chimiques ?

Bien qu'on ne sache pas encore très exactement quel est le mécanisme par lequel les cellules chimio-sensorielles périphériques reconnaissent les molécules sapides ou odorantes, il est certain que chaque stimulation chimique entraîne la formation d'une image spécifique et reconnaissable. L'exploration du bulbe olfactif [1] par un marqueur métabolique, le 2-désoxyglucose, a permis de visualiser les premières « images » olfactives. On y distingue des taches fixes caractéristiques de l'odeur individuelle et des bandes variables caractéristiques du stimulus.

Si la réduction de l'image au niveau du bulbe olfactif et du cortex pyriforme [2] obéit exactement aux principes exposés plus haut, en revanche on n'a pas décelé de cel-

1. Bulbe olfactif : situé à la face inférieure du lobe frontal du cerveau, le bulbe olfactif est directement connecté au nerf olfactif. Fonctionnellement, c'est l'équivalent olfactif de la rétine.

2. Cortex pyriforme : c'est un paléocortex (cortex archaïque) situé à la limite entre le lobe frontal et le lobe temporal du cerveau, où se projettent les afférences olfactives. Fonctionnellement, c'est l'équivalent olfactif des tubercules quadrijumeaux.

lules complexes. Dans le cas du goût, les quatre saveurs [1] qui forment des catégories si distinctes au niveau perceptif, n'ont pas de contrepartie aussi nette à la périphérie. Au contraire, le goût semble bien être, comme l'odorat, un continuum sensoriel. Il n'est pas interdit de penser, mais rien ne corrobore actuellement cette idée, que ce sont précisément des cellules complexes, encore à trouver, qui élaborent les quatre saveurs fondamentales à partir d'images sensorielles infiniment plus variées.

Il est, d'autre part, intéressant de constater que le complexe olfacto-gustatif qu'il est convenu de désigner du nom de flaveur réunit les informations chimiosensorielles issues d'une même source, la cavité bucconasale. Mises en forme par deux systèmes distincts, l'un antérieur, le bulbe olfactif, l'autre situé postérieurement dans le bulbe rachidien, ces informations convergent vers une voie finale commune thalamo-corticale. De plus, les deux traitements intermédiaires sont complémentaires : pour l'olfaction, c'est chaque odeur qui est identifiée et reconnaissable, tandis que, dans le cas du goût, les saveurs sont réparties en quatre classes bien distinctes et totalement confondues à l'intérieur de chaque classe.

Sens chimique et hédonisme : l'inné et l'acquis

Alors qu'on ne sait encore rien de précis sur l'émergence des quatre saveurs au cours du développement, il est établi que les goûts et les odeurs sont parfaitement perçus, avec une sensibilité normale, dès la naissance et peuvent donner lieu à des mimiques exprimant l'aversion ou le plaisir. L'attraction des nouveau-nés pour le goût sucré est bien connue et fut longtemps considérée comme certainement innée, de même que l'aversion pour le goût amer.

Ces notions sont remises en question dans la mesure où l'on connaît mieux les conditionnements d'origine digestive : si l'on donne à goûter un aliment à un animal

1. On s'accorde à décrire l'ensemble des perceptions gustatives comme une combinaison additive de quatre saveurs fondamentales : salé, acide, sucré, amer.

en même temps qu'on l'intoxique avec un chlorure de lithium, on induit une aversion intense, durable et sélective pour cet aliment. Inversement, si l'on associe un aliment à la fin d'un malaise digestif provoqué, cet aliment sera l'objet d'une forte préférence. Il en est de même si l'on injecte un produit odorant à une mère gestante ou allaitante : les petits préféreront longtemps les aliments marqués par cette odeur [1].

Dans la mesure où on a démontré électrophysiologiquement, chez des fœtus de rat ou de mouton, l'existence de réponses gustatives normales et où l'on sait que le fœtus déglutit abondamment le liquide amniotique, on peut se demander si l'existence de préférences et d'aversions à la naissance ne dépendrait pas de tels mécanismes d'acquisition par conditionnement intra-utérin. La composition du liquide amniotique s'équilibre avec le sang de la mère, celui du fœtus et les excreta de ce dernier. Son évolution chimique et, partant, sa flaveur sont donc étroitement dépendantes des étapes successives du développement fœtal qui sont strictement déterminées par le programme génétique. Les préférences ou aversions résultant de la déglutition du liquide amniotique paraîtront donc innées bien qu'elles résultent bel et bien d'un apprentissage. Inversement, des particularités du comportement maternel susceptibles de modifier la flaveur du liquide amniotique (prise de médicaments amers, ingestion d'ail, de menthol...) donneront éventuellement lieu à des préférences ou aversions spécifiquement renforcées chez le nouveau-né. Reste à savoir si les phénomènes d'imprégnation mis en évidence chez les oisillons par Konrad Lorenz ont leur équivalent chez les humains. Les acquisitions gastronomiques du fœtus risquent-elles de le marquer davantage et plus longtemps que celles de sa vie extra-utérine ? Seule une investigation expérimentale appropriée nous renseignera sur ce point.

Gardons-nous d'une conclusion hâtive en faveur de tel ou tel mécanisme. Une expérience récente vient de montrer, en effet, qu'un rat privé de thalamus et de cortex présente encore une réaction de rejet tout à fait normale si on lui présente une solution amère alors qu'il déglutit

1. Pour plus de détails, voir p. 340.

sans discrimination et de façon purement réflexe toute autre solution. Il est difficile d'imaginer qu'un comportement totalement déterminé par les connexions intrabulbaires soit autre que génétiquement programmé. Une autre observation doit nous faire réfléchir : il s'agit du fait, bien établi, qu'un chaton ou un souriceau, né aveugle, retrouve le mamelon grâce à son odeur. En effet, on sait que les animaux ont dès la naissance un odorat parfaitement fonctionnel et que si on désodorise le mamelon par un lavage méticuleux, la recherche du mamelon devient infructueuse. Il était donc facile de conclure que ces animaux détectent olfactivement le mamelon et que ce comportement inné est nécessaire à leur survie. Or, l'observation attentive de la première tétée d'un chaton montre que c'est par hasard, à la suite d'un trajet totalement aléatoire, qu'il « tombe » sur le mamelon. Lors des tétées suivantes, il y revient non par le plus court chemin, mais en reproduisant maladroitement d'abord, puis de mieux en mieux, le parcours initial. Ce qui est mémorisé d'abord n'est donc pas l'odeur, mais bien la séquence kinesthésique de la locomotion : c'est le schéma corporel et non pas le stimulus olfactif qui est la référence première. Est-ce à dire que le repérage olfactif du mamelon n'existe pas ? Certes non, il existe bien, mais secondairement implanté par conditionnement, à partir du stimulus inconditionnel somesthésique [1] : l'association répétée de l'odeur du mamelon, parfaitement perçue dès le début, avec la récompense de l'allaitement, fait que l'animal osera bientôt suivre le raccourci en direction du signal olfactif au lieu des laborieux méandres de ses premières tentatives.

1. *Somesthésie :* littéralement, « sensibilité du corps » ; c'est l'ensemble des sensibilités tactile, kinesthésique et proprioceptive. La sensibilité *kinesthésique* nous renseigne sur les déplacements des différentes parties du corps les unes par rapport aux autres. La sensibilité *proprioceptive* est celle des organes profonds de la vie de relation, muscles, tendons et articulations.

Peut-on dire que l'olfaction et le goût sont déjà complètement développés à la naissance ?

En toute rigueur, il est encore impossible de répondre avec certitude à cette question. Il nous reste à spéculer à partir du puzzle incomplet des observations et expériences faites sur les animaux et à les confronter avec ce que nous savons de la psychologie et du comportement du nouveau-né humain.

Sur le plan anatomique, le décor est en place : les organes périphériques, les nerfs sensoriels sont là, morphologiquement et fonctionnellement développés. Les structures encéphaliques spécifiques sont là également ; on ne sait cependant si leur synaptogenèse est achevée et si elle comporte des phases critiques, avec consolidation par l'exercice de leurs fonctions avant ou après la naissance.

On vient seulement de comprendre que bien des caractères qui semblaient innés pourraient bien être acquis par apprentissage au cours de la vie intra-utérine. Il faut se méfier du phénomène du balancier qu'on observe toujours en pareil cas : le risque est grand de penser que tout est appris après avoir cru que tout était génétiquement déterminé.

Le premier maillon de la chaîne des perceptions...

Retenons la leçon de la neurobiologie moderne : rien ne ressemble plus à un cerveau immature qu'un cerveau déjà développé mais dont la mémoire est encore vide ; toute perception se réfère à une perception antérieure : on ne peut voir que du déjà vu. Mais où trouver alors le premier maillon de la chaîne des perceptions ? Comment se constitue la première référence ?

La réponse est claire, c'est bien sûr le schéma corporel qui se trouve à l'origine de toute la sensorialité et qui sert de référence à notre connaissance de l'espace extérieur à travers nos différents canaux sensoriels, comme la canne exploratrice prolonge la main de l'aveugle. A l'origine se trouve l'organisation sensori-motrice de la contraction musculaire et de sa contrepartie proprioceptive et kinesthésique. C'est l'époque des premiers mouvements perçus par la mère, à la fin du 4e mois de la gestation. Peu après, l'innervation sensitive du tégument apparaît et apporte un premier reflet du monde extérieur sous la forme de stimuli mécaniques associés aux mouvements. C'est certainement sur ce premier noyau de mécano-réception associée aux mouvements spontanés que s'effectuent les premières intégrations sensorielles dont le cerveau devient capable au cours du 5e mois, créant l'ébauche du schéma corporel. Cette ébauche s'enrichit progressivement à mesure que le développement des capacités associatives du cerveau permet des apprentissages élémentaires à partir de la répétition d'associations fortuites : on ne peut guère parler de mémorisation à ce stade ; il s'agit plutôt de la facilitation de certains mouvements créant un répertoire de plus en plus riche de comportements stéréotypés et répétitifs. Parallèlement, les systèmes sensoriels capables de réagir à des stimuli extérieurs, sonores et chimiques, se mettent en place.

Plus tard, mais certainement avant la naissance, la jonction s'opérera, quand le cerveau sera devenu assez puissant pour rapporter ces informations au schéma corporel et à ses mouvements : changement d'un son quand la tête bouge, changement d'un goût quand la bouche suce, etc. Il faudra aussi que soit établie la capacité de souffrir et d'éprouver du plaisir pour que se développent des comportements d'autostimulation (sucer son pouce, déglutir...) qui préfigurent les comportements finalisés de la vie extra-utérine.

Existe-t-il une communication olfactive entre la mère et son enfant nouveau-né ?

La première édition de L'Aube des sens *publiait sous ce titre un travail de B. Schaal, B. Hertling, H. Montagner et R. Quichon, réalisé dans le cadre du laboratoire de psychophysiologie de Besançon, dirigé par le Pr Hubert Montagner (actuellement directeur de l'U 70 de l'Inserm (Laboratoire d'ethologie humaine) à Montpellier.*

Pour la 8ᵉ édition, révisée, de L'Aube des sens, *Benoist Schaal, qui a continué ses propres recherches dans ce domaine, a préféré écrire un article entièrement nouveau qui tient compte des données les plus récentes sur le développement « transnatal » de l'olfaction.*

Nouveau-né, nouveau-nez ?

Olfaction et développement précoce

Benoist Schaal *, Elisabeth Hertling **

Les récepteurs olfactifs sont les cellules nerveuses les plus exposées du corps. Ils se déploient à l'intérieur de la cavité nasale par une multitude de cils qui baignent dans une mince couche de mucus, et entrent ainsi presque directement en contact avec l'environnement. Au moment de la naissance, la cavité nasale de l'enfant et les récepteurs sensoriels qui la tapissent se sont développés dans un environnement liquide clos et protégé. Le nez du nouveau-né n'a alors jamais fonctionné pour ce à quoi il est prédestiné : la détection des molécules volatiles. De plus, il n'a jamais été soumis directement aux altérations potentielles de l'environnement dues aux fumées et vapeurs toxiques, aux irritations et aux attaques virales. Il est donc, en théorie, entièrement neuf.

Quelle est la signification de cette « virginité anatomique » du système olfactif périphérique chez le nouveau-né ? Est-elle à mettre en relation avec une prédisposition toute particulière à détecter les molécules olfactives présentes dans l'air que l'enfant inhale après la

* Laboratoire de psychobiologie de l'Enfant, École pratique des hautes études, Ura 315 CNRS, 41, rue Gay-Lussac, 75005 Paris.
** Maternité, Centre hospitalier de Sélestat – 67600.

naissance ? Signifie-t-elle que les chémorécepteurs n'ont jamais pu entrer en fonction dans le milieu pourtant riche en stimulations chimiques que constitue l'environnement intra-utérin ? Dans la partie suivante, nous suggérons que l'intégrité anatomique du système olfactif néonatal ne se double pas forcément d'une absence totale d'expérience olfactive prénatale.

LE DÉVELOPPEMENT PRÉNATAL DE L'OLFACTION

Les structures chémoréceptives du nez [1], multiples et complexes, sont parmi les premières à se former au cours de la vie fœtale [1]. Les récepteurs olfactifs primaires et les systèmes cérébraux correspondants – les bulbes olfactifs [2] – apparaissent différenciés entre la 8e et la 11e semaine de gestation (comptées en âge post-ovulatoire). Les cellules olfacto-réceptrices s'étendent alors sur des surfaces plus importantes et plus homogènes que chez l'adulte. Au cours de la même période, les terminaisons sensitives du nerf trijumeau sont différenciées et fonctionnelles. Ces dernières sont réparties de façon diffuse dans la muqueuse nasale et sont à l'origine des sensations de nature tactile évoquées par les stimulations chimiques (le « piquant » de l'ammoniaque ou le « frais » du menthol, par exemple). Enfin, il existe, en retrait de l'orifice des narines, chez le fœtus humain de 5 à 13 semaines, deux petites structures tapissées de cellules sensorielles, les organes voméronasaux. Ceux-ci semblent régresser en fin de gestation dans la majorité des cas, et leur statut fonctionnel demeure inexploré dans l'espèce humaine. Leur activité chimioréceptrice durant la période fœtale est cependant clairement attestée chez d'autres espèces.

1. Les fosses nasales sont tapissées de plusieurs catégories de récepteurs chimiques (ou chémorécepteurs) capables de détecter la présence de molécules odorantes. Dans la suite de cet article, nous utiliserons le terme « olfaction » pour désigner la sensation complexe évoquée par les multiples chémorécepteurs nasaux.
2. Voir les schémas d'Auroux, page 26.

Ce n'est qu'à partir du dernier trimestre de la vie fœtale que les récepteurs olfactifs seraient susceptibles de détecter des changements dans la composition de l'environnement prénatal. Des tests effectués chez des enfants prématurés, montrent en effet une aptitude croissante à détecter l'odeur de menthe. Alors que cette réactivité demeure faible chez des enfants de moins de 7 mois, elle est stable et reproductible chez les enfants nés à un âge gestationnel supérieur à sept mois [2].

Au cours des dernières semaines de la grossesse, les mouvements de la tête, l'intense activité de déglutition et la motricité respiratoire du fœtus contribuent au renouvellement du liquide amniotique qui baigne ses cavités buccale et nasales. Ce fluide constitue un milieu dynamique et riche en composés chimiques qui pourraient venir stimuler les chémorécepteurs fœtaux. La composition du liquide amniotique en substances potentiellement odorantes se modifie tout au long de la grossesse et fluctue sous l'effet de mécanismes liés aux rythmes de la physiologie fœtale (miction) ou de la composition du plasma maternel [3].

Le régime alimentaire de la mère est le mécanisme le plus évident permettant de rendre compte des influences extérieures sur le profil aromatique du liquide amniotique [1]. Ainsi, on a pu mettre en relation l'odeur dégagée par le liquide amniotique de mères palestiniennes, avec les préparations épicées (curry, cumin, fenugrec) qu'elles avaient consommé en grande quantité avant l'accouchement [4]. Il apparaît donc que, dès les dernières semaines de la grossesse, le milieu intra-amniotique est susceptible de fournir des stimulations chimiques adéquates au système chémorécepteur fœtal ; le fœtus pourrait ainsi être confronté aux particularités culturelles ou individuelles des choix alimentaires de la mère.

La possibilité d'un fonctionnement prénatal de l'olfaction chez l'homme est étayée par des expériences récentes effectuées chez un autre mammifère placentaire (c'est-à-dire dont le fœtus se développe également dans un environnement liquidien intra-maternel) : le rat. Ainsi lorsque des ratons de 8 heures d'âge sont mis dans une

1. Voir l'article de V. Barrois et B. Larouzé, p. 331.

situation de double choix entre le liquide amniotique dans lequel ils ont baigné et celui prélevé chez une autre mère, ils s'orientent préférentiellement vers le premier [5]. Dans le même sens, la modification expérimentale des qualités chimiques du liquide amniotique démontre l'existence de capacités olfactives prénatales : l'injection dans la poche amniotique d'un extrait de pomme se traduit chez les ratons (après le sevrage) par une préférence ingestive pour un liquide ayant la même flaveur que celui auquel ils ont été exposés *in utero* [6]. Une telle préférence postnatale peut aussi être induite par des mécanismes plus physiologiques médiatisés par la mère ; lorsque la rate gestante ingère des gousses d'ail, les ratons nouveau-nés expriment, au sevrage, une préférence marquée pour l'odeur d'ail [7]. Ces résultats montrent que le fœtus de rat peut détecter et mémoriser les qualités chimio-sensorielles de son environnement liquide. Cette capacité perceptive du fœtus apparaît fondamentale, puisqu'elle semble constituer un « fil conducteur chimique » qui, à travers la discontinuité de la naissance, permet au nouveau-né de se repérer dans l'environnement postnatal [1].

Pour qu'une influence comparable des stimulations olfactives intra-amniotiques puisse exister chez d'autres espèces, et en particulier chez l'homme, trois conditions nécessaires doivent être réunies [3]. Premièrement, les chémorécepteurs du nez du fœtus doivent être en mesure de détecter les stimulations chimiques. Deuxièmement, le milieu utérin doit fournir, à des concentrations efficaces, des composés aromatiques capables de stimuler les chémorécepteurs. Ces deux points, déjà discutés ci-dessus, semblent se vérifier dans l'espèce humaine, d'autant plus que l'on s'approche de la fin de la gestation : les chémorécepteurs sont alors plus matures et la perméabilité placentaire plus grande. Troisièmement, il est nécessaire que le cerveau fœtal soit capable de retenir « transnatalement » l'information sensorielle intra-utérine. On a pu montrer récemment que les préférences auditives postnatales [2] pour la voix maternelle, le battement de

1. Voir l'article de J. Le Magnen, p. 335.
2. Voir l'article de C. Granier-Deferre, M.-C. Busnel et J.-P. Lecanuet, p. 149, 164 et suiv.

cœur maternel, ou un récitatif particulier de la voix maternelle sont vraisemblablement influencées par l'expérience prénatale [8]. Il apparaît, en particulier, que l'effort investi par le nouveau-né, en terme d'intensité de succion, pour entendre un stimulus auditif postnatal est lié au degré de ressemblance de ce dernier avec des sons entendus avant la naissance [9, 10]. Des effets comparables de mémoire transnatale ne peuvent être exclus dans le domaine de l'olfaction.

Si toutes ces conditions sont réunies, et l'exemple du rat souligne de façon convaincante que cela est possible chez un mammifère placentaire, il est hautement probable que le nouveau-né n'arrive pas au monde avec une mémoire totalement vierge d'impressions olfactives. Autrement dit, si les structures réceptrices de son nez apparaissent « neuves », sa mémoire olfactive ne serait pas vide.

L'OLFACTION NÉONATALE

Déjà évidente dès les premières minutes de vie extra-utérine, l'acuité olfactive du nouveau-né s'accroît encore considérablement au cours des jours suivants [11]. Cette « ouverture » néonatale aux odeurs est à l'origine d'un modelage – ou d'un remodelage – de la réactivité aux caractéristiques chimiques de l'environnement. On sait en effet que chez les jeunes mammifères, les expériences postnatales viennent très tôt canaliser l'organisation des préférences et des aversions olfactives. Il est donc possible que les toutes premières réponses d'orientation aux odeurs soient déterminées conjointement par les apprentissages prénataux et par les acquisitions nouvelles.

Les mécanismes qui permettent l'établissement de ces acquisitions nouvelles, c'est-à-dire qui confèrent une signification affective aux stimulations olfactives, peuvent globalement être groupés en deux catégories. Des mécanismes d'acquisition « passifs », d'une part, qui ne nécessitent apparemment aucun événement associé pour être efficaces (on parle aussi, dans ce cas, de familiarisation). Par exemple, le seul fait de mettre des ratons nouveau-nés dans une ambiance olfactive contenant du menthol (pendant 3 heures par jour, durant les premiers jours) se traduit ultérieurement par une préférence marquée pour cette odeur [12]. Même trois minutes d'exposition à l'odeur de citron sont suffisantes pour modifier la préférence du raton envers celle-ci [13]. D'autre part, le développement des préférences se fonde sur des mécanismes associatifs, qui se développent par suite de la perception d'une liaison répétée entre une odeur et un épisode à valeur affective particulière pour le nouveau-né (comme la tétée ou la simple présence maternelle). Ainsi, le jeune raton préférera une odeur perçue dans le contexte de la tétée ou du nid par rapport à une odeur nouvelle [14].

De tels mécanismes d'acquisition opèrent aussi dans le développement olfactif de l'enfant humain. On a pu montrer que des nouveau-nés âgés de deux jours orientent leur tête de façon préférentielle vers l'odeur de cerise ou de gingembre, lorsqu'ils y ont été exposés au cours des 24 heures précédentes, alors qu'ils reposaient, le plus souvent endormis, dans leur berceau [15]. Une familiarisation par simple exposition à un contexte olfactif nouveau peut donc induire des modifications notables des préférences olfactives. Ce processus semble d'ailleurs constituer une étape préalable vers des mécanismes d'apprentissage olfactif plus sophistiqués. Une odeur donnée est, en effet, d'autant plus discriminable qu'elle est familière, et si elle est facilement différenciée des autres stimulations olfactives, elle peut aisément prendre une valeur de signal.

L'association régulière du complexe odorant du sein maternel avec le contexte sensoriel extrêmement riche de la tétée, et les effets agréables de la satiété, devrait aussi se traduire par un apprentissage rapide de certaines caractéristiques olfactives de la mère. En effet, lorsqu'ils sont mis dans une situation de choix entre l'odeur du sein maternel et l'odeur du sein d'une autre mère (voir la figure 1), des nouveau-nés nourris au sein manifestent, dès la première semaine postnatale, une préférence pour l'odeur du sein de leur propre mère [16, 17]. Cette réponse préférentielle peut, dans certains cas, être observée chez des enfants de 3 jours [17], mais il semble que l'expérience croissante du nouveau-né avec l'odeur du

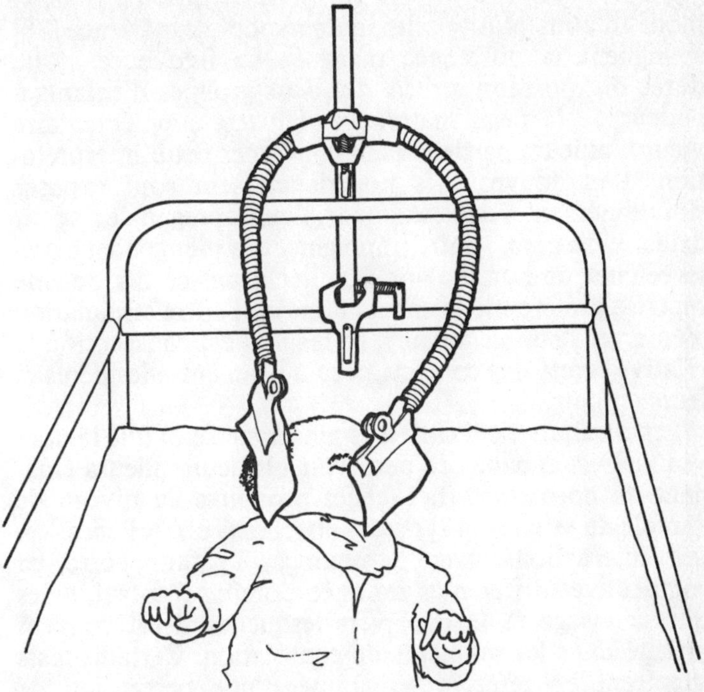

FIG. 1. – Le dispositif expérimental qui permet d'étudier le comportement du nouveau-né dont le nez entre en contact avec un tampon de gaze imprégné de sécrétions maternelles ou de celles d'une autre mère, ou un tampon olfactivement neutre.

sein maternel renforce la discrimination de cette dernière par l'enfant.

Le rôle de l'expérience dans l'acquisition des préférences olfactives précoces est étayé par les différences comportementales notées entre deux groupes de nouveau-nés : ceux nourris au sein et ceux nourris au biberon [18]. Lorsqu'ils sont confrontés à un tampon portant l'odeur de l'aisselle maternelle et à un tampon portant l'odeur homologue d'une autre mère, les nouveau-nés nourris au sein montrent une préférence marquée pour l'odeur maternelle ; en revanche, les enfants nourris au biberon n'expriment aucune réactivité différentielle. Cette absence de réactivité différentielle des enfants nourris au biberon pourrait être due soit à une incapacité de discriminer les deux stimulations, soit à l'équivalence de leur valeur attractive. Pour expliquer cet effet du mode d'alimentation, les auteurs de l'expérience [18] soulignent la différence marquée de fréquence et de durée d'exposition directe des deux groupes d'enfants à l'odeur de la peau maternelle. Un test supplémentaire vient d'ailleurs partiellement confirmer cette interprétation. Des nouveau-nés nourris au sein sont exposés simultanément à deux tampons, l'un imprégné de l'odeur axillaire du père, l'autre imprégné de la même odeur prélevée chez un homme non familier. Dans ce cas, aucune réponse préférentielle envers l'une ou l'autre stimulation n'émerge. Pour les auteurs, ce résultat est consécutif à la relative rareté des contacts peau à peau entre les pères et leurs enfants.

Les résultats cités ci-dessus montrent aussi que le nouveau-né est capable de percevoir plusieurs odeurs émanant du corps maternel (celles produites au niveau de l'aréole du sein [16, 17] ou des aisselles [18]). A l'occasion des interactions avec l'entourage, l'enfant entre en contact avec différentes zones corporelles d'autrui, telles que le visage et le cou, vers lesquelles il est souvent orienté dans les moments de consolation. Certains tests suggèrent en effet la possibilité d'une perception de l'odeur du visage de la mère [19]. Enfin, on a pu montrer que le nouveau-né pouvait également discriminer les odeurs artificielles (parfums) que la mère utilise quotidiennement et qui viennent se mélanger aux sécrétions de ses glandes cutanées. Ainsi, des nouveau-nés âgés de 3 à 10 jours montrent une réponse différentielle envers un tissu porté autour du cou par leur mère, parfois fortement imprégné de parfum, par rapport à un tissu identique imprégné de l'odeur du cou d'une autre mère [20].

L'ensemble de ces résultats permet de mettre l'accent sur deux points importants. Le premier concerne la compétence olfactive néonatale. Dès la naissance, le nouveau-né est capable de détecter des odeurs de faible intensité, telles que celles véhiculées par les sécrétions cutanées. Il se montre en outre capable de discriminer et de répondre préférentiellement envers des stimulations olfactives qui pour un adulte sont peu dissemblables. Enfin, certaines expériences rapportées ci-dessus suggèrent qu'une forme de mémoire olfactive est déjà fonctionnelle dès la période néonatale.

Le second point concerne le rôle de l'expérience avec les odeurs dans la genèse des préférences olfactives. Le développement olfactif apparaît hautement malléable : la variété des stimulations olfactives pouvant acquérir une valeur de signal semble très large et les mécanismes qui confèrent une signification affective aux odeurs vont de l'exposition passive aux processus associatifs systématiques.

L'OLFACTION DANS L'ENVIRONNEMENT NÉONATAL

Quelle est la signification de cette aptitude olfactive dans l'environnement du nouveau-né ? Quatre points laissent présager un rôle appréciable de l'odorat chez le jeune enfant. La première est d'ordre comparatif : les rares recherches effectuées chez les jeunes d'autres primates (dont la sensorialité est, comme chez l'homme, dominée par les entrées visio-auditives) démontrent une réactivité intense aux attributs olfactifs de leurs congénères [1,21].

Deuxièmement, une remarque d'ordre écologique : au cours de la première année, les interactions entre l'enfant et ses parents s'organisent obligatoirement autour de contacts proches qui constituent autant d'opportunités d'acquisition des propriétés olfactives de ces derniers. Pour être évaluée pleinement, cette proximité devrait être considérée dans les cultures traditionnelles non occidentalisées où le très jeune enfant est en contact corporel quasi permanent avec la mère [22, 23].

Une troisième remarque est relative à l'organisation anatomique du système olfactif ; les voies olfactives se projettent de façon privilégiée vers un ensemble de structures sous-corticales (le système limbique) impliquées dans la mémorisation des propriétés affectives des stimulations sensorielles ; cette liaison n'est pas étrangère au fait que l'évaluation d'une odeur se fait toujours d'abord en termes hédoniques et non pas cognitifs. Cette intégration primaire des sensations en catégories plaisante et déplaisante semble déterminer aussi la dualité fondamentale des réponses comportementales de l'enfant à leur égard (approche ou aversion) [24].

Enfin, un quatrième point souligne certains avantages des signaux olfactifs sur ceux médiatisés par les autres canaux sensoriels ; ils fonctionnent dans des conditions où les perceptions visuelles sont inefficaces, par suite de l'immaturité de la vision ou de l'obscurité. De plus, la stabilité des stimulations olfactives permet de prolonger leurs effets en l'absence de tout émetteur. Cette relative continuité des stimulations olfactives en fait des indices particulièrement pertinents pour le nouveau-né et le très jeune enfant qui prêtent plutôt attention aux stimulations familières et invariantes de leur environnement [25].

Malgré toutes ces conditions favorables au développement précoce de la fonction olfactive dans l'espèce humaine, il faut avouer que très peu d'études existent sur la recherche des odeurs par l'enfant et sur leur rôle dans ses milieux de vie habituels. C'est pourquoi nous utiliserons souvent un conditionnel de prudence dans les lignes suivantes, où nous avons rassemblé des faits et des anecdotes qui suggèrent que l'olfaction est loin d'être négligeable.

Quels sont les contextes quotidiens qui donnent au nouveau-né et au jeune enfant l'occasion d'exprimer leur finesse olfactive ? Globalement, on peut considérer que la niche écologique d'un nouveau-né (occidental) consiste en deux contextes contrastés : l'endroit où il dort, le plus souvent isolé, et les contextes variés dans lesquels il est en éveil et entre en interaction active avec le monde.

L'environnement de sommeil est celui où le nouveau-né passe la plus grande partie de son cycle nycthéméral. Pour qui s'est déjà penché sur un berceau, il est évident que l'enfant lui imprime une ambiance olfactive particulière. Cette marque olfactive semble perçue par celui-ci comme étant familière et certaines observations suggèrent qu'elle peut avoir des effets facilitateurs de l'endormissement. Le seul fait de renouveler les draps se traduit parfois par l'apparition de comportements de détresse (pleurs soutenus) chez le bébé. Des faits convergents suggèrent en outre que, contrairement à celui de l'adulte, le cerveau néonatal reste réactif aux stimulations extérieures pendant les phases de sommeil [26]. Si l'énergie sensorielle reçue par les récepteurs visuels, auditifs, tactiles, vestibulaires et gustatifs est nettement réduite au cours des différentes phases du sommeil, la respiration nasale obligatoire du nouveau-né continue à stimuler rythmiquement les récepteurs olfactifs. Il est donc très probable que l'enfant endormi n'est pas insensible aux stimulations odorantes. En effet, la présentation de l'odeur du lait maternel au bébé en sommeil calme évoque des modifications comportementales du visage (mouvements oculaires, sourires, froncements) [27]. Dans le même sens, l'expérience de familiarisation aux odeurs de cerise ou de gingembre rapportée plus haut [15] suggère que les enfants peuvent acquérir des informations sur leur environnement olfactif en cours de sommeil et que ces acquisitions peuvent être retenues et venir déterminer les orientations au cours des phases d'éveil ultérieures.

Mais c'est évidemment surtout au cours des phases d'éveil, dans le contexte des interactions nombreuses et variées avec les personnes qui s'occupent de lui, que l'enfant acquiert les caractéristiques olfactives de l'environnement. Comment un nouveau-né apprend-il qui est sa mère ? Quelles sont les caractéristiques auxquelles il a accès et qui différencient la personne « mère » de tout autre individu avec qui il entre en contact ? Les interactions proximales qui sont échangées durant les brefs moments où le nouveau-né est éveillé et calme sont autant de séances intensives d'apprentissages multiples. Elles permettent, de façon répétitive et dans des conditions optimales d'attention, la détection et la mémorisation de certaines propriétés sensorielles émises par les personnes qui s'occupent de lui [28]. Du fait de la compétence précoce de l'enfant à les détecter, les indices olfactifs pourraient jouer un rôle important dans l'acquisition progressive d'un schéma maternel : d'un schéma olfactif du corps maternel et aussi d'une perception de l'organisation du comportement de la mère à son égard. Si, pendant la tétée, le bébé est confronté à l'odeur individuelle du sein ou de l'aisselle de la mère, il est souvent mis en présence de l'odeur de son cou lorsque, en pleurs ou après la tétée, il est porté. Très vite, la régularité des combinaisons du comportement maternel avec chacun de ces types d'odeurs, et probablement le rythme de leur répétition et leur enchaînement dans le temps, peuvent jouer un rôle subtil dans les interactions entre la mère et son nourrisson. Ces combinaisons odeur-comportement et leurs conséquences agréables semblent être associées rapidement, puisqu'on a pu observer qu'au bout de 4 à 10 épisodes de tétée, le nouveau-né peut exprimer des attentes et anticiper son orientation vers le sein avant tout contact avec lui. Une telle anticipation peut être conséquente à la perception de l'odeur du sein et il est intéressant de noter qu'elle est perturbée lorsqu'une personne silencieuse non familière prend l'enfant dans ses bras [29].

L'aptitude précoce de l'enfant à répondre sélectivement envers les stimulations olfactives émises par la mère a des implications importantes pour le développement de l'attachement. On peut faire l'hypothèse que l'enfant développe d'abord des réactions préférentielles envers les caractéristiques qui lui sont aisément accessibles par certaines compétences sensorielles plus précoces que d'autres (l'olfaction et l'audition) et que ces références initiales précipitent ensuite la discrimination d'autres dimensions sensorielles de la mère. Ces acquisitions initiales auraient ainsi « un rôle d'ancrage et d'amorçage de la relation filiale » [30] ; et selon Bowlby, l'initiateur de la théorie de l'attachement, « c'est à partir de ces petits débuts que jaillissent tous les systèmes hautement discriminants et sophistiqués qui plus tard, dans l'enfance..., médiatisent l'attachement à des figures particulières » [31].

Réciproquement, les stimulations olfactives émises par l'enfant peuvent jouer un rôle important dans l'attachement de la mère à son enfant. Nous avons montré pour la première fois que la mère était capable de reconnaître l'odeur corporelle de son nouveau-né [17, 20]. En effet, lorsqu'elles sont mises dans une situation de choix entre trois maillots portés par des enfants d'âge comparable, dont le leur, les mères choisissent de façon significative celui qui est imprégné de l'odeur de leur propre enfant. Cette performance olfactive est observée dès le 2ᵉ jour post partum, en particulier chez les mères qui ont vécu un contact peau à peau prolongé avec l'enfant immédiatement après la naissance. D'autres recherches récentes sont venues confirmer le développement de cette reconnaissance olfactive de l'enfant par la mère en la situant à des moments bien plus précoces. Ainsi, on a pu montrer qu'après seulement une heure de contact avec leur nouveau-né, les mères sont capables de reconnaître l'odeur corporelle de leur enfant [32].

C'est en questionnant les mères de façon informelle qu'apparaît l'importance de l'odeur corporelle de l'enfant dans la régulation des interactions quotidiennes. De nombreuses mères rapportent en effet qu'il leur est difficile d'interagir affectueusement avec lui, lorsqu'il est imprégné d'odeurs inhabituelles, à la suite d'un séjour dans une autre famille, par exemple. Ce n'est qu'après avoir lavé et changé l'enfant que le cours habituel des interactions proches peut reprendre. Cette réactivité maternelle aux odeurs infantiles a d'ailleurs été mise en cause dans certains cas de rejet de l'enfant à la naissance. Il apparaît donc que l'évaluation affective des odeurs émises par l'enfant constitue une variable importante de l'adaptation maternelle.

Les échanges à fonction alimentaire constituent un autre domaine d'une densité relationnelle exceptionnelle où les sens chimiques sont directement sollicités. La réactivité faciale du nourrisson aux flaveurs des aliments est constamment décodée, interprétée, et très souvent mimée par les parents. Les connotations de « plaisir » ou d'acceptation, et de « déplaisir » ou d'aversion des mimiques faciales évoquées par les odeurs apparaissent lisibles avec suffisamment d'exactitude (en particulier pour les stimulations désagréables) pour qu'elles deviennent rapidement des signaux régulateurs du comportement de l'individu qui nourrit l'enfant.

Que savons-nous de la perception des stimulations olfactives associées aux aliments et de leurs effets sur la physiologie et le comportement de l'enfant ? Là encore, peu de données récentes existent, en particulier, au cours de la période néonatale. Les odeurs associées régulièrement à la prise alimentaire peuvent influencer les comportements et les mécanismes physiologiques pré-ingestifs : accalmie du nouveau-né préparatoire à la mise au sein ou au biberon ; orientation adaptée vers la source alimentaire ; stimulation anticipatoire des sécrétions exocrines (salive, suc gastrique) et endocrines (hormones gastriques, intestinales et pancréatiques) des glandes digestives. En outre, les stimulations olfactives alimentaires fournissent à l'enfant des informations sur la nature des substances ingérées et leur perception peut être à l'origine de comportements caractéristiques d'acceptation ou de rejet. Des expériences anciennes ont montré leur importance : l'altération de l'odeur du sein par application de stimulations inhabituelles perturbe la saisie du mamelon par le nourrisson [1].

Par ailleurs, c'est à travers les molécules aromatiques contenues dans le lait maternel que l'enfant fait l'expérience progressive de la variété des flaveurs. Le fait que l'enfant les perçoit est souligné par l'observation courante du refus passager du lait lorsque, d'une tétée à l'autre, ses propriétés olfactives devient trop de leur goût habituel (lorsque la mère a ingéré des aliments fortement aromatiques, par exemple). La perception de flaveurs alimentaires variables dès la période néonatale, au cours d'une même tétée et d'une tétée à l'autre, peut avoir des conséquences à long terme sur la variété des aliments acceptés au moment du sevrage. Ainsi, chez l'enfant de 6 à 12 mois, la facilité avec laquelle se développe l'acceptation d'aliments nouveaux est dépendante de la variété des flaveurs rencontrées antérieurement [33].

L'ensemble des données réunies ci-dessus montre que l'étude des échanges olfactifs entre l'enfant et son environnement constitue un domaine encore en friche. Mais son importance potentielle, tant théorique que pratique, est évidente quand on considère les liens qu'entretient la fonction olfactive avec les manifestations de la vie viscérale et psycho-sexuelle, avec l'ontogenèse des émotions et de la mémoire.

Quand... on découvre que toute une enfance est évoquée par le souvenir d'un parfum isolé, on comprend que l'odeur, dans une enfance, dans une vie, est, si l'on ose dire, un détail immense.

Gaston Bachelard [34].

Éléments de bibliographie

1. SCHAAL B. : 1988, « Olfaction in Infants and Children: Developmental and Functional perspectives », *Chemical Senses,* 13, 145.
2. SARNAT H.B. : 1978, « Olfactory Reflexes in The Newborn Infant », *Journal of Pediatrics,* 92, 624.
3. SCHAAL B. : 1988, « Discontinuité natale et continuité chimio-sensorielle : modèles animaux et hypothèses pour l'homme », *L'Année biologique,* 27, 1.
4. HAUSER G.J. et coll. : 1985, « Peculiar Odors in Newborns and Maternal Prenatal Ingestion of Spicy Foods », *European Journal of Pediatrics,* 144, 403.
5. HEPPER P.H. : 1987, « The Amniotic Fluid : an Important Priming Role in Kin Recognition », *Animal Behavior,* 35, 1343.
6. SMOTHERMAN W.P. : 1982, « Odor Aversion Learning by Rat Fetus », *Physiology and Behavior,* 17, 373.
7. HEPPER P.H. : 1988, « Adaptative Fetal Learning : Prenatal Exposure to Garlic Affects Postnatal Preferences », *Animal Behavior,* 36, 935.
8. DECASPER A.J. et FIFER W. : 1980, « Of Human Bonding : Newborns Prefer Their Mother's Voice », *Science,* 208, 1174.
9. DeCasper A.J. et SIGAFOOS A.D. : 1983, « The Intrauterine Heartbeat : A Potent Reinforcer for Newborns », *Infant Behavior and Development,* 6,19.
10. LECANUET J.-P., GRANIER-DEFERRE C. et BUSNEL M.-C. : 1987, « Familiarisation aux signaux de parole », in *Connaître et le Dire* (G. Perrault-Le Bionniec, eds), Mardaga, Bruxelles.
11. LIPSITT L.P., ENGEN T. et KAIE H. : 1963, « Developmental Changes in the Olfactory Threshold of The Neanate », *Child Development,* 34, 371.
12. LEON M., GALEF B.G. et BEHSE J.H. : 1977, « Establishment of Pheromonal Bonds and Diet Choise in Young Rats by Odor Pre-Exposure », *Physiology and Behavior,* 18, 378.
13. CAZA P.A. et SPEAR N.E. : 1984, « Short-Term Exposure to an Odor Increases its Subsequent Preference in

Preweanling Rats », *Developmental Psychobiology*, 17, 407.
14. BRAKE S. : 1983, « Suckling Infant Rats Learn a Preference for a Novel Olfactory Stimulus Paired with Milk Delivery », *Science*, 211, 506.
15. BALOGH R. et PORTER R.H. : 1985, « Olfactory Preferences Resulting from Mere Exposure in Human Neonates », *Infant Behavior and Development*, 9, 395.
16. MACFARLANE A.J. : 1975, « Olfaction in The Development of Social Preferences in the Human Neonate », *Ciba Foundation symposia*, 33, 103.
17. SCHAAL B., MONTAGNER H., HERTLING E., BOLZONI D. et QUINCHON R. : 1980, « Les stimulations olfactives dans les relations entre l'enfant et la mère », *Reproduction, Nutrition, Developpement*, 20, 843.
18. CERNOCH J. et PORTER R.H. : 1985, « Recognition of Maternal Axillary Odors by Infants », *Child Development*, 56, 1593.
19. FIELD T. et coll. : 1984, « Mother-Stranger face Discrimination by The Newborn », *Infant Behavior and Development*, 7, 19.
20. SCHAAL B. : 1985, « Contributions olfactives à l'établissement du lien mère-enfant », in *Ethologie et Développement de l'enfant* (R.E. Tremblay, M.A. Provost et F.F. Strayer, eds), Stock, Paris.
21. REDICAN W.K. et KAPLAN J.N. : 1978, « Effects of Synthetic Odors on Filial Attachement in Infant Squirrel Monkeys », *Physiology and Behavior*, 20, 79.
22. STORK H. : 1979, « La relation mère-enfant en Afrique et en Inde », in *Universalia*, E.U., Paris.
23. RABAIN G. : 1979, *L'Enfant du lignage*, Payot, Paris.
24. SCHNEIRLA T.C. : 1967, « Aspects of Stimulation and Organization in Approach-Withdrawal Processes Underlying Vertebrate Behavioral Development », *Advances in the Study of Behavior*, 1, 1.
25. HUNTER M.A. et AMES E.W. : 1988, « A Multifactorial Model of Infant Preferences for Familiar and Novel Stimuli », *Advances in Infancy Research*, 5, 87.
26. MAURER D. et MAURER C. : 1988, « The World of the Newborn », *Basic Books*, New York.
27. SCHAAL B. : Résultats non publiés.
28. LÉCUYER R. : 1989, « L'être humain, objet de

connaissance des bébés », *Revue internationale de psychologie sociale,* 2, 83.
29. CALL J.D. : 1967, « Newborn Approach Behavior and Early Ego Development », *International Journal of Psychoanalysis,* 45, 459.
30. LECANUET J.-P., GRANIER-DEFERRE C. et BUSNEL M.-C. : 1989, « Sensorialité fœtale », in *Médecine périnatale* (J.-P. Relier, G. Laugier et B. Salle, éds), Flammarion, Paris.
31. BOWLBY J. : 1969, *Attachment and Loss,* vol. 1, *Attachment,* Hogarth, Londres (traduction française : *Attachement et Perte*, vol 1, *Attachement,* 1978, PUF, Paris).
32. KAITZ M. et coll. : 1987, « Mother's Recognition of Their Newborns by Olfactory Cues », *Developmental Psychobiology,* 20, 587.
33. FREITAS B.A. : 1983, « The Development of Taste Acceptance » in *Human Infants,* thèse de doctorat, New York University.
34. BACHELARD G. : 1960, *La Poétique de la Rêverie,* PUF, Paris.

Contrepoint

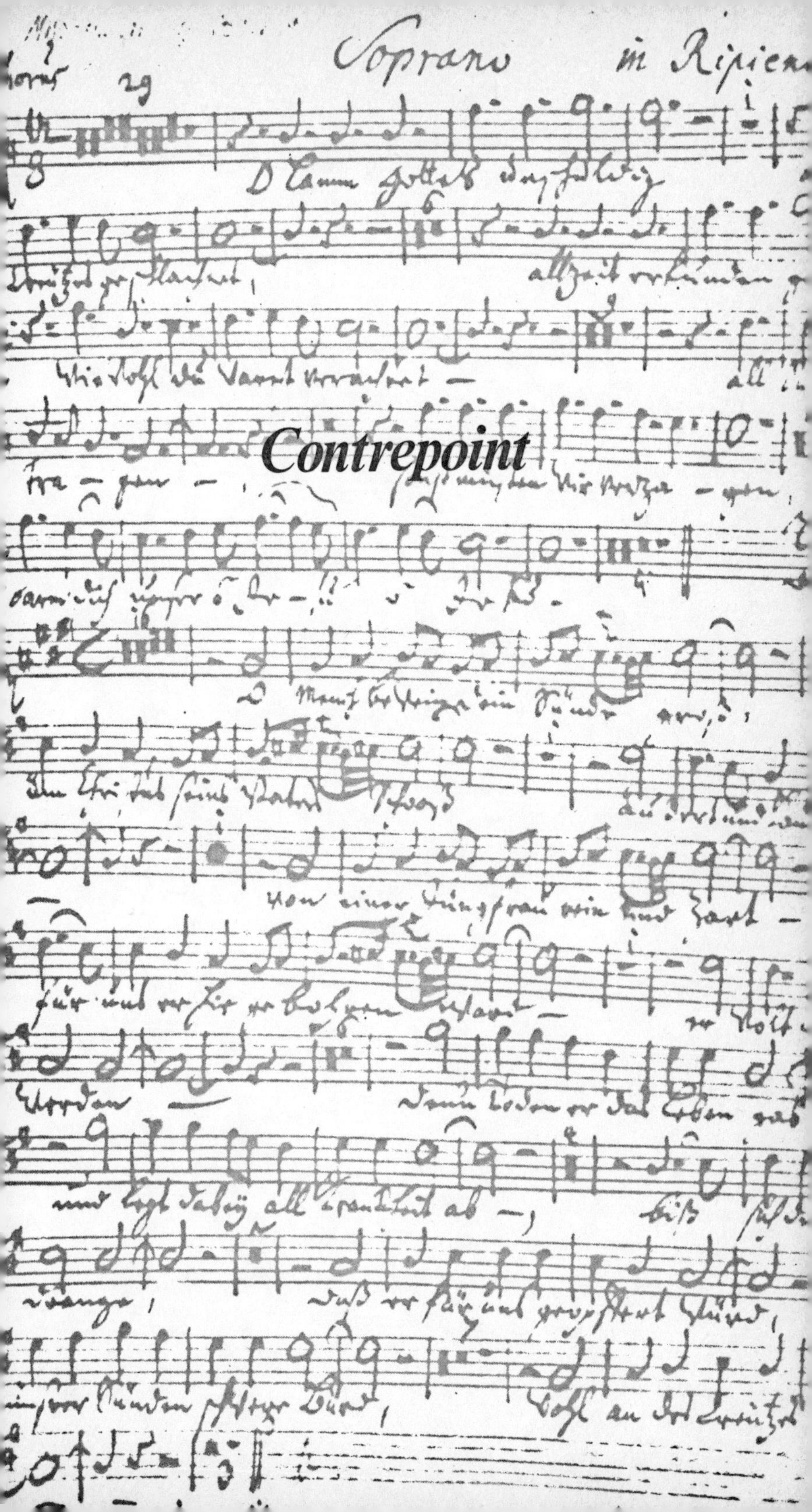

Enfantement... Enchantements
(chez les Gitans)

Propos recueillis auprès
de Pierre Derlon *
par Marie-Claire Busnel

« Parle-moi de fleurs, parle-moi des oiseaux », dit la Romie à son Rom dès qu'elle attend un enfant.

Pendant toute la grossesse, le Gitan va parler à son petit dans le ventre de sa compagne, et chanter, et jouer du violon, et faire de la musique. Aussi, dès sa venue au monde, l'enfant reconnaît la musique, reconnaît la voix de son père qui le calme et l'endort.

C'est donc avant sa naissance que ce futur homme entre en contact avec le monde extérieur et commence ainsi à construire cette plénitude qui fera sa puissance, au travers de la voix de son père qui représente la force.

La mère : c'est l'amour.

Le père : c'est la force dans l'amour.

Le père, s'étant penché sur l'« œil » de la mère (le nombril) parle au bébé qui, dès 5 mois, répond et bouge dans le ventre de sa mère. Il lui dit la chanson de la loi :

« Je t'ai fait fort, petit Loup
Avec mon sang
Avec ma peau
Et si tu es Louve
Je t'ai fait tendre et forte
Déjà là où tu es
Tu es ma mère

* Pour plus de détails, se référer aux ouvrages que Pierre DERLON a consacrés aux Gitans et à leurs traditions (Éditions Robert Laffont). (NDLR.)

Fille des hommes, sans qui nous ne serions pas
Viens dans ma roulotte
Éclate à la lumière, je protégerai tes yeux
Éclate au vent, je protégerai ta peau
Éclate à l'eau, elle et moi purifierons ton corps
Car tu seras fille ou fils de la pluie et du vent
Et frère ou sœur du soleil. »

Et dès qu'il est né, dès que l'enfant sera « tombé » du corps de la Romie, le Gitan emploiera les mêmes mots. Le cordon à peine coupé, le père et la mère parleront tous deux à ce petit loup qui vient de naître, et de toute son enfance, il sera baigné dans le son, dans la mélodie de la voix de ses parents.

« Une heure après leur naissance, ma voix apaisait leurs pleurs, ils me reconnaissaient. Pour eux, je n'étais pas l'inconnu ; cette voix qui chuchotait au ventre de leur mère, faisait partie de leur univers, de leur force, de leur propre souffle, de leur fonction d'exister [1]. »

Non seulement, le père parle et chante, mais il écoute aussi, l'oreille collée sur la peau tendue du ventre de sa Romie, il entend le sang qui passe et le bébé qui bouge. Cela s'appelle la musique des rois, la musique des dieux.

Ils savent aussi depuis toujours que cette musique, les nourrissons s'en souviennent, et lorsque dans la roulotte des enfants, quelques bébés pleurent, ceux qui les gardent tapent du doigt au rythme d'un cœur sur les marches ou sur la cloison. Pour que cela ressemble plus à ce qui a été entendu dans le ventre de leur mère, ils étouffent le bruit avec un chapeau. Les bébés se taisent et s'endorment.

Ayant ainsi pris contact avec le monde au travers de la voix de son père et de la voix de sa mère, le petit des Gitans posé sur le lit dans un berceau d'osier à peine plus grand que lui, va regarder aussi. Il va voir sa mère et elle aussi va le regarder puis elle va le toucher, le porter ; il va donc pouvoir non seulement la voir mais la sentir, la goûter, la toucher. Le père, lui, à cet âge-là, n'intervient que par la voix.

Et, un jour, ses petites mains s'agrippent au bord du

1. Voir *Thérapeutiques naturelles*, n° 32, mars 81, l'article de Pierre Derlon, « La loi des jeunes loups », édité par le Groupement national d'organisation de la médecine auxiliaire, 12, rue de la Grange-Batelière, 75009 Paris.

berceau et, encouragé par les paroles de sa mère, il arrivera à s'asseoir. Bientôt, viendra le moment décisif de son existence, il parviendra à sortir pour toujours de son berceau, « du puits », sans l'aide manuelle de quiconque ; car la loi dit :

« Laisse venir ton fils vers toi
Ne lui impose pas ta présence par le geste
Mais que ta voix
Fasse en sorte d'être le support de sa volonté
Lorsqu'il aura jeté son premier cri de la vie
Il te faudra penser qu'il ne t'appartient pas
Mais qu'il s'appartient. »

Il va maintenant faire connaissance avec « la rive du ruisseau » ou espace contenu entre le corps de sa mère et la cloison de la roulotte. C'est là qu'il habitera durant quelques semaines, dans ce lieu restreint où seule sa mère le relie au monde. Puis il va ramper, de plus en plus loin, de plus en plus hardi ; il grimpe et découvre la « rivière », celle qui sépare le corps de ses parents. Il y passera son existence jusque vers 15 mois. Pour la première fois, il va être aidé dans l'effort, non plus par la seule voix, mais aussi par la main que la mère aura posée sous ses petits pieds afin qu'il puisse franchir l'obstacle de son corps et atteindre cette rivière de confort, de chaleur et de bonnes odeurs. Il va connaître l'odeur du corps de son père, une odeur qui lui est peu familière. Il la découvre maintenant dans sa plénitude, jusqu'alors seule l'odeur de sa mère l'avait environné.

Vers 9 mois, alors qu'il explore le lit, ce territoire qui est sien, il va brutalement quitter ce havre de bonheur. En effet, il arrivera toujours que, passant par-dessus le corps de son père, une fois, il glissera et tombera du lit. Il faut qu'il en soit ainsi pour qu'il connaisse l'espace, la profondeur, qu'il prenne conscience du risque, se sensibilise au danger et apprenne à vaincre sa peur et ses pleurs.

Au sol, perdu, hurlant, isolé pour la première fois, il ne recevra à cette occasion aucune aide, autre que la voix encourageante de son père et de sa mère qui du haut du lit, l'appellent, lui sourient, mais ne tendent aucune main secourable, ne manifestent aucun geste. Il faut qu'il trouve son chemin, qu'il s'arrête de pleurer, qu'il explore et ce n'est que lorsque ses parents pensant que le petit Rom a retrouvé son calme, a appris à franchir l'obstacle, qu'il sera repris, remis dans la rivière au chaud et en sécurité. Il aura découvert la force en lui-même et appris à franchir l'obstacle. Car la loi dit :

> « Faire frôler les sources du danger à tes enfants n'est rien. Et si tu ne peux vraiment les en écarter, tu te dois de les leur faire vaincre. »

Il n'y a pas que la parole et la chanson que l'on donne à l'enfant dans le ventre de sa mère, il y a aussi la musique. Chaque tribu possède un répertoire particulier, mais le plus souvent, le musicien improvise. L'événement du moment inspire sa chanson, sa mélodie, que ce soit au violon ou avec tout autre instrument. Sous Louis XV, c'était surtout le violon ; on en jouait avant la naissance, on en jouait après la naissance. Un jour au cours d'une persécution plus sévère que celles auxquelles ce peuple a été soumis de tous temps, on leur prit tous leurs enfants qui furent dispersés à travers la France. Délivrés quelques années plus tard, les Gitans parcoururent le pays à la recherche de leurs enfants. Partout ils jouaient les airs de violon de leur tribu et partout des petits Roms accouraient. Même ceux qui avaient été enlevés très jeunes à leurs parents se souvenaient des airs ancestraux et répondaient à leurs mélodies. Ainsi les Gitans retrouvèrent leurs petits loups.

Terminons ce court aperçu de l'importance de la voix pour l'éveil du jeune Gitan par ces termes de la loi :

> « Lorsque le soleil aura prêté sa prairie à la lune et aux [étoiles
> Tu deviendras la force mon père
> Car ta Romie et ses enfants recevront la chaleur de ta parole, de ta présence, de ton amour. »

SYNTHÈSE CHRONOLOGIQUE

Tableau récapitulatif
de la mise en place
des fonctions sensorielles
pendant la gestation

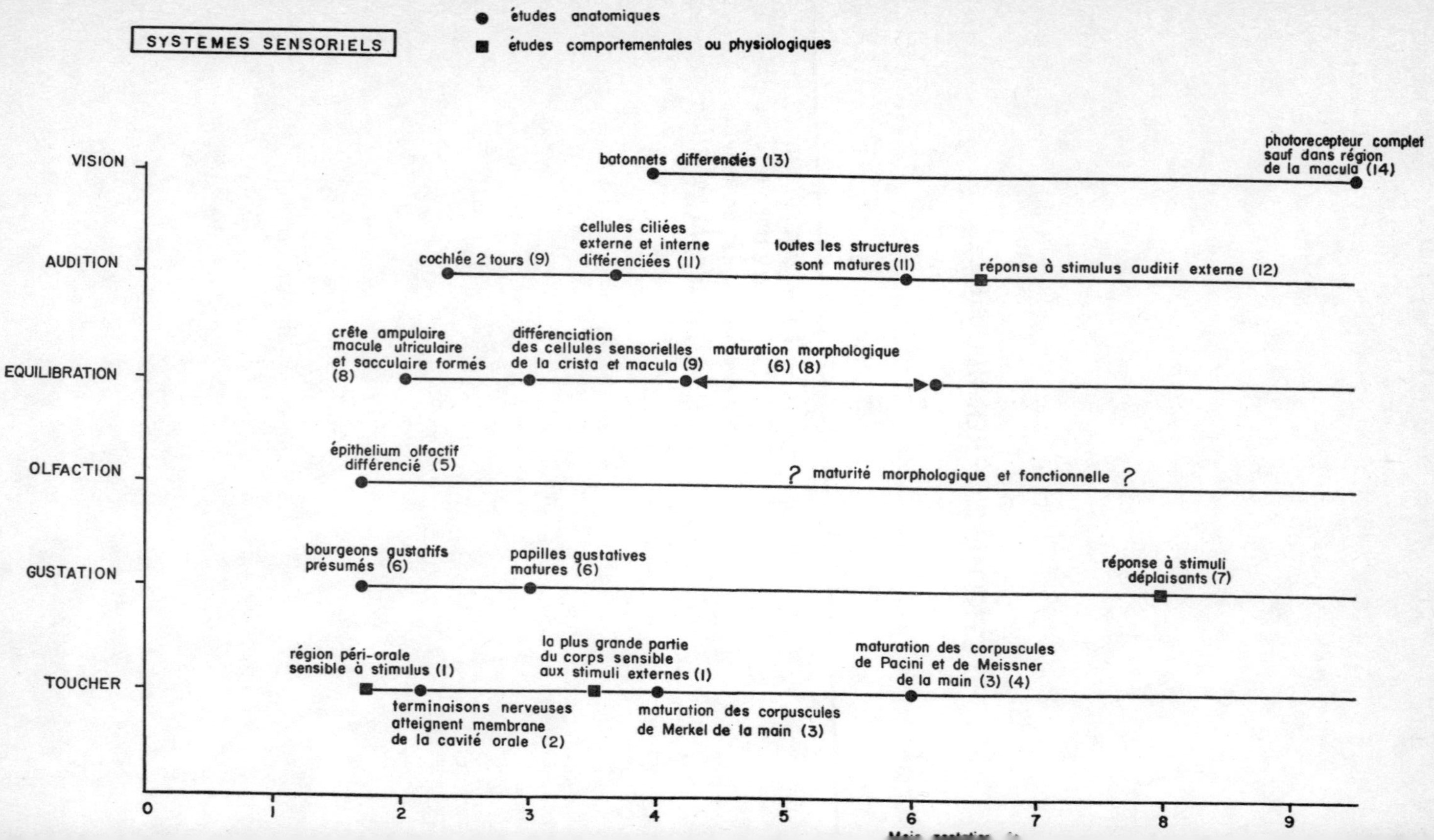

SYSTEMES SENSORIELS
études anatomiques
études comportementales ou physiologiques
VISION
AUDITION
EQUILIBRATION
OLFACTION
GUSTATION
TOUCHER
batonnets differenciés (13)
photorecepteur complet sauf dans région de la macula (14)
cochlée 2 tours (9)
cellules ciliées externe et interne différenciées (11)
toutes les structures sont matures (11)
réponse à stimulus auditif externe (12)
crête ampulaire macule utriculaire et sacculaire formés (8)
différenciation des cellules sensorielles de la crista et macula (9)
maturation morphologique (6) (8)
épithelium olfactif différencié (5)
? maturité morphologique et fonctionnelle ?
bourgeons gustatifs présumés (6)
papilles gustatives matures (6)
réponse à stimuli déplaisants (7)
région péri-orale sensible à stimulus (1)
terminaisons nerveuses atteignent membrane de la cavité orale (2)
la plus grande partie du corps sensible aux stimuli externes (1)
maturation des corpuscules de Merkel de la main (3)
maturation des corpuscules de Pacini et de Meissner de la main (3) (4)
0
1
2
3
4
5
6
7
8
9

RÉFÉRENCES

Ce tableau est repris de : C.M. Mistretta et R.M. Bradley : « Taste and swallowing in utero », in *Br. Med. Bull.*, 1975, *31*, 81.

Les informations contenues dans le présent ouvrage permettront au lecteur de l'actualiser.

(1) Hooker (1952), (2) Humphrey (1966), (3) Szymonowicz (1933), (4) Cauna & Mannan (1959), (5) Arey (1930), (6) Bradley & Stern (1967), (7) Liley (1972), (8) Bast & Anson (1949), (9) Altmann (1950), (10) Elliott & Elliott (1964), (11) Ormerod (1960), (12) Wedenberg (1965), (13) Hollenberg & Spira (1973), (14) Mann (1964).

DES CONNAISSANCES A LA MISE EN PRATIQUE...

Au fil de ces pages, nous avons découvert la précocité de l'éveil des divers sens...

Ainsi, le prématuré est déjà un être sensible ; et il est privé de surcroît de certaines stimulations, de certaines perceptions, d'un certain environnement qui accompagne, pour les autres, la fin de l'obscur mûrissement.

Il arrive trop tôt à la lumière, mais nos techniques l'aident à vivre.

Peut-on aussi *l'accueillir en tenant compte de sa sensibilité, de sa nature d'être de relations ?*

Sans que les risques organiques augmentent ?

(Et si, peut-être même, au contraire... ?)

Le prématuré nous perçoit... percevons-nous le prématuré ?

Maurice Titran *

Nous savons que le nouveau-né à terme dispose d'un potentiel sensoriel important en particulier auditif. Il réagit très bien aux stimulations sonores. Nous avons constaté que l'enfant prématuré dispose de possibilités auditives analogues, comme en témoignent les tests que nous avons eu l'occasion d'effectuer chez un enfant de 28 semaines (6 mois de gestation) et pesant 1 000 grammes, que nous avons testé selon la technique de VeitBizaguet.

Nous savons aussi que le fœtus *in utero* peut réagir aux stimulations auditives, réactions objectivables par le monitoring cardiaque fœtal, utilisable surtout en cas de rythme plat, permettant ainsi de faire la part entre rythme plat physiologique et souffrance fœtale [1].

En comparant l'ambiance sonore qui régnait *in utero* et celle que l'on pouvait mesurer dans un incubateur, nous avons trouvé des différences notables.

En isolette, sur un bruit de fond continu et masquant pour les stimulations habituellement signifiantes, se surajoutent des bruits impulsionnels parfois très violents de durée brève (Dehaene et coll., voir bibliographie).

In utero sur un bruit de fond prédominant dans les graves, on constate en émergence très significative la propre voix de la mère et du père si ce dernier parle non loin de la mère (Querleu et coll.).

* Médecin adjoint - Service de néonatologie - Centre hospitalier de Roubaix - 59056 Roubaix Cedex 1 - BP 359.

1. Le tracé du rythme cardiaque fœtal inscrit par le monitoring pendant la grossesse comporte normalement des fluctuations. Un rythme « plat », dépourvu de fluctuations peut, *en dehors de certains cas pathologiques*, accompagner le sommeil fœtal. (NDLR.)

Il faut donc en conclure que le prématuré ne reçoit pas dans son isolette le même type de stimulations que le fœtus dans le ventre de sa mère.

Cela est vrai pour les stimulations auditives, mais aussi pour les autres organes des sens. Le labyrinthe n'est pas stimulé de la même manière, l'enfant étant en permanence maintenu à l'horizontale, soit sur le dos, soit sur le ventre, il est probable qu'*in utero* l'organe labyrinthique est stimulé de manière beaucoup plus diversifiée ne serait-ce que par les changements de position de la mère [1].

Le prématuré dans son isolette va donc vivre une situation essentiellement différente de celle vécue par un fœtus *in utero,* faut-il encore que l'équipe soignante prenne conscience de l'importance de tout cela.

Cette différence de vécu dès l'instant où on en tient compte, ne se fait probablement pas toujours au désavantage du prématuré, il faut le savoir et étudier de près la qualité de vie que l'on peut lui offrir, le pire étant à mon avis de penser que le prématuré dans son isolette subit passivement cette ambiance, qu'à la limite il ne la perçoit pas, qu'elle ne s'intégrera pas en lui à un degré ou à un autre. C'est inconsciemment ce que l'on réalise quand on interdit aux parents l'entrée dans le service des prématurés.

Je ne peux ici m'empêcher de rapporter une réflexion entendue lorsque nous effectuions les mesures de bruits et de vibrations dans les incubateurs. Nous venions de démontrer que le moteur de l'incubateur émettait un bruit masquant la voix humaine qui était déjà atténuée par le cockpit de l'isolette. Nous avions donc conseillé aux puéricultrices d'arrêter le moteur de l'incubateur pendant le temps où elles donnaient à manger à l'enfant, de telle sorte que ce dernier puisse percevoir les paroles qu'elles seraient amenées spontanément à prononcer. Nous avons alors entendu cette réponse qui venait du fond du cœur : « Mais pourquoi voulez-vous que je lui parle, c'est un prématuré ? »

Une telle réflexion venant de la part d'une auxiliaire médicale travaillant depuis plusieurs années dans le service montrait toute l'importance de l'effort qui restait à

1. Voir p. 299 et 305.

faire pour réajuster la qualité de relation entre prématuré et structures d'accueil. Comment pouvait-on espérer faire découvrir et accepter un enfant par ses parents si nous-mêmes plus ou moins consciemment considérions le prématuré comme étant porteur d'une vie uniquement végétative sans possibilité de relation, puisque dépourvu de sensibilité ?

On peut rapprocher ce type de comportement de celui observé chez les parents d'enfants atteints de surdité profonde appareillés précocement. Le premier travail effectué en guidance parentale est de convaincre les parents que l'enfant une fois appareillé est capable de percevoir. Il faudra donc que les parents lui parlent et qu'ils soient certains d'être entendus. Je pense que ce stade est le plus important à franchir dans la guidance précoce, ce regard que les parents devront avoir de leur enfant est le point de départ de la rééducation. Il n'est pire sourd que celui pour lequel on craint qu'il n'entende pas.

Mais revenons au prématuré. Si notre propre regard a changé progressivement, il a entraîné un changement dans le regard que les parents ont leur enfant. Il est très probable que ce ne sont pas les mots qui ont changé dans ce que nous disons à ces parents, je pense plutôt qu'ils perçoivent toute la qualité de relation qui peut s'établir entre leur enfant et eux.

Les parents participent activement à la vie du service. Ils sont accueillis une ou deux fois par jour selon leur possibilité. En compagnie d'une auxiliaire de puériculture, ils procèdent dans l'incubateur aux soins habituellement donnés à leur enfant. Ils sont surpris de constater que parfois, au moment où ils arrivent, celui-ci écoute de la musique à l'aide d'un casque stéréo qui est placé dans l'isolette.

En effet, nous sommes convenus de profiter des périodes de vigilance des prématurés pour musicaliser leur ambiance sonore en leur faisant écouter des enregistrements de musique et de chansons [1].

1. Note de la rédaction : ce point précis de la musicalisation de l'ambiance sonore du prématuré mériterait discussion : il serait absurde de l'isoler du contexte d'un certain état d'esprit et de l'adopter comme une « recette-pour-calmer-les-prématurés ».
Bien qu'il s'agisse d'une pratique différente, cela fait écho à la discussion qui entoure la commercialisation des disques de Murooka (voir p. 168).

L'effet obtenu sur les enfants est facilement appréciable. Quel que soit le terme, on observe une attention de l'enfant qui se manifeste rapidement, il s'immobilise, yeux mi-clos, il se détend, il se met en quelque sorte à l'écoute de la stimulation, quelques mouvements de succion sont observés, progressivement il s'endort d'un sommeil calme. Il semble que de cette manière on puisse d'ailleurs réduire les périodes d'agitation stérile du prématuré faites de décharges cloniques multiples et violentes.

Le dire ne suffit donc pas pour changer ou adapter un regard, le faire et le vécu sont indispensables. Le prématuré n'est plus celui que l'on regarde dans son incubateur depuis le couloir des visiteurs à travers une glace ; un contact physique s'établit le plus rapidement possible entre lui et ses parents, ce qui facilite tout à la fois échange et dédramatisation.

Ainsi donc, père et mère de l'enfant sont maintenant à l'intérieur du service. Leurs mains pénètrent dans l'incubateur, et elles caressent.

Elles caressent naturellement l'enfant, et découvrent cette peau tout à fait particulière, si fine et transparente que les vaisseaux sanguins se dessinent au travers. Un interne me disait un jour : « On dirait une membrane tympanique. » Et si c'était ?

Ce que nous pouvons constater chez nos grands prématurés (grands prématurés qui sont en fait les plus petits, 1 000 grammes, parfois moins), c'est que cette peau fine, diaphane, coexiste avec une musculature très mince. A une simple observation de l'abdomen, on constate l'existence du péristaltisme intestinal [1]. Si on introduit une sonde molle dans l'estomac, elle est facilement palpable, et parfois même directement visible quand elle soulève la peau.

Nous avions par ailleurs remarqué que certains enfants de très faible poids de naissance présentaient fréquemment des périodes de ballonnement abdominal au cours des premiers jours de vie. Cela attirait toujours notre attention car faisait craindre la survenue possible d'une redoutable entérocolite nécrosante.

1. Contraction de la musculature lisse, l'onde péristaltique progresse le long du tube digestif pour entraîner les aliments.

Il semble que l'on puisse prévenir parfois ce type de pathologie en procédant de manière régulière à des massages abdominaux qui ont pour avantage tout à la fois de calmer l'enfant, de régulariser le transit intestinal en permettant une élimination plus rapide du méconium. Les enfants qui bénéficient de ces contacts répétés présentent une détente musculaire globale que l'on peut interpréter comme un bien-être s'accompagnant souvent d'une respiration plus régulière.

Les contacts se créent donc entre prématuré, équipe soignante et parents. De plus en plus, on utilise pour entrer en relation avec l'enfant né prématurément ses propres voies de sensibilité qui naturellement font vibrer les nôtres.

Petit d'homme en formation, ton immaturité et ta vulnérabilité, si elles nous émeuvent encore, nous effraient beaucoup moins. Tu as quitté irrémédiablement le milieu utérin protecteur et liquidien où à l'écoute de ta mère, de ton père et de ton environnement, tu attendais la caresse d'un soir. Permets-moi d'imaginer que dans notre milieu aérien, le simple fait de penser que tu perçoives nous permet de t'accueillir beaucoup moins mal. Peut-être t'en souviendras-tu ? Mais même si toi tu ne t'en souviens pas, tes parents eux se rappelleront, et ils te diront.

Éléments de bibliographie

Dehaene Ph., Renard X., Titran M., Cocheteux Ph. : « Bruits et vibrations dans un service de prématurés » (étude longitudinale), XVIIe Assises nationales et Ire Assises européennes de la prothèse auditive, 4 au 8 octobre 1979, Caen.

Querleu D., Renard X., Crepin G. : « Bruits intra-utérins, perceptions auditives et réactivité fœtale aux stimulations sonores », *Journal de gynécologie obstétrique et biologie de la reproduction* (à paraître).

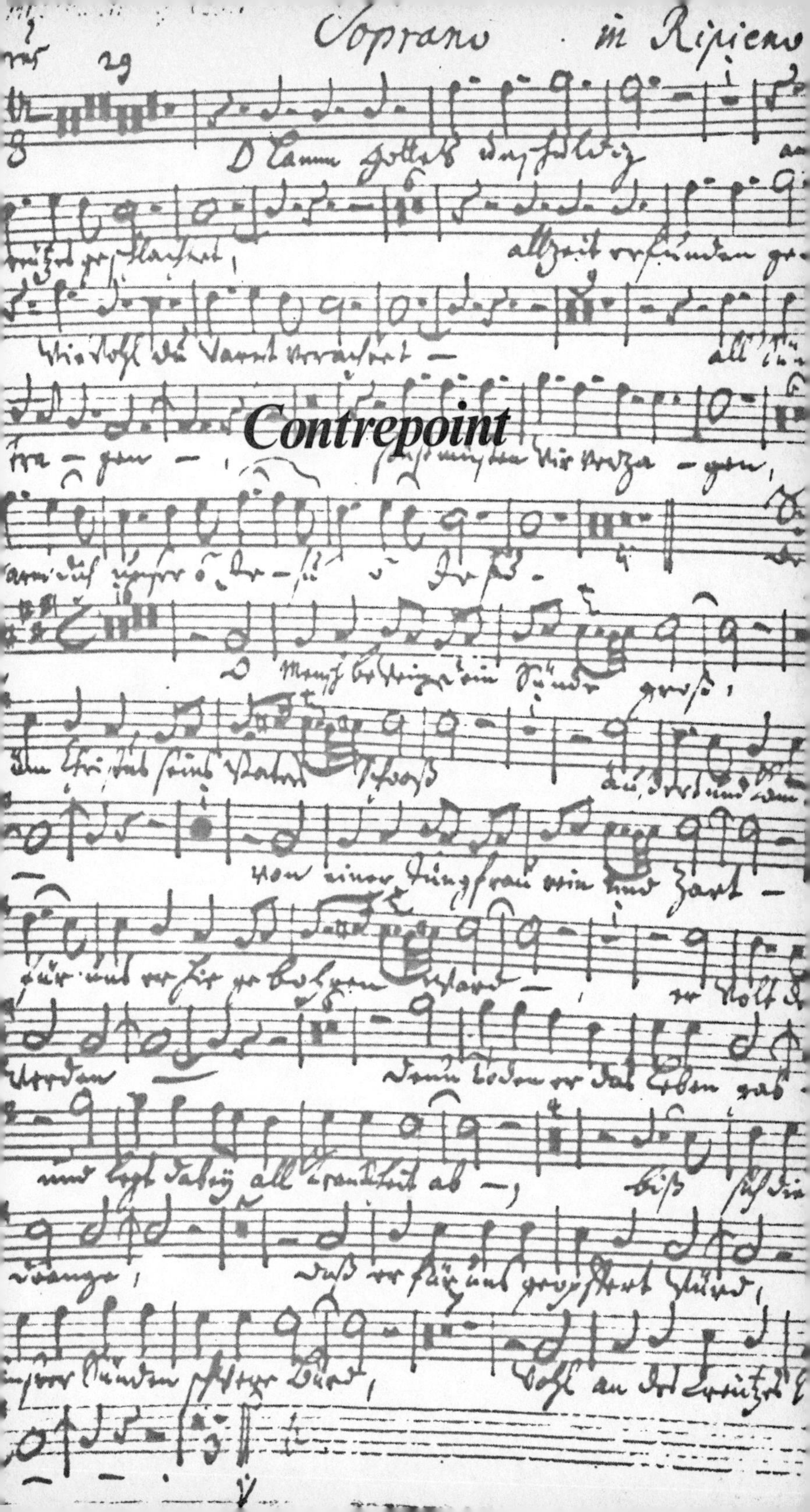
Soprano in Ripieno
Contrepoint

La puissance des sens dans la tradition de l'Asie

Dr C. Philip *

La tradition médicale de l'Asie centrale se réfère à une transmission divine dans les millénaires qui ont précédé notre ère. Atreya a délivré vers – 2 500 la tradition de l'Inde connue sous le nom de *Caraka Samhita* et dont la rédaction actuelle date du IIIe-IVe siècle. Cependant que le bouddha de la médecine a enseigné à une date inconnue la tradition tibétaine du *rGyud-bShi* (prononcer *gyû-shi*) dont la version aujourd'hui disponible date du VIIIe-IXe siècle. Mais, que l'on se réfère à l'enseignement originel ou aux recensions plus récentes, les précisions fournies, et en particulier en ce qui concerne la grossesse et son déroulement, révèlent un savoir éminemment plus évolué que le savoir occidental contemporain de ces époques, à en juger tout au moins par les sources manuscrites qui nous sont parvenues. Les deux traditions mentionnent qu'il ne s'agit que de l'abrégé d'une science beaucoup plus considérable mais dont la compréhension globale n'était plus à la portée des sociétés d'alors.

La *Caraka Samhita* consacre deux longs chapitres à l'ensemble fécondité, conception, grossesse, période postnatale, et envisage le développement de l'embryon puis du fœtus aux 3e et 4e semaines et ensuite de mois en mois jusqu'au 7e.

Le *rGyud-bShi* par contre ne consacre qu'un chapitre, omettant la partie postnatale. Mais outre qu'il donne des

* Le Dr C. Philip travaille actuellement chez les Tibétains. (NDLR.)

indications intéressantes relatives au diagnostic précoce du sexe de l'enfant, indications que la pratique quotidienne confirme, il considère le développement du fœtus semaine après semaine de la 1re à la 38e.

Si l'on veut comprendre les implications du développement sensoriel du fœtus, deux aspects distinguant les approches orientale et occidentale doivent être auparavant soulignés.

D'une part, l'Orient est conscient de l'existence, et par conséquent tient compte, du corps d'énergie dont le corps physique constitue le support. D'autre part, ce même corps physique n'est qu'un sac de chair hébergeant momentanément, entre autres entités énergétiques, l'esprit, qui est la partie éternelle et inaltérable responsable de la tradition mémoriale au cours des incarnations successives.

Ces deux aspects étaient reconnus dans la civilisation occidentale mais ils se sont progressivement occultés après le concile de Constantinople (543-553). Perdurant en filigrane au long de l'époque médiévale, ils ont été, au nom du matérialisme rationnel des derniers siècles, écartés du savoir officiellement enseigné.

Vécus par l'Orient comme une réalité quotidienne directement perceptible, et non comme une théorie intellectuelle comme le voudraient certains, ils donnent aux considérations qui entourent la description du développement du fœtus humain une dimension cosmique qui ne saurait se réduire à de simples considérations anatomiques, physiologiques ou psychologiques.

Conception

La conception est certes apparemment l'événement princeps, mais il ne constitue en fait que des « retrouvailles » et les personnes impliquées ne sont que les médiateurs d'un acte qui les dépasse. En effet, pour qu'il y ait conception, un certain nombre de facteurs doivent être réunis.

Tout d'abord, deux énergies qui toutes deux sont présentes chez l'homme et la femme ne doivent être l'objet d'aucune perturbation. La première est émise par chaque cellule du corps au cours du rapport sexuel comme « le jus est émis par chaque cellule de la canne à sucre lorsqu'on l'écrase ». La seconde, liée au sang, est en quelque sorte l'âme, c'est-à-dire le principe amateur de l'être [1].

Ensuite, l'esprit, qui existe sur un plan différent de celui de l'expérience quotidienne usuelle en tant que partie d'un grand tout énergétique, est attiré par l'intensité lumineuse qui manifeste l'énergie produite au cours du rapport sexuel. Et, dans la mesure où il existe un lien karmique, c'est-à-dire que les deux personnes engagées dans le rapport et l'esprit dans sa précédente incarnation ont été déjà en relation plus ou moins étroite, cet esprit se dirige vers le couple puis pénètre par la bouche ou la fontanelle de l'homme et, par le pénis, passe dans le vagin et l'utérus où il est alors en mesure de se joindre à la combinaison ovule-spermatozoïde.

Enfin, il faut que les quatre aspects manifestés de l'énergie cosmique soient présents et non altérés : stabilité, cohésion, émanation, mouvement.

Alors seulement, lorsque l'ensemble de ces facteurs est réuni, le développement du germe peut commencer.

Mais l'ouverture de la matrice est une condition préalable. Pendant les trois premiers jours, ceux de la menstruation, la conception est possible mais la grossesse n'arrive pas à son terme, ou l'enfant a une vie courte ou maladive. Puis, le calcul étant fait à partir du 4ᵉ jour (le premier après la fin de l'écoulement sanguin normal), aux jours impairs 1, 3, 5, 7, 9 c'est un mâle qui est conçu, aux jours pairs 2, 4, 6, 8 c'est une femelle. Et au 11ᵉ jour la matrice « se ferme comme une fleur de lotus au coucher du soleil ». En dépit des apparences, il n'y a d'ailleurs pas de contradiction avec la vision moderne de la question.

Le sexe de l'enfant à naître dépend en premier lieu cependant de la prédominance de l'une ou l'autre des deux énergies mentionnées auparavant, celle émise par chaque cellule du corps et celle liée au sang.

1. La traduction usuelle par « sperme et sang menstruel » ne permet pas de comprendre la nature du phénomène impliqué.

Embryon et fœtus

Chacune des manifestations de l'énergie cosmique n'est qu'un des aspects différents d'une même nature, d'un même continuum énergétique. Et tout ce qui peut être perçu par les sens est constitué de l'ensemble de ces aspects, en proportion plus ou moins grande, l'un prédominant cependant sur les autres. Avec, en plus, un espace, un vide où l'énergie est latente dans sa plénitude et non manifestée. Il en est de même des organes sensoriels.

Chaque aspect manifesté de l'énergie cosmique, ainsi que celle-ci dans son état latent, est donc l'objet d'une perception spécifique par l'intermédiaire de l'organe spécialisé ayant la même constitution, et donc capable d'entrer en résonance avec la plage correspondante de ce continuum énergétique. La présence simultanée des autres aspects, mais en quantité moindre, explique les interactions entre différentes fonctions sensorielles.

Fondamentalement, chaque aspect est responsable du développement chez l'embryon et le fœtus, de la fonction concernée et des structures anatomo-énergétiques associées.

L'énergie de stabilité est responsable de la perception olfactive, celle de cohésion est responsable de la perception gustative, celle d'émanation est responsable de la perception visuelle, celle de mouvement est responsable de la perception tactile. Quant à l'énergie latente non manifestée elle est responsable de la perception auditive [1].

C'est donc par le canal des odeurs, des saveurs, des formes et des couleurs, des textures et des sons que va s'effectuer le développement de l'embryon puis du fœtus.

Au cours de la 7e semaine apparaît, avec l'ébauche de l'œil, l'émanation d'un souffle vital qui, après la naissance, se manifeste dans la puissance du regard.

Au cours de la 11e semaine, la structure des 9 orifices

1. On conçoit aisément que la traduction, donc la compréhension, de ces différentes énergies respectivement par terre, eau, feu, air et éther, qualifiés d'éléments, n'ait pu se faire tourner en dérision les disciplines se référant à ces données.

sensoriels apparaît [1]. Le fœtus perçoit maintenant directement par ses propres fonctions, action s'ajoutant à celle qu'il recevait et qu'il continuera de recevoir par le canal de sa mère. Il commence dès lors de réagir à ce qui est agréable ou désagréable en fonction de l'expérience acquise par l'esprit au cours de sa précédente incarnation.

Au cours de la 22e semaine, la porte des 9 orifices sensoriels est ouverte.

Au cours de la 24e semaine, les 6 fonctions élémentaires participant de la fonction digestive et les 5 fonctions élémentaires participant de la fonction circulatoire sont pleinement développées. Chacune de ces dernières est associée à un organe énergétique : l'énergie latente au cœur, l'énergie de mouvement au poumon, l'énergie d'émanation au foie, l'énergie de cohésion au rein et l'énergie de stabilité à la rate. C'est à ce moment seulement que les perceptions, qui étaient apparues au cours de la 11e semaine, deviennent conscientes, entraînant des réactions à ce qui est agréable ou désagréable en fonction des conditions propres au présent corps et non plus au corps de la précédente incarnation comme jusqu'alors.

Au cours de la 25e semaine, s'incarne un impetus vital qui initie une dynamisation du fœtus, véritable sceau marquant le destin de l'être en gestation.

L'essence de la vie

Odeurs, saveurs, formes et couleurs, textures, sons, ne constituent pas seulement les agents du développement embryonnaire et fœtal. Ils contribuent tout au long de l'existence, par l'énergie engendrée au niveau des organes sensoriels, à l'entretien de la puissance vitale de l'être. Leur utilisation excessive, leur non-utilisation ou leur utilisation distordue provoquent une dégradation de

1. Les organes sensoriels comportent 5 organes de perception : œil, oreille, nez, langue, peau, et 5 organes d'action : main, pied, gorge, anus, pénis-vagin. La référence à 9 orifices, au sens de lieu de passage, implique généralement : 2 yeux, 2 oreilles, 2 narines, bouche, anus, orifice génital. Mais, en tant qu'il s'agit d'orifices énergétiques, l'interprétation en est plus complexe et doit faire intervenir le « vaisseau vital » apparu dès la 6e semaine sur la face ventrale de l'embryon.

cette puissance vitale par l'altération de l'énergie correspondante. Le processus de la mort n'est autre que la plus ou moins lente diminution puis disparition de chacune de ces énergies à tour de rôle, dans une séquence bien définie. Lorsque la puissance vitale s'effondre avec la disparition de l'ultime énergie, les dernières entités énergétiques abandonnent le corps physique.

On mesure le chemin parcouru depuis cette connaissance jusqu'à la conception matérialiste moderne d'organes des sens chargés de nous informer sur notre environnement ! On comprend mieux comment ont pu s'instaurer, dans l'ignorance des conséquences, des excès de toute sorte ! On saisit l'ampleur des responsabilités quotidiennes individuelles et collectives !

La tradition médicale avait été enseignée pour remédier aux maux nés du développement de vastes sociétés urbaines. Si les enseignements ont été préservés, les sociétés ont disparu. Mais pour des multitudes d'êtres riches ou pauvres la prière quotidienne maintient l'usage des couleurs, des sons, des saveurs, des encens nécessaires à la vie et l'enfant continue d'être caressé au son de graves mélopées.

Dans les sociétés traditionnelles qui ont préservé le lien entre l'esprit et la matière, hommes et femmes continuent à accepter de conserver sur la scène de la vie l'être qu'ils y ont précipité. Et pour eux, du bouton de rose toujours refleurissant, jaillira sans fin l'enfant de lumière qu'ils ont connu jadis.

CONCLUSION

Ombres et lumières

« La félicité suprême du penseur,
c'est de sonder le sondable
et de vénérer en paix
l'insondable. »

GOETHE.

Insatiable est cette curiosité qui naît en même temps que chacun de nous ; curiosité de parents, curiosité de scientifique ou de médecin. Cette soif inextinguible de connaître nous a poussés à chercher des réponses sur ce qu'était capable de percevoir le nouveau-né et même, remontant plus avant dans le temps, le fœtus. Il nous fallait trouver ces réponses déplaçant les frontières de l'ombre et de la lumière, pour ensuite... chercher, encore !

Rappeler la vitalité de cette force nous suffirait déjà pour répondre à celui qui se demanderait pourquoi nous avons fait ce livre : par curiosité, tout simplement... même si tout ce que nous avons alors appris n'avait aucune conséquence pratique.

Mais il se trouve, de surcroît, que cela peut sans doute avoir une influence sur la manière dont nous traitons les bébés.

Au terme de ce livre nous en sommes là, découvrant la part de la lumière et sachant bien aussi celle de l'ombre ; pris dans ce qui est à la fois opposition et équilibre entre connaissances nouvelles et interrogations persistantes.

Une interrogation parmi d'autres :

Quelles stimulations ?

Tous les articles scientifiques de ce livre soulignent l'influence des stimulations sensorielles sur les fonctions correspondantes et même sur les organes. Autrement dit, la stimulation, à sa manière, crée la fonction, voire l'organe.

La naissance n'est rupture que pour certains sens, la vision notamment. Pour les autres, les stimulations pré- et postnatales sont en continuité ; l'importance de ce qui mobilise, entoure et touche le nouveau-né prolonge ce qui mobilisait, entourait et touchait la femme enceinte.

Chaque société consacre à l'enfant et à la femme enceinte un ensemble de coutumes, d'usages et d'habitudes. Nous avons vu que, dans un certain nombre de cultures, de traditions, l'enfant nouveau-né et même l'enfant avant sa naissance sont réputés être doués d'une sensibilité très riche. La femme enceinte et le bébé qu'elle porte sont entourés d'un respect vigilant : il y a des choses qu'on ne doit pas dire, il y a des choses qu'il faut dire, il y a des musiques qu'il faut jouer près du ventre de la future mère si l'on veut que l'enfant soit bon musicien, il y a les chansons de l'attente, il y a les berceuses, il y a la manière de porter le nouveau-né, il faut savoir lui doser solitude et contacts sociaux...

Par opposition, il sera facile de caricaturer nos conditions de vie occidentales contemporaines : ici la brutalité de l'environnement sonore prénatal ; là au contraire, la pauvreté de certaines stimulations. La conjonction de nos connaissances sur l'importance des stimulations et de notre conscience de l'évolution rapide de nos conditions de vie, rendant caduque toute référence sécurisante, aurait de quoi nous angoisser... Comment faire, dans cette incertitude, pour favoriser l'épanouissement de nos enfants ?

La logique serait de chercher des solutions provenant de cette même science qui nous a posé question : quand, comment et combien stimuler le fœtus et le nouveau-né pour favoriser idéalement son éveil, son développement ?

Dans l'état actuel de nos connaissances, et c'est sans

doute heureux, il n'y a pas de « techniques de fœto-stimulation », il n'y a pas de « recettes précises d'éveil du nouveau-né » ; les apprentissages délibérés commenceront plus tard. Il n'y a que des questions, mais ces questions sont passionnantes.

Respect traditionnel de la sensibilité et de la fragilité de l'enfant d'un côté, rapidité vertigineuse de la mutation de l'environnement de l'autre, entre les deux, une notion fera peut-être le lien, encourageante : celle d'adaptabilité. Notre attention a été attirée par l'impressionnante plasticité prénatale dont les conséquences se retrouvent plus tard, permettant de s'adapter avec souplesse au monde contemporain. Nous avons vu par exemple que le meilleur moyen de ne pas souffrir plus tard du bruit épouvantable que font les gros avions en décollant au-dessus de votre maison est d'emménager dans cette maison plus de quatre mois avant de naître. C'est ainsi que, la vie adulte n'étant pas faite que de stimulations choisies et plaisantes, la vie périnatale est peut-être aussi une période où se prépare l'adaptation au monde tel qu'il est, tel qu'il y faudra vivre.

Mais, cette adaptabilité, il ne s'agit pas non plus d'en faire une recette ; où en sont les limites ? Vurpillot nous parle de l'optimum de stimulations : ni trop, ni trop peu ; mais que savons-nous au juste du trop ou du trop peu prénatal ? De plus, ce qui est valable pour un enfant ne l'est sans doute pas pour tous, les différences individuelles existent. Plagiant ce que disait des mères Françoise Dolto dans la table ronde de *Naître... et ensuite ?*, nous sommes tentés de dire : cela n'existe pas, *un enfant* ; la seule chose qui importe c'est *cet enfant-là.*

C'est peut-être ce retour vers l'individu, son originalité, sa subjectivité qui permettra de s'orienter dans cette forêt de questions et d'incertitudes... Est-ce être en contradiction avec les informations scientifiques rapportées dans ce cahier que de dire que le guide pour une mère, pour des parents, c'est de faire ce que leur suggère leur sentir intuitif; d'oser le faire ? Sans doute, ainsi, faut-il écouter et respecter pendant la grossesse certaines incommodations qui témoignent en fait d'un malaise fœtal [1], certains inconforts qui signalent que les stimula-

1. Voir par exemple p. 209.

tions dépassent la capacité d'adaptation. Sans doute faut-il oser se faire confiance pour percevoir intuitivement ce dont le nouveau-né a besoin, se laisser guider par lui et par soi-même pour savoir ce qu'il faut lui apporter.

Tout cela n'est pas en contradiction avec les données de l'obstétrique et de la pédiatrie modernes mais les complète.

A la lueur de nouvelles connaissances :

Repenser certains usages...

Le niveau de l'interrogation change là ; d'ores et déjà, les connaissances sur la physiologie sensorielle néonatale, s'articulant avec des connaissances provenant d'autres disciplines, sont suffisantes pour affirmer qu'il est nécessaire de reconsidérer certaines habitudes médicales. Il ne s'agit pas d'une critique destructrice mais d'une démarche de recherche constructive qui revient à mettre en cause certaines séparations néonatales abusives, question déjà précisément envisagée dans l'introduction de *Naître... et ensuite ?*.

La mode actuelle est de séparer assez souvent l'enfant nouveau-né de son entourage : de ses frères et sœurs qui n'ont pas le droit de pénétrer dans la maternité ; de sa mère surtout et cela dès les premiers moments qui suivent la naissance [1] et qui se poursuivent dans les jours qui suivent. C'est la cellule Bridgman où en suites de couches deux ou quatre nouveau-nés sont groupés dans une crèche et où des vitres les séparent de leurs mères. Soucis de l'ordre et du rangement ? Souci d'hygiène ? Mais cette conception de l'hygiène n'a de sens que si l'on raisonne en terme de microbes, elle devient absurde dès lors qu'on envisage la très scientifique écologie microbienne, les relations hôtes-microbes, les anticorps que possède l'enfant contre les germes familiaux mais non pas contre ceux des nouveau-nés étrangers dont il partage la crèche.

Même si un assouplissement récent autorise souvent la

1. Séparations qui n'existent pas dans la naissance sans violence. Voir à ce propos l'ensemble des textes de *Naître... et ensuite ?*.

mère à aller prendre son enfant quand elle le souhaite, il n'en reste pas moins qu'ils sont le plus souvent séparés par une vitre, et que les soins à l'enfant sont fréquemment donnés par d'autres que la mère.

Les séparations sont encore plus radicales à la moindre anomalie : un ictère physiologique banal peut conduire à hospitaliser l'enfant dans un autre service alors que la photothérapie peut sans inconvénient être faite à proximité de la mère. Un enfant légèrement prématuré prendra le même chemin, même s'il ne nécessite d'autres soins qu'une surveillance attentive et son maintien au chaud qui peut se faire près du lit de sa mère, dans une couveuse où elle le voit, où elle peut le toucher, où elle peut avoir le droit de le prendre [1].

Pourquoi insister sur ces séparations ? Quel est le rapport avec le présent livre ? C'est parce qu'elles ne sont pas sans inconvénients pour plusieurs raisons complémentaires : les travaux scientifiques de ces douze dernières années sur l'attachement dans l'espèce humaine suggèrent qu'il vaut mieux respecter, *lorsque c'est possible,* la vie commune, l'intimité de la mère et de l'enfant, *dès la naissance.* Les préjudices des séparations semblent habituellement tout à fait réversibles chez l'humain, mais la proximité permet un établissement des liens plus facile, plus naturel, plus spontané, dans ce moment affectif parfois difficile pour la mère et probablement pour le bébé.

Les données sur la sensorialité néonatale telles qu'exprimées dans ce livre, sur la sensorialité maternelle qui lui répond, sur les interactions qui en résultent, sont l'autre élément devant faire réfléchir sur les séparations. Les échanges de signaux olfactifs dont nous parle Benoist Schaal, peuvent-ils se faire à travers une vitre ? Les échanges par le « regard-sortilège », les contacts, les bercements, les paroles peuvent-ils se faire si l'enfant repose la plupart de son temps dans un berceau, loin de sa mère.

1. Il n'est pas ici question de nier l'efficacité et l'intérêt des soins donnés en milieu spécialisé aux nouveau-nés qui en ont besoin et notamment à un certain nombre de prématurés, mais de mettre en cause certaines séparations non seulement inutiles mais absurdes. Voir à ce sujet la très intéressante étude de J.-C. Risse, J. Ricardou, B. Virey et C. Sur : « L'influence à court et moyen terme du mode de prise en charge de l'enfant à la naissance », *Rev. Pédiatrie,* t. XVII, février 1981, p. 71-79.

L'éloignement également contrarie la physiologie de l'allaitement, rend son succès plus incertain pour les femmes qui le souhaitent, comme nous l'avons vu dans le « Cahier du nouveau-né » n° 3 : *D'amour et de lait...*

De nombreuses expériences actuelles où l'on tente d'éviter les séparations inutiles, montrent que les risques organiques que l'on agite comme des épouvantails, loin d'augmenter diminueraient plutôt. Dans ces conditions il vaut mieux comptabiliser les infections que de discourir sur le risque microbien ; étudier de près les résultats réels plutôt qu'évoquer des risques théoriques.

C'est cela l'attitude scientifique.

Ainsi ce livre s'achève à la fois sur des interrogations passionnantes laissant leur part aux mystères de la vie à son aube, et sur des propositions de recherche qui peuvent faire évoluer *demain* les conditions techniques et affectives qui entourent la naissance, s'intégrant ainsi au projet vivant qui anime « Les Cahiers du nouveau-né ».

Marie-Claire Busnel
Étienne Herbinet

13 juillet 1981.

« LES CAHIERS DU NOUVEAU-NÉ »

Titres déjà parus

Nº 1-2 : « NAÎTRE... ET ENSUITE ? »

Rencontre pluridisciplinaire autour de la naissance, imaginée et organisée par Étienne Herbinet.

Sommaire

N° 3 : « D'AMOUR ET DE LAIT... »

Ouvrage collectif sur l'allaitement sous la direction d'Étienne Herbinet

Allaiter... une évidence ancestrale ? Sans doute, mais à notre époque de nouvelles questions se posent ; pourquoi si souvent des femmes qui désirent allaiter n'ont-elles pas de lait ? Mutation brutale du corps féminin ? Modification de l'environnement familial, social, affectif, médical ?
A travers et au-delà de ces questions, ce livre apporte des réponses pratiques qui aideront celles qui souhaitent réussir leur allaitement.
Mais le sujet déborde largement cet aspect pratique ; beaucoup d'autres questions concernent les problèmes de choix : choix entre le sein et le biberon, entre la fonction nourricière et la sexualité, entre le travail et le maternage, entre le mouvement de la vie et les paravents de la sécurité.
Vrais choix ? Faux choix ? Comment tout cela était-il posé et résolu dans le passé, à travers les coutumes, les dictons et les mythes ? Comment peut-on, en prenant garde aux pièges des « idées toutes faites », aborder ces questions telles qu'elles se présentent en ces années 80 ?
Ce livre est un ouvrage collectif, et la rencontre des auteurs au cours d'une table ronde a suscité des discussions, provoqué des controverses. A travers toutes ces idées, chacun pourra mieux préciser son opinion.

Ont participé à ces cahiers et à la table ronde :
Des mères de famille : *Françoise Chabane, Madelaine Dunais, Odile Guitard, Gisèle Laviolle, Françoise Seigneur* ; des psychanalystes : *Anne Bouchart, Françoise Dolto, Laurent Levaguérèse, Bernard This* ; des psychologues : *Yves Halfon, Marianne Herbinet-Baudouin, Danielle Rapoport, Claude Revault D'allonnes* ; des accoucheurs : *Étienne Herbinet, Hervé Lemeur, Michel Odent* ; des pédiatres « critiques » : *Françoise Julien* ; des pédiatres « innovateurs » : *Marie-Thérèse Thirion* ; des professeurs de pédiatrie : *André Hennequet, Henri Lestradet, Pierre Satgé* ; des pédo-psychiatres : *Roger Salbreux* ; des monitrices de La Leche League ; des médecins généralistes ; des chirurgiens plasticiens ; des scientifiques : immunologistes, spécialistes en écologie microbienne, des « scientists » de l'*OMS* : *Manuel Carballo* ; des épidémiologistes de *l'Inserm* : *Gilbert Bréart, Claude Rumeau-Rouquette* ; des médecins du Centre international de l'enfance : *Samuel Beremberg, Michel Pechevis* ; des pédiatres suédois : *Yngve Hofvander, Göran Kjellberg, Stig Sjöling* ; des chercheurs en médecine sociale : *E. Alfred Sand* ; des ethnologues : *Françoise Loux* ; des écrivains, des poètes...

N° 4 : « CORPS DE MÈRE, CORPS D'ENFANT »

Textes rassemblés par Danielle Rapoport

« Ce n'est pas sans affrontements que ce cahier remet en cause l'évidence peut-être abusive de la position dorsale, qu'il propose une nouvelle liberté des positions dans l'accouchement, et qu'il cherche comment, à travers les progrès techniques, préserver l'imagination... »

Sommaire